한국어 번역: 홍승준

그림: 우르드바 다누라사나, 사마스티티, 우트플루티히
© 앨런 엔리케(Allen Enrique)

표지 아트워크
© 디스커버리 퍼블리셔
(Discovery Publisher)

제목: 아쉬탕가 요가, 지혜로운 몸, 그 변화의 원리: 샤랏
조이스 선생님과 함께했던 10년간의 회고(2014-2024) /
이안 그리삭

주제 분류: 요가 | 몸-마음 관계 | 형이상학

# 디스커버리 퍼블리셔
## Discovery Publisher

616 Corporate Way
Valley Cottage, New York
www.discoverypublisher.com
editors@discoverypublisher.com

New York • Paris • Dublin • Tokyo • Hong Kong

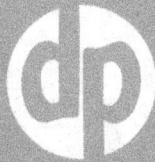

## 면책 조항(Disclaimer)

# 목차

# 아쉬탕가 요가,
# 지혜로운 몸,
# 그 변화의 원리

샤랏 조이스 선생님과 함께했던
10년간의 회고(2014–2024)

## 이안 그리삭
### IAIN GRYSAK

# 역자 서문

2024년 11월, 샤랏 선생님의 부고를 접한 뒤 깊은 상실감에 잠겼습니다. 현실을 쉽게 받아들일 수 없었고, 그저 평범한 일상을 덤덤히 이어가려 애쓰는 나날이었습니다. 슬픔은 쉽게 입 밖으로 꺼내지지 않았지만, 어느 순간 이것이 저만의 감정이 아니라는 사실에 눈이 떠졌습니다. 많은 이들이 각자의 방식으로 선생님의 부재를 가슴에 품은 채 지내고 있는 시기였던 것입니다.

그즈음, 유정·그렉, 화선 선생님의 소개로 이안 그리삭 선생님의 에세이 『Ashtanga, Embodiment and Complex Systems: Reflections during My years of practice with Sharath Jois (2014–2024)』의 번역 제안을 받았습니다. 사실 저는 이전에 몇 권의 요가 서적을 번역한 뒤 더는 번역을 하지 않기로 마음을 정한 상태였습니다. 가족, 요가원, 그리고 제 삶의 균형을 무엇보다 소중히 여기고 싶었기 때문입니다.

그런데 원고를 읽는 동안 제 마음이 자연스럽게 움직이기 시작했습니다. 책 속에는 저자가 샤랏 선생님과 함께한 수련의 시간들, 그 속에서의 시행착오와 고민, 깨달음 등이 담백하게 담겨 있었고, 그 이야기들이 낯설지 않게 다가왔습니다. 저 역시 우연히 저자와 비슷한 시기에 마이솔을 찾았고, 수련실에서 선생님을 만났던 기억들이 책장을 넘길 때마다 하나둘 떠올랐습니다. 무력감에 잠겨 있던 제게 이 번역 제안은 더욱 각별하게 다가왔습니다. 작업을 통해 다시 동력을 얻을 수 있을 것 같았고, 무엇보다 이 책을 통해 서로를 위로하고 추모하는 마음을 함께 나눌 수 있을 것 같았기 때문입니다.

샤랏 선생님은 이제 우리 곁에 계시지 않지만, 그분이 전하셨던 겸손과 선의, 사람과 자연을 향한 사랑은 여전히 살아 숨 쉬고 있습니다. 그 불씨는 지금도 각자의 삶 속에서 작은 등불처럼 이어지고 있으리라 믿습니다. 선생님께서 나누고자 했던 요가의 정신을 어떻게 틔우고, 어떻게 다음으로 이어갈지는 이 전통을 이어받은 이들의 몫입니다. 불확실한 시대일수록, 요가의 정신을 지켜 나가려는 책임과 다짐은 더욱 깊어져야 할 것입니다.

한편으로는 샤랏 선생님을 직접 만나지 못한 이들에게도 왜 정통 수련 방식을 지켜가는 것이 중요한지에 대한 간접적인 체험을 전하고 싶은 마음도 있었습니다. 선생님이라는 구심점이 사라진 지금, 아쉬탕가 요가라는 소중한 전통이 앞으로 어떻게 지켜질지, 혹은 변질의 위기를 맞게 되진 않을지, 한 수련자로서 깊은 우려를 느끼고 있기 때문입니다.

이런저런 마음을 담아 이 작업을 시작했습니다. 가능한 한 원문의 뜻을 해치지 않으면서도 더 많은 이들이 편안히 다가갈 수 있도록 힘을 기울였습니다. 그럼에도 불구하고 제 역량 부족으로 인해 저자의 의도를 온전히 살려내지 못한 부분이 있을 수 있으며, 아쉬탕가 요가에 익숙하지 않은 독자에게는 다소 낯설거나 어려운 부분이 있을지도 모릅니다. 이 점 너그러운 마음으로 이해해 주시길 바랍니다.

샤랏 선생님을 만났던 분들은 아마 각자의 방식으로 그분을 기억하고 계시리라 생각합니다. 이 책이 그러한 기억을 다시 떠올리는 계기가 되었으면 합니다. 반년이 넘는 시간 동안 선생님을 추모하며 작업을 이어왔고, 그 과정은 제게도 큰 위로가 되었으며, 많은 배움이 깃든 시간이었습니다. 부디 이 책이, 샤랏 선생님의 부재를 가슴에 품고 전통을 이어 나가고자 애쓰는 한국의 아쉬탕가 요가 공동체에 작은 위안이 되어주기를 바랍니다.

한 가지 덧붙이자면, 저자의 허락을 받아 원제 Ashtanga, Embodiment and Complex Systems를 독자 여러분께 더 쉽게 다가갈 수 있도록 『아쉬탕가 요가, 지혜로운 몸, 그 변화의 원리』로 바꾸었음을 알려드립니다.

마지막으로, 번역 작업에 몰두하느라 가정과 일에 소홀했던 저를 너그러이 이해해 주고 응원해 준 가족과 도반 여러분께 마음 깊이 감사드립니다.

홍승준
2025년 7월

# 아쉬탕가 요가,
# 지혜로운 몸,
# 그 변화의 원리

# 서문

2024년 11월 초, 그동안 써온 에세이들을 모아 책으로 펴내자는 제안을 받았다. 당시 나는 인도 마이솔에서 샤랏 선생님과 함께하는 일곱 번째 수련 여행을 준비하느라 바빴다. 그런데 책 프로젝트에 동의한 지 채 일주일도 되지 않아, 샤랏 선생님의 갑작스럽고도 때이른 사망 소식을 듣게 되었다.

마이솔로 출발까지 남은 시간은 2주도 채 되지 않았고, 나는 내 삶 속에 갑자기 생겨난 거대한 공백과 세계 아쉬탕가 요가 공동체의 중심에 생긴 깊은 상실감을 받아들이기 위해 애써야 했다. 샤랏 선생님의 갑작스러운 부고는, 이 수련 전통의 미래뿐 아니라 바로 눈앞에 다가온 내 여행 계획에도 짙은 그림자를 드리웠다.

나는 계획대로 인도로 향하는 항공편을 타기로 결정했고, 12월과 1월에 수련 예정이었던 많은 동료들 역시 같은 선택을 했다. 우리는 마이솔에 도착해 샤랏 선생님의 추모식에 참석했다.

밤새 이어진 항공편과 버스 이동으로 피곤하고 혼란스러웠던 가운데, 추모식은 그 모든 것이 현실이라는 감각을 내 존재 깊숙이 각인시켰다. 그 후 며칠은 공허하고 무의미하게 느껴졌는데, 창고에서 짐을 꺼내고, 아파트를 정리하고, 옛 친구들을 만나며, 고쿨람에서 두 달간의 머무름을 준비하며 필요한 일들을 하는 동안에도 마음은 텅 빈 듯했다. 보통 같았으면 이 과정에는 SYC(Sharath Yoga Center: 샤랏 요가 센터)에 가서 수련 등록을 하는 것도 포함되었을 것이다. 그곳에 가는 일은 언제나 마이솔 여행의 목적을 다시금 확인시켜 주며, 마치 마음의 고향에 돌아온 듯한 느낌을 주곤 했었다. 또한, 오후마다 쿠카라할리 호수를 따라 산책하는 것도 마이솔 여행 중 하나의 의식이자 독립적인 수련 형태이기도 했다.

다행히도 이곳의 낯익은 풍경들은 변하지 않았다. 첫 산책에서 이전 여행 때 만났던 익숙한 개들과 새롭게 만난 개들을 마주했을 때, 나는 평온함과 안도감을 느끼며, 이번 여행이 만들어갈 새로운 현실을 차분히 받아들일 수 있을 것 같았다.

샤랏 선생님 밑에서 처음으로 수련을 시작한 것은 2014년 10월이었다. 그때 이미 나는 11년간 아쉬탕가를 매일 수련해왔고, 같은 해 초에 이전 스승인 롤프 나우요카트 선생님과 함께 네 번째 시리즈를 마쳤다. 2013년에서 2014년은 내 삶에서 중요한 전환기였다. 나는 2004년부터 2013년까지 북캐나다의 유콘 준주의 와이트호스에서 마이솔 스타일 아쉬탕가를 가르쳤다. 추운 기후와 건조한 환경, 그리고 인적이 드문 그곳을 떠나, 2014년 인구 밀도가 높고 습하고 열대적인 환경의 발리 우붓(Ubud)에 정착했다. 그곳에서 새롭게 마이솔 수업을 시작했으며, 오늘날까지도 Seeds of Life 카페에서 이 수업을 유지하며 가르치고 있다.

2014년 이전, 나는 자신을 테라와다 불교 신자로 여기며 고엔카 위빠사나 조직의 구성원으로 활동했다. 매년 30~60일간의 장기 코스에 참여했으며, 10일간의 수련회를 진행하는 보조 교사로 임명되기도 했다. 10년 동안 테라와다 불교의 세계관과 실천은 내 삶의 기초적인 틀을 제공해 주었다. 그러나 고엔카 조직의 일부 측면은 내게 항상 내적 갈등과 불협화음을 일으키곤 했다.

2013년, 나는 조엘 크레이머(Joel Kramer)와 다이애나 알스태드(Diana Alstad)가 쓴 중요한 책 '구루 페이퍼스(The Guru Papers)'를 읽었다. 그들의 단호하고 명료한 논증은 내 안에 근본적인 변화를 일으켰고, 이는 자연스럽게 불교의 세계관을 벗어나는 계기가 되었으며, 동시에 고엔카 조직에서의 이탈로 이어졌다. 그 과정은 매우 기쁜 경험이었고, 고정된 세계관과 틀이 없는 상태가 오히려 신선하고 자극적이라는 것을 느꼈다.

나는 여전히 위빠사나 명상의 실천을 유지했고(그리고 지금도 필수적인 기술로 간주하고 있다), 본능적으로 내 본래의 영적 영감을 향해 끌려들어가는 것을 발견했는데, 그것은 바로 길들여지지 않은 자연이었다. 내가 가장 좋아하는 철학자 중 한 명인 데이비드 에이브럼(David Abram)이 설명한 애니미즘(Animism: 자연 신앙, 모든 자연에 영혼이 깃들어 있다는 믿음), 심층생태주의(Deep Ecology: 자연을 인간이 이용하는 대상이 아니라, 그 자체로 소중한 존재로 바라보고, 인간과 자연이 깊이 연결되어 있음을 강조하는 환경철학), 신체적 체험(Embodiment), 그리고 복합계 과학(Science of Complex System: 생태계, 기후, 사회처럼 다양한 요소가 상호작용하며 끊임없이 변화하는 시스템을 연구하는 학문으로, 전체적인 연결성과 동적 관계를 이해하는 데 중점을 둔다)으로 다시 끌려갔다. 이 주제들은 내가 1998년 처음 인도를 여행하기 전에 대학에서 탐구했던 영역이었다.

이때 나는 인도 철학, 영성, 종교가 더 이상 내 관심을 끌거나 내 삶에 영향을 미칠 수 없는 한계에 도달했다고 느꼈다. 대신, 나의 영성과 삶의 이해에 대한 뿌리를 새롭게 조명하며 신선한 관점을 발전시키는 데서 큰 활력을 얻었다.

· · · · ·

이 책에 담긴 에세이들은 2014년부터 새로운 스승, 새로운 보금자리, 그리고 새로운 철학적·영적 틀과 함께 시작된 10년 동안의 수련, 가르침, 그리고 세계관이 발전해온 과정을 담고 있다. 그중 네 편의 에세이는 마이솔에서 샤랏 선생님과 함께 수련한 첫 번째, 두 번째, 다섯 번째 여행에 대해 구체적으로 기술했다. 나머지 에세이들은 아쉬탕가 수련의 신체적, 에너지적, 철학적 측면에 대해서 내가 지닌 애니미즘적이고 컴플렉스 시스템을 통해 재해석한 내용을 탐구한다.

에세이들은 시간 순서대로 배치되었으며, 처음 두 편은 2014년 샤랏 선생님과 함께했던 첫 마이솔 여행에서 영감을 받았고, 마지막 에세이는 2020~2021년의 어려웠던 시기에 발리 우붓의 집에서 집필되었다.

그 에세이들을 처음 쓴 이후 다시 읽어본 경험은 매우 흥미로웠다. 그간 나의 관점이 상당히 발전했음을 느꼈고, 일부 에세이의 특정 측면을 수정하고 싶은 마음도 들었다. 하지만 나는 그것들을 손대지 않고 그대로 두기로 했다. 당시 내 사고 과정과 세계관의 진화를 보여주는 일종의 사진 같은 모습으로 남기고 싶었기 때문이다.

2020년에서 2023년에 걸친 정치적 사건들은 내 삶에 깊은 영향을 미쳤고, 일상생활의 실질적인 측면에 커다란 의미를 남겼다. 그로 인해 나는 극심한 스트레스를 겪었고 소진되었으며, 인간 문명의 구조를 형성하는 정치적 힘에 대한 이해와 연구에 모든 여가와 에너지를 쏟을 수밖에 없었다.

2020년 이전까지, 나는 정치를 지극히 지루하고 일상적인 주제로 여겼기에 평생 동안 이를 철저히 피하며 살아왔다. 하지만 정치가 내 삶에 부정적인 영향을 미치기 시작하자, 그 힘을 이해하기 위해 노력하지 않을 수 없었다. 연구 결과는 매우 고통스러웠고, 그로 인한 심리적·생리적 소진과 어려움의 결과로 2021년부터 지금까지 요가와 이 책의 주제들에 대해 글을 쓰는 일을 멈출 수밖에 없었다.

나에게는 여전히 떠오르는 아이디어들이 있다. 그래서 언젠가 이러한 주제들에 대해 다시 글을 쓰게 되리라 생각한다.

• • • • •

2024년 12월 중순, 나는 마이솔에 온 지 3주가 되었다. 샤랏 선생님과 함께 마이솔에서 수련하는 주된 목적은 언제나 수련의 깊이를 더해 나가는 것이었다. 나는 그동안 샤랏 선생님께서 내 수련에 심어주신 깊이를 이어가고 더 깊이 새겨가는 것이야말로 그분을 기리는 최선의 방법이라고 느꼈다.

2023년 마지막 여행에서 샤랏 선생님은 내게 네 번째 시리즈의 두 자세를 주셨다. 나는 이미 2013년에 롤프 나우요카르트 선생님과 함께 네 번째 시리즈를 마쳤지만, 샤랏 선생님과 함께했던 지난 10년 동안은 대부분 그 시리즈를 수련하지 않았다. 그분이 나를 두 번째와 세 번째 시리즈로 하나씩 천천히 이끌어 주시는 과정에서, 나는 그게 이미 충분히 깊이 있는 작업이라고 느꼈기 때문이다. 2023년 마지막 여행의 끝에서 네 번째 시리즈를 시작하라는 가르침을 받고, 향후 몇 년간의 마이솔 여행들에서 그 시리즈를 온전하게 다룰 것을 예상하며 이를 다시 나의 일상 수련에 포함시키기로 결심했다. 지난 8개월 동안 나는 네 번째 시리즈의 약 3분의 2를 일주일에 두 번씩 수련하며, 남은 자세들을 하나씩 천천히 추가하고 있었다.

내 몸은 여전히 네 번째 시리즈의 아사나들에 익숙했지만, 오랜 공백 이후 이 자세들을 정규적인 수련에 다시 통합하는 과정은 필연적으로 신체 구조의 재변화와 통합을 필요로 했다. 이제야 그 통합이 안정되기 시작했다고 느낀다. 따라서 지난 1년 동안 발전시킨 수련 방법을 계속 이어가는 것이 이상적이라고 판단했다.

나는 마이솔에 머물며 단순히 집에서 수련하거나, 시퀀스 후반부의 후굴을 도와줄 수 있는 소규모 친구들과 함께 수련할 수도 있겠다고 생각했다. 그러던 중, 고쿨람에 새로 열린 샬라에 대한 이야기를 친구에게 들었다. 그곳의 선생님은 샤랏 선생님께 인가를 받은 라케쉬 자인(Rakesh Jain)이었다. 며칠 동안 그곳에서 수련을 해보니 즉시 편안함과 안정감을 느낄 수 있었다. 라케쉬 선생님은 샤랏 선생님 아래에서 같은 전통 계보를 따르고 있으며, 아름답고 소박한 수련 공간을 가지고 있었다. 또한, 후굴 수련 등의 교정도 멋지게 도와주셨다. 그래서 나는 그곳에서 매일 수련을 계속하고 있으며, 이 결정에 매우 만족하고 있다. 능력 있고 겸손한 선생님의 지도 아래, 수련에 적합한 공간에서 네 번째 시리즈를 다시 통합하는 작업을 이어갈 수 있어 정말 좋다. 이 선택 덕분에, 나는 벌써 나의 수련 속에서 깊은 안정감을 느끼고 있다. 이번 여행에서도 나는 이전 마이솔 여행과 같은 일관된 리듬을 유지하고 있다. 아침에는 수련실에 가서 수련을 하고, 오후에는 호수를 따라 산책을 하며, 건강에 좋은 음식을 요리하고 혼자 많은 시간을 보낸다. 여기 있는 것이 기쁘고, 이것이 개인적으로 내가 샤랏 선생님을 기리는 가장 적합한 방법이라는 확신이 든다.

나는 항상 샤랏 선생님에 대해 깊은 존경심을 가지고 있었으며, 그분과 마이솔에서 수련했던 경험을 다룬 내 에세이들에서 그 점을 자세히 설명했다. 샤랏 선생님은 규율과 헌신의 본보기를 보여주셨고, 그의 할아버지 스리 K. 파타비 조이스(Sri K. Pattabhi Jois)로부터 이어져 확장되고 성장해온 아쉬탕가 계보를 훌륭히 이어오셨다.

샤랏 선생님과 나는 많은 대화를 나누지는 않았지만, 깊은 상호 존중과 이해를 공유하고 있었다. 그분은 내 삶과 수련에서 내가 어디에 있는지를 정확히 보고, 인내심 있게 내 한계를 끝까지 밀어붙여 나를 나의 잠재력에 도달하게끔 이끌어주신 스승이었다. 나는 늘 스스로 수련을 이어갈 수 있는 규율과 기반을 갖추고 있었기에, 계속해서 이 여정을 깊고 의미 있게 이어가리라 믿는다. 하지만 나를 조금 더 멀리까지 이끌어줄 수 있었던 단 한 명의 스승이 갑작스럽게 떠났다는 것은 내가 오랫동안 애도할 일이 될 것이다.

• • • • •

나는 2023년 샤랏 선생님과의 마지막 수련 여행에서 있었던 기억에 남는 일 하나를 공유하며 이 글을 마무리하려고 한다. 샤랏 선생님과 함께했던 여행에서 가장 큰 특징 중 하나는 내 한계를 끝없이 밀어붙이는 그분의 지도 방식이었다. 그분은 매 시즌마다 내가 품고 있던 한계의 틀을 깨뜨리며, 점점 더 깊은 단계로 이끌어 주셨다. 마지막 두 번의 여행, 특히 마지막 여행에서, 그는 후굴 연습을 할 때 지속적으로 내 손을 무릎 위까지 옮겨 주었는데, 이는 이전에는 상상조차 하지 못했던 일이었다.

내가 떠올리는 추억은 어느 시즌 마지막 인터미디어트 시리즈 구령 수업에서 일어났다. 구령 수업 막바지에, 세 번의 드롭백(Drop Back)을 완료한 후, 샤랏 선생님은 두 번째 시리즈 전체 진도를 다 나간 학생들 한 명 한 명과 캐칭

(Catching)을 하셨다. 나는 항상 이 수업에서 앞줄 오른쪽에 자리를 잡았다. 샤랏 선생님이 보통 그쪽에서 캐칭을 시작하셨기 때문에, 나는 항상 처음 몇 명 중 하나로 캐칭 받기를 선호했다. 드롭백 직후 몸이 열려 있는 상태에서 바로 받는 것이 더 수월했고, 반대로 기다리다가 몸이 식고 뻣뻣해지는 것을 피하고 싶었기 때문이다.

첫 번째 드롭백을 하고 나서 보니 샤랏 선생님이 내 쪽으로 걸어오고 계셨다. '아, 잘됐다, 처음 몇 번째 안에 내가 포함되겠군'이라고 생각했다. 두 번째 드롭백을 할 때 그는 이미 내 쪽으로 오고 계셨고, 심지어 내 매트 안으로 들어오고 있었다. 내가 세 번째 드롭백을 위해 뒤로 몸을 열기 시작했을 때, 그는 갑자기 내 팔을 잡으며 "바로 해!"라고 지시하셨다. 나는 드롭백을 하려고 바닥을 향해 3분의 1쯤 내려가는 중이었는데, '내 손이 바닥에 닿을 것이다'라는 생각에서 순식간에 '내 손이 이제 무릎을 잡을 것이다'라고 의식을 전환해야 했다. 저항할 시간조차 없었고, 나는 단지 최선을 다해 몸을 맡기고 이완했다. 그것이 바로, 수년간 그가 내게 몸소 보여준 수련의 본질이었다. 결국, 그는 내 손을 무릎 위로 옮겨주었고, 이는 내가 경험해본 가장 부드럽고 편안한 캐칭 중 하나였다.

샤랏 선생님께서 이것을 의도적으로 하셨는지, 아니면 단순히 캐칭을 빨리 시작하려고 하셨는지는 중요하지 않다. 중요한 것은, 이것이 내가 그와 함께 했던 많은 경험들 중 마지막이 되었다는 것이다. 즉, 그 순간 준비 되지 않은 나를 일깨우고, 내 스스로 부여했던 한계를 무너뜨리게 만든 경험 말이다.

이안 그리삭
인도 마이솔에서
2024년 12월

## 책의 구성에 대하여

이 책에 실린 에세이들은 작성된 날짜를 기준으로 시간 순서대로 배열되어 있다. 대부분의 에세이는 작성 당시 독자들로부터 피드백과 질문을 받았으며, 나는 종종 그러한 피드백이 해당 주제에 대한 추가적인 사고를 자극한다고 느낀다. 각 에세이와 관련된 피드백 중, 에세이에 추가적으로 유의미한 정보와 관점을 제공한다고 판단한 답변들을 일부 포함하기로 결정했다. 이러한 답변들은 '질문에 대한 답변'이라는 부제 아래 각 에세이의 말미에 수록되어 있다. 다만, 독자들이 제기한 원래 질문들은 포함하지 않았다.

아쉬탕가 요가,
지혜로운 몸,
그 변화의 원리

아쉬탕가 요가,
지혜로운 몸,
그 변화의 원리

# 새로운 시작

마이솔에서 보낸 6주를 돌아보며

— 2014년 11월 —

나는 어떤 의견이나 관점이 충분히 내 안에서 소화되고 온전히 나의 것이 되기 전까지는 그것을 밖으로 드러내지 않는 편이다. 그런데 요즘 소셜 미디어의 세상에서는 모든 경험과 의견을 즉흥적으로 즉시 공유하는 일이 점점 더 빈번해지고 있다. 심지어 어떤 경험이 끝나기도 전에 사진, 인용문, 그리고 그 경험에 대한 반응이 소셜 미디어에 올라가 수천 명에게 공유되는 경우도 드물지 않다.

이런 공유는 현실을 있는 그대로 보여주기보다는, 마치 동화처럼 꾸며진 이미지를 만들어낸다. 나는 이런 현상이 한편으로는 흥미롭고, 한편으로는 혼란스럽고 이상하게 느껴진다. 심지어 소셜 미디어와 인터넷이 널리 사용되기 전에도 나는 여행이나 경험을 시각적으로 기록하기 위해 카메라를 소지하거나 사용하는 일이 없었다. 내 여행과 경험을 보고 싶어 했던 친구나 가족에게는 실망스러운 일이었겠지만, 나는 사진을 찍는 행위 자체가 이미 그 경험을 왜곡된 모습으로 만들고, 내가 실제로 그 순간을 완전히 참여하며 경험하는 데서 나를 멀어지게 한다고 느꼈다. 같은 이유로, 요즘의 소셜 미디어에서도 나는 일상을 거의 공유하지 않는다.

그럼에도 지난 7주 동안 마이솔에서의 시간을 궁금해하며 진심으로 관심을 보여준 친구들과 지인들로부터 많은 이메일과 문자를 받고 감동했다. 비슷한 내용을 여러 번 이메일로 답장하다 보니, 이곳에서의 경험을 차분히 돌아보며 글로 나누고 싶다는 마음이 들었다.

이를 위해서는 현재 상황에 대한 약간의 배경 설명이 필요하다.

나는 16년간 요가를 수련했고, 그중 11년은 매일 아쉬탕가 요가를 해왔지만, 대부분의 시간 동안 인도 마이솔에 직접 가는 것이 꼭 필요하다고 느끼지 않았다. 아쉬탕가 요가 시리즈를 단계적으로 수련해 나가고, 마이솔 전통 방식의 아쉬탕가 요가 선생이 되어가는 과정에서, 인도 마이솔에 가지 않았던 것은 나의 의식적인 결정이었다. 이 길을 따르는 많은 이들에게, 인도 마이솔의 KPJAYI(Sri Krishna Pattabhi Jois Ashtanga Yoga Institute)에서 수련하고 인가를 받는 것이 다음 수순처럼 여겨진다.

사실, 나는 2000년에 인도 마이솔에 간 적이 있다. 당시 나는 아헹가 요가를 수련했지만, 아쉬탕가 요가의 흐름과 호흡에 강하게 끌렸다. 락슈미푸람(Lakshmipuram)에 있던 오래된 AYRI(Ashtanga Yoga Research Institute) 샬라를 찾았고, 문을 두드려 스리 K. 파타비 조이스를 잠시 만날 수 있었다. 그는 나에게 두세 가지 질문을 한 후, 다음 날 아침 마이솔 방식의 수련 과정을 지켜보라고 권했다. 그러나 당시 나의 편향된 생각은 다음 날 아침 내가 본 것에 대해 긍정적인 의견을 가지도록 만들지 못했다. 나는 즐거운 마음으로 마이솔을 떠나 다시 고아 북부에 있는 나의 아헹가 선생님에게로 돌아갔다.

2003년, 나는 마크 달비(Mark Darby)를 만나 그의 영향으로 아쉬탕가 요가 수련을 시작하게 되었다. 그는 나에게 프라이머리 시리즈와 인터미디어트 시리즈를 가르쳐주었다. 그 무렵 나는 이미 아헹가 요가를 가르치고 있었고, 내 개인 수련의 변화는 자연스럽게 지도 방식의 변화로도 이어졌다.

2006년이 되자, 나의 수업 방식은 3년 전 내 수련에 일어난 변화처럼, '바르게 수정된' 마이솔 방식으로 완전히 전환되었다. 당시 나는 북캐나다의 외딴 지역에 살고 있었고, 경험 많은 선생님과 직접 마주할 기회가 거의 없었다. 그래서 수련과 지도 모두 나의 직관과 본능에 의지할 수밖에 없었다. 그렇게 나는 그 지역에서 아쉬탕가 요가 공동체의 토대를 다져나가기 시작했다.

2007년, 나는 더 이상 북부 지방의 고립 속에 머물지 말고, 세계의 아쉬탕가 요가 공동체와 연결되어야겠다고 느꼈다. 그에 가장 적합한 방법은 인도 마이솔에서 수련하는 것이라 판단했고, 본격적인 계획을 세우기 시작했다.

리차드 프리먼(Richard Freeman)의 강의를 듣던 중, 한 동료 학생이 인도에서 수련할 계획이 있다면 롤프 나우요카트(Rolf Naujokat)를 만나보라고 추천했다. 그녀는 롤프 선생님과 내가 서로 잘 맞을 것 같다고 말했다. 나는 즉시 그를 만나보고 싶다는 강한 끌림을 느꼈고, 그해 겨울 그의 수업에 등록했다. 그래서 나는 마이솔에 가기 전에 한겨울 동안 롤프 선생님과 수련하기로 계획을 바꿨다. 그게 2007년이었다. 그렇게 겨우 한겨울만 함께하겠다는 계획은, 어느새 7년으로 길어졌다. 누군가가 자신의 스승을 만나게 되면, 모든 것이 명확해지는 법이다.

롤프 선생님은 먼저, 내가 독학으로 익혔던 세 번째 시리즈 수련을 중단시켰고, 인가받은 선생님만이 자세를 하나씩 전수하는 방식으로 나를 이끌어주셨다. 그는 세 번의 겨울에 걸쳐 내게 세 번째 시리즈를 다시 가르쳤고, 이후 네 번의 겨울 동안 네 번째 시리즈를 가르쳐서, 2014년 4월에는 네 번째 시리즈 진도를 마칠 수 있었다.

어드밴스드 시리즈를 수련하며 아쉬탕가 요가 교사로서 경력을 고민하던 시기에, '마이솔에 가지 않기로 한 내 결정은 과연 옳았을까?' 하는 의문이 들기도 했다. 인도 마이솔에 가서 인가를 받고, 이를 통해 세계의 아쉬탕가 요가 공동체에 나를 드러내 보이는 것이 요가 교사로서 내게 큰 도움이 될 수도 있었기 때문이다.

하지만 마음 속에서는 인도 마이솔을 경험해 보는 것에 대한 욕구가 없었다. 나는 매년 3~5개월을 롤프 선생님과 함께 보내고 있었고, 매년 30~60일간의 위빠사나 수련회에도 참여하고 있었다. 롤프 선생님을 나의 스승으로서 완전히 신뢰하고 있었기에, 다른 스승을 찾을 필요나 욕구를 느끼지 못했다. 나는 롤프 선생님을 통해 아쉬탕가 요가 계보의 진정성 있는 가르침을 받고 있다고 굳게 믿었다. 그래서 샤랏 선생님과의 관계를 새로이 만들기 위해 시간과 에너지를 들이는 것은, 오히려 비효율적인 선택처럼 느껴졌다. 그 시점에 내가 마이솔에 갔더라면, 오직 인가증을 받기 위해서였을 것이다. 하지만 그런 동기는 내게 진정성도, 적절함도 느껴지지 않았다.

삶에서 중요한 선택을 할 때마다, 나는 언제나 가슴 깊숙한 곳에서 우러나는 갈망이 길을 이끌어 줄 수 있도록 노력해왔다. 그 갈망은 종종 논리나 이성이 말하는 방향과 어긋나기도 했다. 나는 언제나 겉으로 드러나는 전략적 이익보다는, 내면 깊은 곳에서 느껴지는 충족을 택해왔다.

2012년부터 2014년 사이, 내 삶과 내면 모두에 많은 변화가 일어났다. 그중 하나는 인도 마이솔에 대한 내 감정이었다.

여러 면에서, 2014년 4월 네 번째 시리즈를 마치며 롤프 선생님과의 관계는 하나의 완결점에 도달한 것처럼 느껴졌다. 그에 대한 내 감정은 변함없었지만, 우리 관계의 겉모습은 분명 변화하고 있었다. 롤프 선생님은 자신이 배운 만큼만 내게 전해주셨기에, 더 이상 새로운 아사나를 배울 수는 없었다. 그렇다고 그와 함께하는 수련이 즐겁지 않았거나, 더 이상 얻을 것이 없었다는 뜻은 아니었다. 다만 그의 요가 샬라의 몇몇 부분은 나에게 맞지 않았고, 그 점을 무시하기가 점점 어려워졌다.

2013년 가을, 나는 북캐나다 유콘에서 마지막 요가 수업을 하고 있었다. 동시에, 롤프 선생님과 함께 네 번째 시리즈를 마무리하기 위해 마지막으로 고아로 갈 준비를 하고 있었다. 어느 날 온라인에서 자료를 찾다가, 인가받은 유명한 아쉬탕가 요가 선생님의 블로그 글을 우연히 발견했다. 가볍게 읽기 시작한 이 글은 그녀가 이전에 마이솔에서 샤랏 선생님과 함께 수련했던 경험의 일부를 기록한 것이었다. 그녀는 샤랏 선생님과 네 번째 시리즈의 막바지 부분을 배우고 있었는데, 우연히도 내가 롤프 선생님에게 배우고 있던 부분과 동일한 부분이었다. 그녀의 설명은 간결했지만, 샤랏 선생님과 함께 네 번째 시리즈를 수련한 장면을 묘사한 부분에서 내 안에 강렬하고 본능적인 반응이 일어났다. 그녀의 글에는 샬라의 집중된 분위기와 에너지가 생생히 담겨 있었고, 나는 마이솔 샬라에서 샤랏 선생님과 함께 수련하는 내 모습을 선명히 그릴 수 있었다. 그렇게 내 안에서 깊고 진정한 열망이 깨어났다. 그것은 인가를 위한 것도, 누군가에게 나를 증명하려는 것도 아니었다. 단지 마이솔에서 수련하는 것이 어떤 느낌일지 직접 경험해보고 싶은 순수한 열망이었다. 그리고 나는 그것이야말로 마이솔에 가야 할 충분히 정당한 이유라고 느꼈다.

그리고 14개월이 지난 2014년 11월, 나는 인도 마이솔에서 첫 수련을 시작한 지 7주째를 맞이하고 있었다. 이제, 다시 이곳의 이야기로 돌아가 보자.

나는 열린 마음으로 이곳에 왔고, 이곳에서 무엇을 경험하게 될지에 대해 최대한 기대를 내려놓으려 했다.

나는 마이솔에 대한 모든 부정적인 이야기(과열된 경쟁, 공격적인 분위기, 무관심한 태도, 경험 부족한 조교들의 미숙하거나 위험한 교정 등)를 익히 들어왔다.

또한, 이곳에서 수련하는 동안 네 번째 시리즈를 내려놓고 초심자로 돌아가 샤랏 선생님의 지도 아래 그가 적절하다고 판단한 속도에 따라 다시 수련을 시작해야 한다는 것도 알고 있었다.

지금까지 나는 이러한 부정적인 요소들로부터 영향을 받지 않았었다. 어떤 수련자들이 경쟁적이고 외양만 중시하는 것은 알고 있었다. 그들은 샤랏 선생님으로부터 어떤 형태로든 인정받기 위해 절박하게 노력하며, 새로운 자세나 인가증을 얻는 데 초점을 맞추고 있다. 이러한 의도가 그들의 행동과 경험의 바탕이 되고 있지만, 그것이 그들에게 즐거운 경험을 선사하는 것 같지는 않아 보인다.

하지만 실제로 경험해보니, 사람들이 말하던 만큼 심각한 문제는 아니었다. 또한, 수련에 관한 사람들의 대화가 그런 방향으로 흐른다는 느낌도 들지 않았다. 다른 수련생들과 대화할 때 자세나 시리즈 이야기가 나오긴 했지만, 감정이 실리거나 경쟁적인 분위기는 느껴지지 않았다.

여기서도 평소처럼 조용한 성향을 유지하며, 사람들과 많이 어울리지는 않는다. 대부분의 어울림은 이미 다른 곳에서부터 알고 있던 사람들 또는 어느 정도 비슷한 성향을 가진 사람들과 이루어졌다. 어쩌면 그런 이유로 내가 이곳 전체 수련생들의 부정적인 분위기를 감지하지 못한 것일지도 모른다. 하지만 중요한 것은, 그런 분위기가 내 경험 속에는 없었다는 사실이고, 이는 그런 경향들이 충분히 피할 수 있는 것임을 보여준다.

또 하나의 이유는, 내가 개인적인 여정의 흐름 속에서 가장 적절한 시기에 인도 마이솔에 도착했기 때문이다. 롤프 선생님과 함께 네 번째 시리즈를 모두 마친 나는, 이제 '나만의 수련'이라 부를 수 있는 단단한 토대를 가지고 있다. 그것은 누구도 내게서 빼앗을 수 없는 내 안의 자산이다. 11년 동안 매일 수련해온 지금, 나는 더 이상 누구에게도 내 무엇을 증명할 필요가 없다. 샤랏 선생님이 내게 어떤 자세를 주시든, 이는 지난 7년 동안 롤프 선생님이 나에게 가르쳐준 수련에 아무런 영향을 미치지 않는다.

나는 이미 경험이 풍부하고 존경 받는 아쉬탕가 요가 교사이다. 내가 인가증을 받는 것과는 상관 없이, 지난 10년간 나를 선생으로 믿고 함께 수련해온 많은 학생들의 의견에는 아무런 영향을 미치지 않을 것이다.

그래서 사실, 이곳에서 내가 쫓아야 할 것은 아무것도 없다. 그저 이미 가진 것에 덧붙여 주어지는 작은 보너스를 즐기고 있을 뿐이다. 만약 내가 이곳에 3~4년 일찍 왔더라면, 아마도 타인의 인정에 더 쉽게 흔들리고, 그에 얽매였을지도 모른다.

안전성 면에서, 지금 이곳에서 나는 어느 때보다 안심할 수 있다. 아마도 많은 이들이 이 경험에 공감할 것이다. 내가 관찰한 바에 따르면, 형편없거나 위험하다는 교정에 관한 소문은, 내 경험상 사실과 달랐다. 오히려 이런 문제는 세계 곳곳의 다른 수련원들, 또는 아쉬탕가 요가를 잘못 해석하거나, 학생들에게 무언가를 증명하려는 교사들 사이에서 더 자주 나타난다고 본다.

샤랏 선생님은 매우 엄격하면서도 정돈된 환경을 유지하신다. 그는 각 수련생에게 어떤 방식으로 무엇을 수련하게 할지에 대해 탁월한 안목을 지니고 있으며, 조교들의 움직임도 세심히 살핀다. 그는 수련 중에 학생이 스스로 힘과 정렬, 즉 자기 보호의 요소를 발전시키도록 유도하는 데 매우 능하다.

내가 이곳에서 교정을 받은 유일한 자세는 마지막 후굴에서 다리를 잡는 것뿐이다. 샤랏 선생님은 이 교정에 있어 진정한 대가로, 내가 이전에 경험했던 어떤 순간보다 더 깊은 단계로 나를 이끄셨다. 그가 이 자세를 교정해줄 때는 거의 힘이 느껴지지 않을 정도로 부드럽고 안전하며, 정렬이 완벽하게 맞아떨어지는 느낌이 들었다. 오늘 수련 중, 그는 처음으로 내 손이 무릎에 닿도록 도와주셨다. 그 순간은 강렬했지만, 고통스럽지는 않았다. 7주 전만 해도 내 몸에서는 불가능하다고 생각했던 동작이 상대적으로 쉽게 느껴졌다. 후굴에서 올라왔을 때, 그는 활짝 웃으시며 나를 바라보셨다.

조교들의 교정은 물론 샤랏 선생님의 수준에는 미치지 않지만, 전반적으로 매우 훌륭했고, 나는 아직 소문에서 들었던 '잘못된 교정'을 경험한 적이 없다.

물론, 경험이 부족한 수련생들 중에는 과도한 열정으로 자신의 몸과 한계를 잘 인지하지 못한 채, 수련실의 열기와 강렬함에 휩쓸려 특정 자세에서 스스로를 지나치게 밀어붙이는 경우도 충분히 있을 수 있다. 그러나 전반적으로 이곳이 수련하기에 안전하지 않은 곳이라고 말할 수는 없다. 사실은 그 반대이다.

매일 네 번째 시리즈를 연습하고 몇 시간씩 수업하는 생활을 해온 나는, 이번 마이솔에서의 시간이 조금 수월한 여정일 것이라고 기대한 것도 사실이다. 몇 주 동안은 첫 번째 시리즈만 연습하고, 이후 하나씩 두 번째 시리즈의 자세들을 추가해 나갈 것을 알고 있었다. 이미 9~10년 전에 두 시리즈를 마쳤기 때문에, 세 달간 비교적 느긋하고 쉽게 수련할 수 있을 것이라고 생각했다. 나는 이 시간을 일종의 회복 요가 휴가처럼 여겼다.

처음 이곳에서 나를 강렬히 사로잡은 것은 더위와 수련의 강렬함이었다. 나는 시즌이 막 시작될 무렵에 도착했는데, 샤랏 선생님은 모든 수련생이 프라이머리 시리즈 구령 수업을 5일간 하는 걸로 시즌을 시작하셨다. 나는 이렇게 많은 사람들과 한꺼번에 수련해본 적이 없었다. 한 번 수업할 때 수련실 안에 80명이 함께 있었다. 샤랏 선생님의 진행 속도와 빈야사 카운트도 내게 꽤 강하게 다가왔고, 처음 다섯 번의 수업 동안 프라이머리 시리즈와 씨름하며 겸손해짐을 느꼈다. 나는 뜨겁고 땀이 나는 연습을 매우 좋아하지만, 이곳에서 겪어본 정도의 더위 속에서 연습한 것은 실로 오랜만이었다. 빠르게 진행되는 프라이머리 시리즈를 경험해본 적은 있지만, 반대로 차투와리(Chatvāri)에서 자세를 오래 유지하는 것에는 익숙하지 않았다.

샤랏 선생님은 첫 구령수업 동안 세심하게 나를 지켜보며 몇 가지를 지적해주셨다. 그중에는 내가 차투와리 자세를 제대로 하지 않아서, 선생님이 무대에서 내게 '제대로 하라'고 소리치며 잠시 동안 모든 수업의 진행을 멈추게 했던 순간도 있었다. 처음에는 선생님이 무엇을 의미하는지 전혀 알지 못했다. 그러다 마침내 선생님이 '더 낮게 내려가라'고 말씀하셨고, 그제야 이해할 수 있었다. 나는 상완이 바닥과 평행을 이루도록 자세를 유지하는 것에 익숙했지만, 샤랏 선생님은 내 가슴이 거의 바닥에 닿을 정도로 내려가도록 요구하셨다.

샤랏 선생님의 구체적인 지침과 이곳의 더위에 적응한 이후, 나는 프라이머리 시리즈를 온전히 즐길 수 있게 되었다. 나는 이 기회를 활용해 빈야사 전환에서 더 많은 힘을 기르고, 물라 반다(mula bandha)에 대한 집중을 더욱 깊게 했다. 자세들 자체는 이미 나에게 매우 익숙했기에, 나는 연습의 다른 영역에서 스스로를 더 도전하게끔 만들었다.

2~3주가 지나자 내 상체가 눈에 띄게 커지고 강해졌음을 느낄 수 있었다. 하지만 이는 몸을 더 뻣뻣하게 만드는 방식은 아니었다. 빈야사에서 더 정밀하게 움직이고자 한 덕분에, 첫 달 내내 수련을 마치면 호흡 근육에 피로감이 남았다.

샬라에서 연습을 마친 후, 나는 집으로 돌아와 발코니의 야외에서 45분간 프라나야마(호흡 수련)를 연습했다. 처음에는 이 연습조차도 호흡과 몸을 안정시키는 데 추가적인 운동이 필요해서 어려움을 느꼈다. 프라나야마가 다시 예전처럼 편안하게 느껴지기까지는 한 달이 걸렸다.

샤랏 선생님은 세 번째 주 후반에 내게 두 번째 시리즈를 시작하게 하셨다. 그는 며칠 간격으로 몇 가지 자세를 추가해 주셨고, 몇 주간 그렇게 진행한 뒤 카포타사나(Kapotasana)에서 한 주 동안 머무르게 했다. 이번 주에야 비로소 그는 숩타 바즈라사나(Supta Vajrasana)를 시작하도록 허락해 주셨다.

이제 이곳의 수련에 완전히 적응한 지금, 비로소 달콤한 수련의 시간을 누리고 있다. 오랜 시간 내 몸과 신경계에 통합된 자세들을 자연스럽게 흘러가듯 연습하는 것은, 첫 달에 느낄 것이라 기대했던 회복적인 수련에 대한 느낌을 지금에야 비로소 받고 있다. 프라이머리와 인터미디어트 시리즈를 통해 빈야사, 호흡, 물라 반다의 명상적이고 강화적인 측면을 더 깊이 탐구하는 이 시간은, 지난 수년간 세 번째와 네 번째 시리즈에 집중해온 나에게 특별한 선물처럼 느껴진다.

샤랏 선생님은 모든 면에서 뛰어난 지도자다. 그는 이 시스템의 진정한 대가로, 신체적·심리적·영적인 모든 면을 깊이 이해하고 있다. 매일 200~300명의 학생들을 돌보고, 각각의 학생이 어디까지 가능한지 파악하며 그들에게 집중하는 그의 능력은 정말 놀라울 뿐이다. 모든 학생의 세부 사항을 기억하지는 않지만, 누구에게 무엇이 필요한지는 알고 있다. 또한 이러한 이해를 바탕으로 개인별로 어떻게 지도할지, 각자가 무엇을 준비할 수 있고 무엇은 준비되지 않았는지를 잘 파악한다. 그가 6개월 동안 이러한 작업을 지속하며 대략 600~800명의 서로 다른 사람들을 지도한다는 사실은 그 자체로 경이롭다. 나는 그를 깊이 존경한다.

컨퍼런스를 할 때 그가 수련생들에게 해주시는 이야기들과 또 질문에 답하는 방식 또한 매우 훌륭하다. 내가 깨달아온 요가의 본질과 중요한 것들에 대해, 그의 이야기가 내 이해와 동일하다는 사실을 발견했을 때 매우 기뻤다. 그의 이야기는 전통적인 인도 철학의 맥락에서 많은 예와 참고를 포함하지만(이는 최근 1~2년 사이에 내가 더 이상 가까이하지 않게 된 것들이다), 그 의미의 본질과 이에 대한 그의 이해는 내가 이해하고 있는 것과 매우 비슷해서 그의 이야기를 온전히 즐길 수 있었다.

샤랏 선생님은 끊임 없이 모든 학생들에게 이 핵심 메시지를 전달하려고 하신다. "요가는 당신 안에서 이루어져야 합니다" 그는 각 컨퍼런스에서 이 말을 여러 번 반복한다. 또한 그는 지난 25년 동안 매일 새벽 1시에 일어났다고 자주 말씀하시는데, 그것은 자신을 과시하려는 것이 아니라 박티(*bhakti*, 헌신)의 의미를 전하려는 것이다. 그는 모든 학생들이 '자신 안에서 이루어지는 요가'를 진정으로 이해하고 경험하려면 집중과 헌신이 필수적인 요소라는 것을 깨닫기를 원한다.

수업중 신체적인 교정에 있어서도 샤랏 선생님은 학생들이 도전적인 자세들을 보다 깊이 탐구할 수 있도록 이끌면서도, 동시에 안전하고 자연스러운 방식으로 안내하신다. 그는 교정을 많이 하지는 않으신다. 주로 마지막 후굴에서 다리를 잡거나 아직 다리를 잡을 수 없는 사람들에게는 그 단계로 향하는 교정, 그리고 각 시리즈에서 몇 가지 핵심 자세들에서만 관여하신다. 불필요한 것은 하지 않는다. 그는 무대에 앉아 방 전체를 조용히 관찰하며 많은 시간을 보내신다.

며칠 전 아침, 연습을 마치고 샬라를 나서는 길에, 샤랏 선생님께서 문 근처에 서서 한 학생의 후굴을 돕기 위해 준비하고 계시는 모습을 보았다. 그는 새벽 1시에 일어나 자신의 연습을 마치고, 하루 6시간 동안 200~300명의 학생들을 지도하는 일의 절반쯤을 마친 상태였을 것이다.

내가 조용히 '감사합니다, 샤랏 선생님'이라고 말하며 그 옆을 지나갔다. 그는 고개를 돌려 잠시 나를 바라보며, 진심 어린 미소를 지으셨다. 그의 얼굴에는 피곤함도, 조바심도, 권위적인 태도도 보이지 않았다. 우리 둘 중 어느 누구도 서로에게 무엇을 바라지 않았다. 그는 '고맙습니다'라고 답하며 다시 그의 후굴 교정 업무로 돌아갔다.

내 수련을 더욱 깊게 해줄 새로운 터전과 다음 스승을 만났다는 데, 나는 조금의 의심도 없다.

# 질문에 대한 답변

✎ '정통 아쉬탕가 요가'와 전통적인 수련 지침을 수정 없이 엄격히 따라야 하는지에 대하여

나는 '정통 아쉬탕가 요가'에 대한 반발이 이 체계를 잘못 이해한 수련자들과 저자들에 의해 생겨났다고 믿는다. 이 시스템을 매우 원리주의적이고 편협한 방식으로 해석하고 나서, 그것이 자신이나 자신의 학생들에게 효과적이지 않았다는 이유로 그만두고, 이후에 이 체계를 매우 경직된 체계로 바라보며 목소리를 높이는 경우가 종종 있다. 하지만 나는 이것이 이 체계 자체에 대해 말해주기보다는, 오히려 이런 수련자들의 내면적 성향을 더 많이 보여준다고 생각한다.

내가 관찰한 바로는, 샤랏 선생님의 교육 방식은 이러한 편협한 범주에 속하지 않는다. 샤랏 선생님은 각 학생을 하나의 개별적 존재로 대하며, 나이, 부상, 건강 등 각자의 고유한 특성을 고려하여 신체적 기대치에 다른 기준을 설정한다. 젊고 건강하며 신체적으로 유능한 학생에게는 어려운 아사나에서 완벽함에 가까운 수행을 요구하며, 그 목표를 달성한 후에야 다음 시리즈로 넘어가게 하신다. 반면, 나이가 많거나 부상을 입었거나 단순히 신체적 능력이 부족한 학생들에게는, 동일한 완벽함을 요구하지 않고 다음 단계로 진행시키는 경우도 있다. 게다가, 그는 신체적 수행의 수준이 반드시 지도 자격을 부여받는 기준이 되는 것은 아님을 보여준다. 신체적 수련이 다소 미진한 이도 지도 자격을 받을 수 있는가 하면, 오히려 능숙한 이가 자격을 받지 못하는 경우도 있다.

컨퍼런스에서 샤랏 선생님은 끊임없이 강조하신다. 아사나에서의 신체적 발전은 진정한 요가로 가는 문일 뿐이며, 요가는 궁극적으로 자신 안에서 이루어져야 한다는 사실을 말이다. 그는 "프라이머리 시리즈의 절반만 연습하더라도 진정한 요기가 될 수 있다"고 강조하며, 고급 시리즈를 수련한다고 해

서 반드시 요가의 내면적 변화가 뒤따르는 것은 아니라고 말씀하신다. 샤랏 선생님은 요가란 개인 존재 자체의 변화이며, 아사나에서의 신체적 성취가 그러한 내면적 변화를 보장하지는 않는다고 설파하신다.

나는 원리주의적이고 편협한 범주의 아쉬탕가 요가 선생을 만나거나 함께 연습한 적이 없다. 물론 그러한 선생들이 존재할 수 있지만, 이는 분명 소수이며, 더 주된 아쉬탕가 요가 커뮤니티(특히 샤랏 선생님에게 교육받으려는 사람들)는 이러한 범주에 속하지 않는다고 본다.

내 개인적인 접근법과, 내가 존경하고 함께 일했던 다른 선생님들과 동료들의 접근법은 이 체계를 각 학생에게 맞추어 신체적, 심리적, 영적 치유와 변화를 가져오는 데 초점을 맞추는 것이다. 예를 들어, 여러 가지 만성 통증과 부상을 가진 65세 학생과 건강한 25세 학생이 동일한 체계를 연습할 수 있다. 그들은 같은 시퀀스를 배울 수 있지만, 그것을 연습하는 방식은 매우 다를 것이다. 신체적으로 나이든 학생은 더 천천히 움직이고, 고관절 회전과 같은 어려운 동작에는 일시적이거나 영구적인 수정이 필요할 수 있다. 반면, 젊은 학생은 더 빨리 움직일 수 있지만, 특정 자세에서 필요한 신체적 변화를 이룰 때까지 머무르도록 요구받을 수 있다. 나는 나이가 많거나 신체적으로 덜 유능한 범주에 속한 많은 학생들을 지도했고, 자세나 시퀀스에 큰 변형을 주지 않아도 그들이 이 연습에서 엄청난 이점을 얻을 수 있음을 발견했다. 그리고 그들의 성숙함 덕분에, 연습의 내면적 측면에 대한 집중과 이해가 젊고 신체적으로 더 유능한 학생들보다 훨씬 깊은 경우가 많았다.

요가 교사로서 나는 학생들을 어떤 틀에 끼워 맞추기보다, 그 순간 그 사람이 누구인지 직관적으로 느끼고, 그에 맞는 관계를 맺어나가고자 한다. 나는 아쉬탕가 요가 시스템의 정해진 시퀀스가 어떻게 각 수련인들과 그들의 고유한 특성에 맞게 적용될 수 있을지를 고민하며, 이를 통해 진정한 요가가 내면에서 이루어질 수 있도록 돕는다. 이것은 무한한 가능성을 열어준다.

'파탄잘리 요가', '명상', '프라나야마(pranayama, 호흡 수련)'를 경직되게 해석하는 것 또한 아사나의 신체적 측면을 경직되게 해석하는 것만큼이나 독단적이고 해로울 수 있다. 요가의 이 모든 측면은 우리 자신과의 관계를 깊게 하는 도구가 될 수도 있지만, 고착된 교리가 되어 우리를 속박과 환상 속으로 더 깊이 빠뜨릴 수도 있다. 그 차이는 우리가 수련이나 경전을 마주할 때 그것을 어떠한 의도와 자각을 가지고 대하느냐에 달려 있다.

아쉬탕가 요가,
지혜로운 몸,
그 변화의 원리

# 거기까지만 하렴 – 1부

샤랏 선생님에게 배운 가르침과 마이솔 방식에 대한 성찰

— 2015년 1월 —

최근 나는 인도 마이솔에서 샤랏 선생님의 지도 아래 3개월간의 수련을 마치고 돌아왔다. 나는 이제 막 아쉬탕가 요가 체계에 입문한 사람은 아니다. 2014년 초에 이전 스승인 롤프 선생님과 네 번째 시리즈를 마쳤고, 거의 12년간 매일 아쉬탕가 요가 수련을 이어왔다. 하지만 처음 마이솔에 갔을 때, 이 모든 것이 중요하지 않을 것임을 알고 있었다.

3개월간의 수련을 시작하기 위해 등록하러 갔을 때, 샤랏 선생님께서는 늘 하시던 그 질문을 내게도 던지셨다. "너의 선생님은 누구이지?" 나는 지난 8년 동안 롤프 선생님과 함께했고, 그 이전에는 몇 년 동안 마크 다비에게서 요가를 배웠다고 대답했다. 샤랏 선생님께서는 내가 배운 자세나 수련하고 있는 시리즈에 대해 묻지 않으셨고, 나도 따로 설명하지 않았다. 그분은 더 이상의 질문을 하지 않으셨다.

마이솔에 처음 오는 사람이라면 누구든, 그 사람이 어떤 배경을 가지고 있는지에 상관없이, 샤랏 선생님께서는 처음부터 다시 시작하게 하신다. 여기에 합당한 이유가 있다. 마이솔에서 수련을 가르치는 방식은 시간이 지나며 조금씩 변화해 왔다. 수련 자체와 방법은 그대로지만, 바뀐 것 중 하나는 사람들이 새

로운 자세와 시리즈를 배우는 속도와 그 환경이다. 각 아쉬탕가 요가 교사들도 자신이 SKPJ(스리 크리슈나 파타비 조이스)나 샤랏 선생님께 배운 방식을 자신만의 해석으로 가르친다.

이런 차이 때문에, 마이솔에 처음 온 수련생의 수련 수준과 양상은 매우 다양하다. 샤랏 선생님께서는 모든 수련생을 처음으로 돌아가게 한 뒤, 자신의 기준에 따라 수련을 관찰하신다.

내가 즉각적으로 느낀 점은 샤랏 선생님께서 매우 엄격한 기준을 가지고 계시다는 것이었다. 마이솔에 오는 수련생들에게 매우 높은 수준을 요구하신다. 아마도 이러한 기준은 샤랏 선생님께서 스스로를 점검하며 세우신 엄격한 원칙에서 비롯된 것일 것이다.

샤랏 선생님께서는 마이솔에서 아쉬탕가 요가 전통의 일부로 살아온 이들 중 가장 오랜 시간을 보낸 분이다. 최초의 서양 수련생들이 마이솔에서 수련을 시작했을 때, 그는 어린 소년에 불과했지만 조이스 가문에서 태어나 그의 할아버지와 함께 살며 성장하였고, 조부가 생을 마감할 때까지 그 곁에 머무셨다. 샤랏 선생님께서 이 전통과 연결된 방식은, 수련생들이 몇 번 마이솔을 다녀오는 것과는 근본적으로 다르다.

샤랏 선생님께서는 그가 '진지한 수련'이라고 부르는 것을 무려 25년 넘게 이어오고 계신다. 19세 이전에 재미로 아사나를 배운 시절은 제외다. 그는 거의 자신이 배운 기간만큼이나 가르쳐 오셨고, 최근 몇 년 동안은 수련 시즌마다 매일 수백 명의 수련생을 지도해 오고 계신다. 샤랏 선생님께서는 파타비 조이스의 지도 방식이 시대에 따라 어떻게 변화했고, 다양한 신체와 마음이 그 방식에 어떻게 반응했는지를 몸소 목격하셨다. 25년 넘게 쌓아온 자신의 해석을 다양한 신체와 마음에 적용하며 지도해 오셨다.

그 전통과 체계 안에서, 샤랏 선생님께서는 누구보다 자신의 수련을 깊이 탐구해 오셨다. 가족과 샬라에 대한 막중한 책임에도 불구하고, 매일 개인 수련을 쉬지 않으신다.

샤랏 선생님께서는 수천 명의 수련생들과 함께한 수련을 통해, 살아 있는 누구보다도 깊고 풍부한 직접 경험을 쌓아오셨다. 그의 수련에 대한 관점은 거시적 차원뿐 아니라 미시적이고 개인적인 차원까지 아우른다.

처음 마이솔에 갔을 때, 처음 3주 동안 샤랏 선생님은 내게 프라이머리 시리즈만 연습하게 했다. 그는 4주째부터 인터미디어트 시리즈의 자세를 한두 개 또는 세 개씩 주기 시작했다. 그리고는 며칠 혹은 한 주 정도 기다린 후, 다음 자세를 주는 식이었다. 두 번째 달에 접어들면서 이러한 방식에 익숙해지기 시작했다. 두 번째 달이 끝날 무렵, 샤랏 선생님께서는 내게 에카 파다 시르사사나(Eka Pada Sirsasana)까지 연습하라고 하셨고, 다음 날에는 인터미디어트 구령 수업에 참여하라고 하셨다.

내 첫 레드 인터미디어트 클래스에서 에카 파다 시르사사나를 마친 후, 나는 매트를 말아 마무리 자세를 하러 탈의실로 가려고 했다. 내가 일어서려는 순간, 샤랏 선생님께서 다가오시며 "드위 파다(Dwi Pada Sirsasana)를 해봐"라고 말씀하셨다. 나는 급히 매트를 다시 펼쳐야 했고, 매트를 펼치는 동안 샤랏 선생님께서는 그 자세의 다섯 번 호흡을 구령으로 세기 시작하셨다. 나는 서둘러 드위 파다 시르사사나에 들어가려 애썼다. 자세를 마치는 빈야사(vinyasa)를 하는 중, 샤랏 선생님께서 내 앞에 서시며 "거기까지만 하렴"이라고 말씀하셨다. 나는 고개를 끄덕여 그의 말을 이해했다는 표시를 하고 빈야사를 마무리 짓는데, 그는 다시 한 번 강조하듯 내게 말했다. "거기까지만 하렴."

나는 전혀 놀라지 않았다. 내가 배운 네 개의 시리즈 중에서, 지금도 나에게 가장 도전적인 자세 두 개는 여전히 인터미디어트 시리즈에 있고, 그 중 하나가 드위 파다 시르사사나이다.

이전 선생님들은 이 자세들이 충분히 적합하다고 판단하고 다음 단계로 넘어가게 해주었다. 지난 7년 동안 나는 주로 주중에 세 번째, 네 번째 시리즈를 연습하며, 인터미디어트 시리즈는 일주일에 한 번만 연습해왔다.

나도 인터미디어트 시리즈의 두 가지 자세가 내 나머지 자세들만큼의 수준에 도달하지 못했다는 것을 잘 알고 있었다. 하지만 일주일에 한 번만 그 자세들과 마주하다 보니, 그 자세들에 더 깊이 들어가기 위해 필요한 노력을 피할 수 있었다. 가끔 이 점을 곱씹어 볼 때면, 나는 내 큰 키(190cm)로 인한 자연스러운 척추 전만으로 인해, 다른 숙련된 수련자들이 보여주는 완벽한 수준으로 이 자세들을 수행하는 것이 불가능하다고 생각하곤 했다. 스스로에게 이렇게 말했다. "누구에게나 한두 가지 어려운 자세가 있는 법이지." 그렇게 일주일에 한 번 하는 인터미디어트 연습에서도 이 자세들을 대충 넘기곤 했다.

다른 어떤 오래된 선생님들도 대부분 내 드위 파다를 충분히 괜찮다고 평가했을 것이다. 하지만 샤랏 선생님의 기준은 훨씬 더 높았다. 설령 그 자세가 '충분히 괜찮다'고 하더라도, 샤랏 선생님께서는 그것이 더 나아질 수 있다는 것을 알고 계셨던 것이다.

"거기까지만 하렴."

그 지시를 받은 순간, 나는 그동안 내게 익숙했던 자세들을 샤랏 선생님으로부터 정기적으로 하나씩 받던 패턴이 깨졌음을 직감했다. 그 주나 다음 주에 새로운 자세를 배울 일은 없었다. 사실, 샤랏 선생님께서는 이번 여정이 끝날 때까지, 세 번째 달 전체 동안 나를 드위 파다에 머물게 하셨다. 나는 놀라지 않았다. 매주 월요일 인터미디어트 구령 수업 전에 여자친구인 수잔이 이렇게 말했다. "이번 주엔 샤랏 선생님께서 네게 진도를 주실 것 같아." 나는 미소를 지으며 대답했다. "글쎄."

내 자아가 인터미디어트 시리즈에서 멈췄다는 사실을 받아들이는 것은 그다지 어렵지 않았다. 첫 번째 마이솔 여행에서 인터미디어트 시리즈를 넘어서지 못할 것을 알고 있었고, 내가 어려워하는 두 가지 자세가 샤랏 선생님 눈에 띌 것이라고 예상했기 때문이다. 어려웠던 점은 드위 파다에 대해 진짜로 노력을 기울여야 한다는 사실이었다!

며칠이 지나도 드위 파다는 나아지지 않았다. 그래서 나는 집에서 더 면밀히 살펴보기로 했다. 수잔에게 부탁해 내가 샤랏 선생님께서 원하셨던 수준에 가까운 깊이로 자세를 할 수 있도록 도와달라고 했다. 수잔은 두세 번 나를 교정해 주었고, 덕분에 나는 자세의 느낌을 알 것 같았다.

그 주 내내 나는 집에서 이 자세를 반복하며 수잔이 더 깊이 교정해 준 느낌을 찾아가려고 노력했다. 내가 그동안 불가능하다고 여겼던 부분에서 어느 정도 진전의 가능성을 보기 시작했다. 샬라(shala: 수련실)에서 연습할 때도 이 자세에 더 많은 시간을 할애하며 마무리 자세로 넘어가기 전에 두세 번을 반복했다. 샤랏 선생님의 "거기까지만 하렴"이라는 지시를 받은 지 2주가 지나자, 내 드위 파다는 눈에 띄게, 그리고 스스로 느껴질 정도로 개선되었다. 내 상체 윗부분의 확장이 새롭게 느껴졌고, 머리를 드는 동작이 수월해졌으며, 몸 전체에 균형감이 생겼다.

그럼에도 불구하고, 아직 도달해야 하는 수준까지 발전하지는 못했다. 어느 날 아침 연습 후 샬라를 떠나려 할 때 샤랏 선생님께서 물으셨다. "이안, 드위 파다 했어?" 나는 "네"라고 대답했다. 그는 "좋아"라고 미소 지으며 더 이상 말을 덧붙이지 않았다.

세 번째, 혹은 네 번째 인터미디어트 구령 수업 중, 샤랏 선생님께서 드위 파다 자세를 하는 내 뒤로 다가오셨다. "머리를 더 들어!"라고 외치셨다. 나는 노력했다. "이안, 머리를 더 들고 발 간격을 더 넓혀!" 그는 한쪽 발을 옆으로 반쯤 당기며 말했다. 그가 내 자세를 직접 교정해 주시지 않을 것이 분명했다. 내가 스스로 노력하기를 원했던 것이다. 드위 파다 자세를 마친 뒤 매트를 말고 떠나려 할 때도 그는 다시 "머리를 더 들어야 해. 발 간격도 더 넓히고!"라고 말씀하셨다. 내가 생각하기에 그는 내가 일부러 그의 지시를 무시하고 있다고 생각하는 듯 약간 당혹스러워 보였다. 그래서 "노력하고 있어요"라고 대답하며 그에게 내 의도를 확인시켜 주었다.

날이 갈수록 드위 파다는 더 깊고 충만해졌다. 이제는 정규 수련 시간 외에 이 자세를 집에서 따로 연습할 필요가 없어졌다. 자세의 변화는 자연스러운 흐름을 타기 시작했고, 꾸준히 진전되었다. 마이솔을 떠난 지 3주가 지난 지금도 이 자세는 계속 나아지고 있다. 이제는 자세의 새로운 상태가 아주 자연스럽게 느껴진다. 이전에는 내 몸이 도달할 수 없다고 생각했던 자세의 변화를 보는 것이 무척 즐거웠다. 그래서 나는 원래 하던 세 번째, 네 번째 시리즈로 바로 돌아가지 않고, 두 번째인 인터미디어트 시리즈만 계속 연습하고 있다. 샤랏 선생님에게 배운 것을 좀 더 시간을 들여 즐기고 싶기 때문이다.

이 변화가 일어나기 위해 내게 기술적인 지침이나 두 시간짜리 '드위 파다' 워크숍이나, 자세를 세세히 분석하는 강의는 필요하지 않았다. 수잔의 교정을 두 번 받은 것만으로 충분했다. 특별한 교정 강습도, 별다른 보조 운동도 필요 없었다. 심지어 샤랏 선생님이 이 자세를 직접 교정해줄 필요도 없었다. 내가 필요로 했던 것은 단 하나, "거기까지만 하렴"이라는 말을 듣는 것이었고, 이를 통해 스스로 자세에 집중하고 발전시킬 수 있었다.

이 경험을 통해 아쉬탕가 시스템의 작동 방식에 대해 내가 가지고 있던 몇 가지 이해가 더 또렷해졌고, 그것이 수련생이자 마이솔 방식의 교사로서도 유효하다는 확신을 얻을 수 있었다.

나는 현재 발리의 우붓에서 활동하고 있으며, 세계 각지의 다양한 요가 교사에게 배운 수련생들을 만나고 있다. 이 경험은 무척 흥미로웠고, 나에게 많은 배움을 주었다. 이제 나는 왜 샤랏 선생님이 모든 수련생들을 프라이머리 시리즈부터 다시 시작하게 하는지 더 잘 이해할 수 있다.

내 관점에서 생각하기에, 내게 배우러 오는 수련생들 중 상당수가 자신에게 맞지 않을 만큼 진도를 많이 나아가 있었다. 나는 종종 수련생들을 물러서게 해야 할 필요성을 느꼈다. 그들에게 어떤 자세가 아직 제대로 통합되지 않았는지, 어떤 자세를 더 발전시켜야 하는지를 지적하며 그곳에서 진도를 멈추도록 요청했다. 어떤 수련생들은 이를 열린 마음으로 받아들이는 반면, 그렇지 않은 수련생들도 있었다. 이는 지도자로서 꽤 까다로운 작업인데, 수련생들에게 무언가를 빼앗는 듯한 느낌을 주지 않으면서 이를 너그럽게 해내야 하기 때문이다. 사실, 나는 그들에게 무언가를 주고 있다. 그들이 노력해야 할 부분을 알려

줌으로써 말이다.

샤랏 선생님이 드위 파다에서 내게 "거기까지만 하렴"이라고 말씀하셨을 때, 그는 내게서 두 번째 시리즈의 후반부와, 세 번째, 네 번째 시리즈를 빼앗은 것이 아니었다. 나는 여전히 그 자세들을 모두 가지고 있고, 내가 원할 때면 언제든 연습할 수 있다(물론 인도 마이솔에서는 아직 아니지만). 샤랏 선생님께서 한 일은 드위 파다를 내게 주신 것이며, 그것은 진정한 선물이었다. 멈춘 부분에서 노력하라는 요청을 받은 덕분에, 나는 처음으로 드위 파다 시르사사나가 진짜로 어떤 느낌이어야 하는지 느낄 수 있게 되었다. 그것도 내가 이 자세를 처음 배운 지 11~12년 만에 말이다.

이 깨달음을 얻은 후, 나는 요가 교사로서도 수련생들에게 "거기까지만 하세요."라고 말하는 것이 더 쉬워졌다. 그리고 수련생이 이를 수용한다면, 며칠 만에도 그 자세가 어떻게 변하고 발전하는지를 나 뿐만 아니라 수련생 자신 스스로도 느끼게 된다.

물론, 이 개념을 극단적으로 적용해 도달할 수 없는 완벽함을 요구할 가능성도 있다. 다른 모든 일과 마찬가지로, 중도의 길을 찾고 그것을 온화하게 적용하려면 기술과 경험이 필요하다. 지나치게 경직되거나 과도한 이상주의를 추구하는 것은, 그 반대 방향으로 치우치는 것만큼이나 해로울 것이다.

모든 수련생은 각기 고유한 존재이고, 각자 움직임에 대해 저마다의 독특한 수용능력을 가지고 있다. 인도 샬라에서 드위 파다를 연습할 때, 나는 다른 사람들이 하는 것과 비교하는 것을 멈출 수 없었다. 특히 월요일 인터미디어트 구령수업 때, 드위 파다를 넘어 진도를 더 나간 사람들이 내 드위 파다보다 더 잘하지 못하는 경우를 발견하곤 했다. 사실, 어떤 사람들은 나보다 훨씬 못한 수준이었다.

수업이 끝난 뒤 나는 때때로 이런 점에 대해 수잔에게 투덜거리곤 했다. 그러면 수잔은 이렇게 말했다. "그들도 아마 드위 파다에서 한동안 멈춰 있었을 거야. 그리고 샤랏 선생님께서 그들이 최대 잠재력에 도달했다고 판단하셔서 다음으로 넘어가게 하셨겠지. 선생님은 네가 더 잘할 수 있다는 걸 알고 계신 거야." 물론, 그녀가 옳다는 것을 나는 알고 있었다.

아쉬탕가 시스템에서 특정 자세에서 수련생을 멈추게 하는 행위는 모든 사람을 동일한 기준에 맞추려는 것이 아니다. 이는 각 개인이 자신의 건강에 맞는 방식으로, 자신의 최대 잠재력을 발휘하여 자세를 발전시키도록 돕기 위한 것이다.

이런 이유로 각 개인에게 적용되는 기준은 다를 수밖에 없다. 예를 들어, 마리챠사나 D에 대한 기대치는 무릎 수술을 다섯 번 받은 나이 든 사람과 단지 몸이 조금 뻣뻣할 뿐인 건강한 젊은 사람에게는 매우 다르게 적용될 것이다. 젊고 뻣뻣한 사람은 자세를 완전히 잡을 수 있을 때까지 그 자세에서 멈추도록 요청받을 가능성이 높다. 반면, 무릎 상태가 좋지 않은 나이 든 사람에게는 전혀 다른 기대치가 주어질 것이다.

이러한 분석을 잘 해내기 위해서는 지도자의 통찰력, 기술, 그리고 경험이 필요하다. 이것이 아쉬탕가 요가 체계의 올바른 적용 방식이며, 내가 생각하기에 지도자들이 자신 안에서 발전시켜야 할 가장 중요한 통찰력이다.

내가 관찰한 바에 따르면, 일부 아쉬탕가 지도자들은 이 통찰력을 희생하면서 다른 지도법에 몰두하는 경우가 있다. 특히, 수련생들에게 표면적으로만 좋은 기분을 느끼게 하는 방식의 가르침에 빠지기 쉽다. 그 예로는 멋드러지게 교정을 하거나, 새로운 자세들을 많이 주거나, 자세와 관련된 신체 해부학 및 생리학 지식을 이론적으로 잔뜩 보여주는 것 등이 있다.

많은 아쉬탕가 요가 교사에 대한 칭찬 중에서 종종 "그/그녀는 훌륭한 교정을 제공한다"라는 말이 포함되곤 한다. 또한, 누구라도 몇 주 동안 경험 많은 교사에게 배우면서 새로운 자세를 많이 받으면 기분이 좋아질 것이다. 그리고 해부학 및 생리학에 대한 많은 지적 이해를 가지고 긴 워크숍에서 이를 설명하는 이들은 큰 존경을 받는다. 이러한 지도법들은 요가 교사가 인기와 영향력을 얻기 쉬운 방법들이다. 따라서 지도자들은 이러한 측면에 과도하게 집중하지 않도록 스스로를 제어해야 하는 숙제를 안고 있다. 왜냐하면 이러한 측면에 현혹되어 수련의 본질적인 목적을 잃어버리게 될 위험이 있기 때문이다.

물론, 숙련된 교정은 수련생에게 큰 변화를 일으킬 수 있다. 사실, 이는 종종 변화의 과정이 일어나는 데 있어 필수적인 요소가 되기도 한다. 내가 앞서 언급했듯이, 드위 파다를 더 깊이 탐구하기 시작했을 때, 처음 한 일은 수잔에게 나를 더 깊게 교정해 달라고 요청한 것이다. 이를 통해 몸으로 경험을 느끼고 그 경험을 목표로 삼을 수 있었다. 좋은 교정은 신체를 열어주는 데 도움을 줄 뿐 아니라, 더 중요한 점은 몸에서 최종적인 결과가 어떤 느낌인지 신경계와 마음이 유기적으로 '경험'하도록 해준다는 것이다. 이를 통해 스스로 연습할 때 그 경험을 재창조하려고 시도해 볼 수 있다.

드위 파다에서 수잔에게 교정을 부탁하긴 했지만, 나는 오직 두 번의 교정만 필요로 했을 뿐이다. 그 경험을 해본 이후로는, 그것을 스스로 해내는 것이 나의 역할이라는 것을 알았다. 그 교정은 내가 무엇을 추구해야 하는지에 대한 이해를 제공했을 뿐이다. 샤랏 선생님은 드위 파다에서 나를 교정하려고 하지 않으셨다. 그저 자세에서 부족한 점을 가장 단순한 방식으로 언급했고, 나머지는 내가 스스로 해결하도록 맡기셨다.

뛰어난 교사들은 이와 같은 방식으로 수련생들과 함께 작업한다. 수련생이 어디로 나아가야 하는지 이해할 수 있을 정도로 최소한의 정보만 제공한 다음, 나머지는 수련생이 스스로 해결할 수 있도록 맡기는 것이다. 이 접근법은 수련생들에게 가장 강력하고 안정적이며 통합적인 결과를 만들어 준다. 또한, 장기적으로 수련생들에게 더 큰 힘, 자신감, 그리고 자립 능력을 제공한다.

뛰어난 교사들은 모두 이를 알고 있다. 내가 15년 전 아헹가 요가를 연습하던 시절에도 비슷한 경험을 했다. 어느 날, 팔로 균형을 잡는 자세를 시도하며 계속 넘어지고 다시 시도하는 과정을 반복하고 있었다. 내 선생님(공교롭게 그분 이름도 '샤랏'이었다)은 몇 발짝 떨어진 곳에서 조용히 내가 연습하는 모습을 지켜보고 있었다. 한참이 지나 다른 수련생이 선생님께 물었다. "샤랏 선생님, 왜 이안을 도와 주지 않으세요?" 선생님은 이렇게 답했다. "선생은 수련생이 어디까지 해낼 수 있는지를 지켜봐야 해." 이러한 교사의 지혜는 모든 전통

요가 뿐만 아니라 다른 형태의 수련에서도 공통적으로 존재한다.

과도한 교정은 수련생으로부터 자립심을 빼앗아 그 힘을 요가 교사가 가져 간다. 수련생들은 선생님의 '훌륭한 교정'에 의존하게 되어, 스스로를 만족시 키는 능력을 키우지 못한다. 이러한 의존은 교사의 인기를 높이고, 더 많은 수 련생 수와 수입을 가져다줄 수 있으므로, 교사가 '훌륭한 교정'을 일종의 보상 처럼 제공하지 않기란 어려울 수 있다. 나는 첫 번째 아헹가 요가 선생님이 이 역학을 설명하던 기억이 난다. 그는 이렇게 말했다. "나는 매일 수업에서 여러 분 모두에게 환상적인 만족감을 줄 수 있고, 나에게 의존하게 만들 수도 있습니 다. 나에겐 그럴 힘이 있다는 것을 알아요. 하지만 내 일은 여러분에게 자립하 는 법을 가르치는 것입니다. 여러분이 스스로를 믿고 의지할 수 있도록 말이에 요. 이것이 진정한 요가랍니다."

해부학과 생리학에 대한 이해도 물론 중요하다. 관절이 어떻게 회전해야 하 는지, 특정 움직임이 어디에서 와야 하거나 오지 말아야 하는지, 실제로 몸의 어느 부위가 막혀 있는지 등을 아는 것은 부상 방지 측면에서 특히 유익하고 중 요하다. 그러나 이런 지식들이 스스로 막힌 것을 풀어내야 하는 진실한 작업을 대신할 수는 없다.

몇 년 전 나는 유명한 아쉬탕가 요가 교사들의 워크숍 몇 개에 참석한 적이 있다. 그 워크숍에서 그들은 '에카 파다'와 '드위 파다'의 동작 원리를 세세히 분석해 주었다. 그것은 지적으로 흥미롭고 이해를 돕는 내용이었다. 그러나 이 런 워크숍은 내 드위 파다 경험에 조금의 변화도 가져오지 못했다. 워크숍을 마 치고 나서야 나는 한 가지를 깨달았다. 그 워크숍은 방대한 지식을 가진 선생 님들과 몇 시간을 함께 했다는 느낌을 주긴 했지만, 내 드위 파다는 전혀 변하 지 않았다는 것이다. 그로부터 몇 년 후, 샤랏 선생님이 "거기까지만 하렴" 이 라고 말했을 때에야 비로소 나는 내 드위 파다를 변화시키기 위한 진정한 작업 을 시작할 수 있었다.

새로운 아사나를 많이 주는 선생은 인기 있을 수도 있다. 일부 수련생들은 '

아사나를 잘 주는' 선생의 2~4주짜리 워크숍이나 몇 주간의 마이솔 수업에 참여한 뒤, 준비가 덜 되었음에도 불구하고 연습해야 할 새로운 아사나 몇 가지를 얻어가기도 한다. 동시에, 선생은 수련생들이 이미 연습 중인 어려운 자세들에 대해 '훌륭한 교정'을 해주기도 하지만, 그 지점에서 멈추게 하고 더 깊이 탐구하라고 요청하지는 않을 수 있다. 이런 방식은 아쉬탕가 요가 체계가 몸과 마음에 어떻게 작용하는지, 선생의 역할이 무엇인지, 그리고 수련의 진짜 목적이 무엇인지에 대한 오해를 낳을 수 있다.

전통적인 아쉬탕가 요가 훈련을 거의 받지 않았거나 전혀 받지 않은 경험이 부족한 이들이 자의적으로 해석하여 마이솔 스타일 또는 구령수업을 아쉬탕가 요가라는 이름 아래 제공하기도 한다. 이러한 이들 중에는 수련생이 탈진하지 않을 정도 안에서 감당할 수 있는 모든 아사나를 던져준다. 목표는 강한 운동 효과를 일으킨다는 것이다. 그러나 그 결과는 통합적 발전이 거의 없고, 오히려 많은 통증과 부상을 초래한다. 이는 체계를 심각하게 잘못 해석한 사례에 해당한다.

아쉬탕가 수련의 목적은 우리가 어디에서 막혀 있는지를 보게 하는 데 있다. 이는 신체적, 에너지적, 정신적, 정서적 차원에서 나타날 수 있으며(대부분은 네 가지가 동시에 작용한다), 자신이 막힌 곳을 마주보게 하는 아사나에서 멈추는 것이 바로 그러한 막힘을 해결하기 위한 작업을 시작하는 방법이다. 이를 통해 수련은 신체적, 에너지적, 정서적, 정신적으로 우리를 변화시키게 된다.

가장 훌륭한 아쉬탕가 요가 교사는 우리가 어디에서 막히고, 어디에서 멈춰 스스로 작업해야 하는지를 분명히 보여주는 사람들이다. 그런 선생님은 매일 '훌륭한 교정'을 해주거나, 해부학적 설명을 몇 시간씩 늘어놓거나, 아직 준비되지 않은 수련생에게 새 아사나를 나눠주는 사람이 아니다. 오히려 그들은 우리가 그 지점에서 멈추도록 격려하거나 때로는 강하게 제지하고, 최소한의 안내만을 제공한 채 스스로 해보도록 이끈다. 내 겸손한 의견으로는, 이것이 바로 마이솔 방식으로 가르치는 선생의 역할이며 이 수련법을 올바르게 적용하는 방식이다.

# 질문에 대한 답변

✎ 샤랏 선생님이 아쉬탕가 요가의 계보와 체계 안에서 그 누구보다도 더 멀리 나아갔다는 내 발언에 대해

샤랏 선생님이 아쉬탕가 계보의 일원이 된 시간이 그 누구보다도 길다고 할 때, 나는 아사나 수련을 넘어선 다층적인 차원을 언급하는 것이다. 샤랏 선생님은 SKPJ(스리 크리슈나 파타비 조이스) 집안에서 태어나면서부터, 요가 수행인의 삶을 접하며 성장했다. 이는 아사나 외의 수련과 생활 방식을 모두 포함한다. 오늘날 샤랏 선생님의 생활방식(그분의 기본적인 삶의 태도에서부터 수련의 일관성에 이르기까지)을 관찰해 보면, 이러한 비(非)아사나적인 영역들 또한 그의 삶 속에 완전히 흡수되고 통합되었음을 알 수 있다.

파타비 조이스와 함께한 물리적인 시간이라는 관점에서 본다면, 샤랏 선생님만큼 그와 지속적이고 밀접하게 오랜 시간을 보낸 사람은 없을 것이다. 바로 이러한 이유로 파타비 조이스는 이 계보를 서양의 오래된 제자들에게가 아니라, 샤랏 선생님에게 물려준 것이다. 내가 이미 썼듯이, 몇 년에 걸쳐 한 번에 몇 달씩만 방문하는 것과 출생부터 파타비 조이스와 줄곧 함께 생활해 온 것에는 큰 차이가 있다.

샤랏 선생님은 거의 25년 동안 매년 6개월씩 마이솔에서 가르치시고 교정을 해오셨다. 이처럼 지속적인 수련과 지도, 그리고 그 기간 동안 매일 만난 수많은 수련생 수를 감안할 때, 샤랏 선생님께서 (질문자가 언급한) 세 명의 다른 선생님들보다 더 많은 수련생을 지도해 오셨다고 말하는 것은 충분히 설득력 있는 주장이라 생각한다.

수련 측면에서는, 샤랏 선생님께서 다섯 번째 시리즈(Fifth series)를 완성하셨다고 알려져 있다. 여섯 번째 시리즈(Sixth series)의 어느 정도까지 수련했는지에 대해서는 나도 알 수 없지만, 그 누구도 거기까지 멀리 수련하지 않았으리라 확신한다.

이점을 언급하는 게 다른 원로 선생님들의 수련이나 가르침을 깎아내리려는 의도는 전혀 아니다. 수십 년 동안 수련해 온 분들을 전적으로 존중하며, 분명 그들의 가르침은 많은 것을 제공할 수 있음을 믿어 의심치 않는다.

이 에세이는 '원로 선생님들' 대 '샤랏 선생님'의 대립을 논하려는 것이 아니다. 사실 나는 원로 선생님 중 한 분인 롤프 선생님께 네 번째 시리즈를 끝까지 배웠으며, 이 경험을 평생 마음에 간직할 것이다. 올해 처음 샤랏 선생님과 함께 수련하러 갔을 때, 나는 그의 삶, 수련, 가르침의 모든 영역에서 보여지는 높은 수준의 통합성과 진실성에 자연스러운 경외심과 존경심으로 가득 찼다. 그는 나에게 깊은 인상을 남겼다. 내 눈에 그는 진정한 장인이며, 요가적인 삶과 아쉬탕가 요가 수련의 모든 요소들을 통합하고 정제한 인물로 보인다.

이 에세이는 내가 샤랏 선생님으로부터 배운 것을, 주로 마이솔 방식에 대해 스스로 탐구하고 관찰한 내용들을 다룬 것이다.

## ✎ 아헹가 요가와 아쉬탕가 요가에 대하여

2000년에 처음으로 락슈미푸람에 있는 파타비 조이스 선생님의 샬라를 방문했을 때, 선생님께서 수업의 일부를 관찰할 수 있도록 허락해 주셨다. 그날의 마이솔 수업이 거의 끝나갈 무렵이었고, 주로 초보자들이 수련 중이었다. 당시 나는 아쉬탕가 요가를 한 번도 시도해 본 적이 없었고, 아헹가 요가 선생님들로부터 아사나는 어떠해야 하거나 어떠해야 하지 않다에 관한 엄격한 관념들을 물려받은 상태였다.

요가 교사들과 수련생들은 일반적으로 자기 수련 방식을 매우 엄격하게 고수한다. 그중에서도 어떤 이들은 자신들의 이해와 맞지 않는 것은 그 어떤 것도, 아무리 좋은 것이라 해도 완전히 쓸모없거나 최악의 경우 수련자에게 해로울 수 있다고 여기는 경향이 있다. 그 당시 나도 그런 시선으로 파타비 조이스와 샤랏 선생님이 초보자들에게 마이솔 방식으로 가르치는 모습을 지켜보고 있었다. 내가 수업을 참관하면서 가장 걱정스러웠던 점은 수련생들의 수련이 매우 엉성해 보였던 것과, 아사나 정렬이 매우 건강하지 않아 보였다는 점이었다.

지금도 나는 아사나와 빈야사 수련에서 바른 정렬을 매우 중요하게 여긴다. 하지만 정렬이란 무엇인지, 어떻게 가르쳐야 하는지, 그리고 정렬의 본질적인 특징이 무엇인지에 대한 나의 생각은 크게 변했다. 정렬에 대한 개념은 각 개인에게 어떻게 적용되고, 어떻게 표현될지에 따라 상당히 달라질 것이다. 우리 각자는 완전히 다른 신체적, 심리적 특성을 가지고 있기 때문이다. 올바른 정렬이 무엇인지는 각 개인마다 다를 수밖에 없다.

### ✎ 롤프 선생님, 샤랏 선생님과 함께 했던 경험에 대하여

나는 샤랏 선생님이 내가 롤프 선생님과 함께 수련하며 쌓아온 경험 수준을 파악했으리라 확신한다. 이것이 그가 나에게 조금 더 엄격하게 대했던 이유일 것이다. 샤랏 선생님께서는 내가 이전 선생님들과 나 자신이 간과했을 수 있는 작은 빈틈들을 스스로 충분히 메울 수 있을 것이라 믿으셨기 때문이다. 이런 점에서, 내 두 번의 마이솔 방문에서 샤랏 선생님께서 나를 대하셨던 방식은 일종의 칭찬이자 내 수련 수준을 인정해주신 것으로 나는 여기고 있다.

이 에세이에서 나는 샤랏 선생님께서 처음 수련을 시작하는 모든 이들을 기본부터 다시 시작하게 하는 방식이 왜 좋은지 더 자세히 설명한다. 지난 30~40년 동안 수련을 가르치는 방식은 크게 변화했다. 샤랏 선생님은 사람들이 수련을 통해 가장 큰 효과를 얻을 수 있는 방식에 대한 자신의 이해를 발전시켜왔으며, 그의 가르침에서 드러나는 기준은 이러한 이해를 반영하고 있다. 이는 이삼십 년 전에 파타비 조이스로부터 배웠던 선생님들이 가르치던 방식과는 매우 다르다. 솔직히 말하면, 나는 원로 선생님들에게 배운 수련자들 중 많은 이들이 충분히 견고한 수련을 가지고 있지 않다고 느낀다. 그들은 어려운 부분들을 대충 넘어가도록 허용받았고, 이러한 약점들이 내게는 매우 두드러지게 보인다. 이에 반해, 내가 알고 있는 샤랏 선생님에게 배운 수련자들은 상당히 견고한 수련을 가지고 있으며, 약점이나 빈틈이 비교적 적다. 샤랏 선생님은 수련자들에게 자신의 약점에서 멈추어 직면하고, 때로는 몇 년에 걸쳐 그 부분을 작업하도록 요구하기 때문이다.

이러한 과정 전체는 겸손을 배우는 훌륭한 연습이기도 하다. 겸손은 진보한 수련자들조차도 항상 더 깊이 배워야 할 덕목이다.

아쉬탕가 요가,
지혜로운 몸,
그 변화의 원리

# 깊이를 더하는 생각들
# 진정성 있는 요가 수련

— 2015년 4월 —

진정성 있는 요가 수련은 관계를 탐구하는 여정이다. 요가를 단순한 즐길 거리가 아닌 수행(sadhana)으로 실천하는 사람은 자신을 지도해 주는 이와 관계를 맺고, 수련 방법이나 전통과 관계를 맺으며, 무엇보다 자기 자신과 관계를 맺는다.

궁극적으로 요가의 진정한 작업은 이러한 관계를 심화하고 강화하는 데 있다. 스승과의 견고하고 안정된 관계, 그리고 수련 전통과의 관계는 건강하고 변화를 가져오는 요가 수련에 필수적이다. 이러한 관계들은 수행자가 자기 자신과의 관계를 더욱 깊게 하는 데 필요한 토대와 지지대 역할을 한다. 수련의 깊이가 더해진다는 것은 언제나 관계의 깊이가 더해진다는 것을 의미한다.

우리가 요가 수련의 깊이를 더할 방법을 찾을 때, 이 점을 염두에 두는 것이 유용하다.

오늘날 시장에는 수많은 요가 경험들이 판매되고 있으며, 그중 상당수는 매우 잘 포장되어 있다. 이러한 경험들에는 다음 중 일부 또는 전부가 포함될 수 있다. 유명하고 카리스마 있는 요가 교사들(혹은 여러 명의 유명한 교사들 그룹), 자격증('지도자'라는 타이틀을 부여하기도 함), 새로운 자세나 혁신적인 기술, 지식, 정보, 요령 등에 대한 노출, 천국을 경험하는 듯한 연출, 그리고 어쩌면 준(準)영적인 엔터테인먼트 형식의 보조 활동들.

이러한 유형의 요가 휴양과 행사는 흥미롭고 자극적으로 보일 수 있다. 하지만 경험해보기를 고려할 때, 스스로에게 다음 질문을 해보는 것이 중요하다고 생각한다. 그것이 정말로 나의 수련에 깊이를 더할 것인지(정말로 나의 스승, 전통, 그리고 자기 자신과의 관계를 강화할 것인지), 아니면 단순히 또 하나의 영적으로 꾸민 연출일 뿐인지, 또는 점점 약화되는 우리의 주의력을 차지하려는 상품들 사이에서의 또 다른 산만함에 불과한 것인지를 말이다.

깊이는 축적을 통해 얻어진다는 생각은 서구에서 흔히 볼 수 있는 사고방식이다. 더 많이 축적할수록 더 많은 것을 소유하게 되고, 더 많은 것을 제공할 수 있다는 논리다.

일반적인 수준의 서양 요가 스튜디오(그리고 이를 모방한 동양의 스튜디오)의 웹사이트를 살펴봐도 이러한 사고방식을 확인할 수 있다. 인기 있는 스튜디오는 보통 다양한 스타일이나 형태의 요가 수업을 제공한다. 누구에게나 맞는 무언가가 준비되어 있고, 등록을 고려하는 회원은 자신의 기분에 따라 적합한 수업을 선택할 수 있다: 뜨겁거나 차갑거나, 빠르거나 느리거나, 부드럽거나 강렬하거나 등등. 강사진 목록을 보면 대개 많은 수의 강사가 나열되어 있다. 강사들의 약력을 보면 자신이 '수련했던' 여러 요가 스타일 목록과 '사사받은' 저명한 교사들의 이름이 긴 목록으로 포함되어 있는 경우가 많다. 심지어 한 달 동안 여러 스타일의 요가를 다양한 강사진으로부터 '훈련받고,' 그 후 자신이 가르치고자 하는 특정 스타일을 선택하도록 하는 지도자 교육 과정도 존재한다.

반면, 한 가지 전통이나 요가 체계에 대해 철저하고 체계적으로 가르치는 요가원은 점점 찾아보기 어려워지고 있다. 더 나아가 "나는 어느 스승 밑에서 20년 동안 수련하며 요가를 깊이 탐구했기에 요가를 가르칩니다"와 같은 내용을 포함한 강사의 약력은 더욱 보기 드물다.

모든 장기적인 관계에서 건강함을 유지하려면 지속적으로 조정하고 재정비하는 작업이 수반되어야 한다. 이는 스승과의 관계나 수련 전통과의 관계에서도 마찬가지다. 의지와 자각을 가지고 이러한 헌신과 지속적인 조정, 재정비를 실행한다면 이는 건강한 자기 발전을 위한 강력한 자극이 될 수 있다. 궁극적으로, 이는 자기 자신과의 관계를 더 깊이 발전시키고, 더 건강하고 기능적인 인간으로 성장할 수 있는 안정적인 기반을 제공한다.

관계란 본질적으로 두 개체 간의 상호작용이나 교환을 포함한다. 우리가 스스로와 관계를 맺고, 요가 수련을 통해 그 관계를 심화하고자 한다면, 이는 우리 자신 안에 서로 소통해야 할 두 가지 측면이 존재한다는 것을 암시한다.

캐나다 작가 매튜 렘스키(Matthew Remski)는 최근 명상의 개념을 정의해 보려는 글을 썼다. 그 정의 중 일부는 다음과 같다:

　"명상은 '느끼는 자아(Feeling-Self)'와 '의식적인 자아(Conscious-Self)'
　사이의 수많은 내적 대화를 점진적으로 개선해 나가는 과정으로 볼 수 있다."

나는 이 정의가 우리가 요가 수련을 통해 스스로와의 소통을 어떻게 심화할 수 있는지를 이해하는 데 매우 유용하다고 느꼈다.

현대 인간 사회는 우리의 의식적 사고가 거의 전적으로 아이디어, 개념, 창조된 세계 속에서만 존재할 수 있는 가능성을 열어 놓았다. 우리는 원하지 않을 경우, 별로 느낄 필요 없이 살 수 있다. 하지만 의식적인 마음이 만들어낸 개념적 세계는 감각적인 신체가 가지는 본능적인 현명함과는 거의, 혹은 전혀 맞지 않는 경우가 많다. 우리는 마음이 만든 이 개념적 우주를 끌고 다니며, 감각적 신체의 목소리를 듣지 않도록 스스로를 훈련시켜 왔다.

감각적인 신체가 너무도 큰 쾌락이나 극심한 고통 속에서 비명을 질러 더 이상 무시할 수 없게 될 때에야 비로소 우리는 그 목소리를 듣기 시작한다. 그러나 이러한 상황에서도 그 듣기는 의식적 마음과 감각적 신체 사이의 건강한 대화를 의미하는 경우가 드물다. 대부분 이런 경우 우리는 감각적 신체의 욕구를 만족시키거나 고통의 외침을 없애기 위해 가능한 가장 쉽고 빠른 해결책을 취하려고 한다. 그렇게 해서 감각적 신체가 다시 어둠 속으로 물러나면, 우리는 다시 아이디어와 개념으로 꾸며진 인위적인 정신적 세계로 돌아간다.

지난 15~20년 동안 나의 다양한 수련은 진화하고 서로 얽히며 하나의 과정으로 통합되었다. 그것은 바로 의식적인 마음과 감각적 신체 사이의 소통을 개선하고 관계를 깊게 하는 과정이다. 다시 말해, 나의 수련은 나 자신과의 관계를 심화하는 도구이다.

내가 매일 실천하는 공식적인 수련들-위빠사나 명상, 아쉬탕가 요가, 호흡수련, 불교의 5계(五戒)나 빠딴잘리의 야마(yama)와 니야마(niyama)(세상과의 관계 속에서 윤리를 탐구하는 실천), 식습관 점검 등-은 모두 이 핵심 주제를 탐구하고 다듬기 위한 다양한 렌즈들이다. 이 중 하나만으로는 내 경험 전체, 곧 내 감각적 신체의 전 영역을 아우를 수 없기에, 각각이 모두 나에게 꼭 필요한 수련들이다.

과학이 물리학, 생물학, 화학, 심리학 등으로 나뉘어 객관적 현실의 전체 영역을 탐구하듯이, 좌선 명상, 아사나, 프라나야마, 윤리, 식습관 등의 다양한 영적 수련도 감각적 신체라는 내적, 주관적 현실의 전체 영역을 다루기 위해 존재한다.

불교의 가르침에 대한 일부 해석에 따르면, 무의식적인 마음은 끊임없이 '느끼는 몸'의 감각과 접촉하고 있다고 한다. 뿐만 아니라 무의식은 이 감각들에 대해 끊임없이 탐욕이나 혐오라는 반응을 만들어낸다. 우리는 이런 감각에 대한 반응 과정이 계속해서 일어나고 있다는 사실을 거의 인식하지 못하지만, 그 장기적인 영향은 우리의 마음 깊숙이 자리잡는다. 이 반응들은 우리의 정신적 복합성, 습관적 패턴, 성향, 그리고 대부분의 사람들이 어느 정도는 인식하고 있으며 '극복해야 한다'고 여기는 삶의 일반적인 문제들의 토대가 된다. 붓다는 이것을 팔리어로는 '상카라(sankhara: 업식[業識])'라 불렀고, 파탄잘리는 산스크리트어로 '삼스카라(samskara)'라고 불렀다. 두 스승 모두 이것이 내면의 고통은 물론, 세상과의 관계 속에서 외적으로 드러나는 모든 고통의 근원이라고 말했다.

이러한 반응적 습관 패턴을 다루는 첫 번째 단계는 그것들을 의식적으로 알아차리는 것이다. 이를 위한 가장 효과적인 방법은 그것들이 생성되는 근원, 즉 마음과 감각적 신체의 상호작용으로 곧장 가보는 것이다. 붓다의 위빠사나 수련의 핵심은 감각적 신체를 가능한 한 지속적으로 인식하되, 이에 대해 아무런 반응도 일으키지 않는 것이다.

염처경(念處經)에서 붓다는 이렇게 말씀하셨다. 만약 우리가 감각적 신체의 느낌을 지속적으로 알아차리며, 그 느낌에 대해 탐욕이나 혐오의 반응을 일으키지 않고, 한 순간도 그 알아차림을 놓치지 않고 이어갈 수 있다면, 7일에서 7년 사이에 모든 업식(業識)으로부터 완전히 해방될 수 있다고 하셨다. 또, 그 기간이 7일이 될지 7년이 될지는 각 개인의 축적 정도와 근기에 따라 다르다고 하셨다.

해방에 이르는 일이 꽤 간단하게 들릴 수도 있다. 7일에서 7년 사이 동안 딱 한 가지 일만 하면 된다고 하니 말이다. 하지만, 감각적 신체를 객관적으로 관찰하는 것은 결코 쉬운 일이 아니다. 사실, 이는 엄청나게 어려운 작업이다.

이 경험 속으로 더 깊이 파고드는 진정성 있는 수련도 쉽지 않다. 내면에서 일어나고 있는 일을 직면하며 피하거나 외면하지 않는 것은 엄청난 도전이다. 하지만 내 자신의 탐구 과정을 통해 이것이 우리가 가능한 한 일관되고, 통합적이며, 기능적이고, 의미 있는 존재가 되는 가장 직접적인 길이라고 믿게 되었다. 이는 우리 자신과의 관계를 강화하고 심화하는 유일한 방법이다. 또한, 가장 정직한 소통이기도 하다.

의식적인 마음과 감각적 신체가 서로 더 조화롭게 소통하는 법을 배우게 되면, 우리는 삶의 모든 차원에서 더 건강한 선택을 하기 시작한다. 우리가 무엇을 먹을지, 시간을 어떻게 보낼지에서부터, 주변의 모든 것, 그리고 다른 존재들과의 깊은 상호작용에 이르기까지 더 나은 선택을 하게 된다.

나는 지난 15년 동안 꾸준하고 일관된 수련을 통해 이러한 혜택이 내 안에서 자라나는 것을 관찰해 왔다. 이것이 샤랏 선생님이 종종 강연에서 언급하는 '당신 안에서 요가가 일어나는 것'이라는 개념에 대한 나의 이해다. 물론 이러한 혜택을 붓다의 정의에 따른 완전한 해방 상태로 확대 해석할 수 있을지에 대해서는 의구심과 주저함이 있다. 하지만, 혜택이 존재하며 장기적인 수련을 통해 계속해서 발전한다는 점에 대해서는 확신이 있다.

상업주의에서 요가와 명상 수련은 종종 '환희', '평화', '행복' 등을 가져다준다고 선전된다. 장기적인 결과로써 더 깊은 만족감, 일관성, 그리고 기능적인 삶이 수반되어야 한다는 점에는 의심의 여지가 없다. 실제로 수련 중에 짧은 기간 동안이지만 환희와 도취감, 등을 느낄 수도 있다.

하지만 진정성 있는 방식으로 수련하는 사람들, 즉 수련을 감각적 신체와의 의식적 소통을 심화시키는 도구로 삼는 사람들은, 곧바로 불쾌한 경험, 감정과 맞닥뜨리게 된다. 사실, 이러한 감정은 수련 과정에서 오랫동안 지배적인 경험이 될 수도 있다.

우리의 모든 부정적이고 불쾌한 업식은 감각적 신체를 통해 의식적인 마음의 수면 위로 드러나야 한다. 우리는 그것들을 발견하고, 마주보고, 그 대면이 편안한 상태가 되는 법을 배워야 한다. 그때에야 비로소 그 양식들은 약해지고 소멸하기 시작할 것이다.

좋은 소식은, 이를 달성하기 위해 필요한 것은 우리 자신이 꾸준히 알아차리려고 노력하는 것뿐이다. 여기에는 신들의 보호나 도움, 만트라, 축복, 향, 기도 같은 것이 필요하지 않다. 샥티팟(shaktipat: 에너지의 전수), 신체 작업을 하는 치료사, 엑소시스트도 필요 없다. 모든 것이 우리 스스로의 손이 닿는 곳에 있다. 우리가 해야 할 일은 오직 우리의 업식을 온전히 알고 느낄 준비가 되어 있는 것이다. 이를 위해 진정성 있는 수련을 한다면 변화는 자연스럽게 일어나기에, 의식적인 마음을 억지로 조작할 필요가 없다.

의식적인 마음과 감각적으로 느끼는 신체 사이에 서로 반응하지 않는 유대가 형성되면, 내면의 재조정은 저절로 일어난다. 거의 대부분의 사람들에게는, 이 과정을 안정적으로 이어가기 위해 한 가지 전통, 한 명의 스승과 맺는 지속적인 관계가 큰 도움이 된다.

이 과정은 단순하지만, 동시에 매우 어렵기도 하다. 인간은 본능적으로 쾌락을 추구하고 고통을 피하려고 설계되어 있다. 따라서 감각적 신체에서 발생할 수 있는 불쾌한 경험과 의식적으로 접촉하게 되는 수련에 참여한다면, 본능적으로 도망치고자 하는 충동을 느끼게 된다. 이를 극복하려면 과정에 대한 이해, 결단력, 집중력, 그리고 신뢰가 필요하다. 우리는 이 작업을 균형 잡힌 방식으로 수행해야 하며, 삶에 통합하고 소화할 수 있는 만큼으로 조절할 수 있어야 한다. 이런 깊은 내적 작업을 기꺼이 하려는 사람은 많지 않다. 그렇기 때문에 한 가지의 특정한 수련을 스승과 함께 20년이나 해낸다는 것은 여전히 드문 일이 될 수밖에 없다.

사람들이 진정성 있게 수련을 하다가 내면의 더 깊은 층과 마주하기 시작하면, 다음 세 가지 중 하나의 경향을 보이는 경우가 많다:

### 1. 수련 중단 - 포기하고 자신의 업식을 외면하는 경우

이는 가장 흔히 일어나는 일이다. 수련을 중단한다는 것은 말 그대로 수련을 그만두는 것을 의미할 수 있다. 아쉬탕가 요가(또는 다른 어떤 수련이든)를 멈추고, 다른 형태의 요가나 수련법으로 옮겨가는 경우다.

하지만 이는 더 미묘한 방식으로도 나타날 수 있다. 예를 들어, 교사가 특정 자세에서 수련생을 멈추게 할 때가 있다. 그 자세가 아직 완전히 익혀지지 않았고, 더 깊은 작업이 필요하다고 판단했기 때문이다. 이 자세는 감각적 신체에서 불쾌한 감정을 일으키며 마음이 이에 반응하게 된다. 그러자 학생은 이 교사에게 더 이상 배울 필요가 없다고 결론짓고 더 적게 요구하거나, 자세를 피하거나, 수정하거나, 심지어 생략하게 해주는 다른 교사를 찾아 떠난다. 이 학생은 아쉬탕가 요가를 완전히 그만둔 것은 아니지만, 수련에서 가장 중요한 변화의 시기를 피해간 셈이다.

또 어떤 수련생들은 자신의 몸을 느끼는 작업 없이 그저 수련을 억지로 밀어붙이는 경우도 있다. 수련을 통해 감각적 신체에 대한 민감도를 심화시키기보다는, 마치 '버텨내기 위해' 자신을 마비시키는 방식을 택하는 것이다. TV를 켜거나, 음악을 틀거나, 대화를 나누는 등의 행동이 이에 해당한다. 이는 수련을 통해 자기 자신과 내면적으로 마주하는 진정한 작업을 외면하는 방식이다.

겉으로는 신체적으로 수련을 하는 듯 보일 수 있지만, 실질적으로 진정한 수련을 하고 있는 것은 아니다.

## 2. 수련을 이용해 오히려 업식을 키우고 어렵게 만드는 경우

이 역시 흔히 일어나는 일이다. 자신을 비하하거나 스스로를 학대하는 경향을 가진 사람들은 아쉬탕가 요가 수련에서 이러한 상카라를 더욱 깊게 만드는 비옥한 토양을 발견할 수 있다.

완벽한 체형과 우아한 수련을 지향하는 '정석적인 아쉬탕가 요가 수련인'이 곧 수련생이 의식적으로 구현하려 애쓰는 이상적인 이미지가 된다. 수련하는 이는 자신의 감각적 신체가 처한 현실을 부정하며, 이를 자신의 완벽한 이상에 맞추기 위해 억지로 끼워 맞춘다.

페이스북의 요가 자세 셀카 시대와 요가 잡지 표지 사진들 역시 이러한 불행한 현상을 부추긴다. 그 결과, 섭식 장애가 생기거나 악화되고, 무릎과 허리를 과도하게 혹사하게 되어 결국 심각한 부상으로 이어진다. 이와 동시에 의식적인 마음과 감각적인 신체 사이의 간극은 점점 더 벌어진다.

또한 자기 과시적이고 자기 중심적인 경향을 지닌 사람들도 역시 자신의 업식을 키워내는 비옥한 토양을 찾는다. 수련을 통해 얻은 힘과 에너지가, 더 교묘하게 조작하고 통제하려는 방향으로 흘러가게 된다. 이런 유형의 사람들이 스승이 되어 학생들에게 존경받는 위치에 오르면, 그 결과는 본인뿐만 아니라 그들이 영향을 미친 다른 사람들의 삶에도 참담한 결과를 초래할 수 있다. 학대나 스캔들로 얼룩진 지도자나 스승들의 이야기는 너무나 흔하다. 이런 경로를 밟는 경우 역시 유감스럽게도 드문 일이 아니다.

### 3. 조용히 관찰하며 꾸준히 수련하기

누구나 인내와 객관적인 관찰력을 키울 수 있다. 감각적 신체가 우리에게 전달하는 모든 이야기를 들어보려는 것이다. 최대한 명확히 들으려고 노력하고, 그것이 우리에게 전하는 말을 있는 그대로 받아들인다. 이렇게 섬세하게 감각을 받아들이면서, 우리는 의식적으로 수련을 지속하고, 변화가 자연스럽게 일어나도록 맡긴다.

우리가 수련을 통해 진정으로 무엇을 하고 있는지 명확히 이해하고, 여기에 믿음, 집중, 겸손, 인내를 더하며 훌륭한 스승의 지도와 건강한 전통의 지원을 받는다. 이러한 방식은 수련을 통해 드러나는 업식들을 점진적으로 다뤄나갈 수 있게 해준다.

이 과정은 쉽지 않다. 변화와 적응에 대한 진정한 의지가 필요하다. 겸손이 필요하고, 무엇보다 전통, 스승, 그리고 자신의 감각적 신체에 대한 항복과 신뢰가 요구된다. 이 길을 따르는 사람들은 매우 안정되고, 균형 잡히며, 실용적이고, 자비로운 수련인이자 지도자가 된다. 그들의 삶은 자신이 하는 일로 인해 뚜렷하게 향상된다.

누구도 완벽하지 않다. 아무리 좋은 의도를 가지고 있어도, 우리는 때때로 1번이나 2번 범주에 빠지곤 한다. 그래서 건강한 수련 공동체의 지지와 피드백, 올곧은 지도 선생님, 그리고 깊은 자기 성찰이 꼭 필요하다. 이러한 기반과 의지를 가지고 꾸준히 나아간다면, 우리는 진정성 있는 수련을 이어갈 수 있으며, 수련은 우리의 삶이 최선의 방향으로 성장해 나가는 데 든든한 버팀목이 되어 줄 것이다.

아쉬탕가 요가,
지혜로운 몸,
그 변화의 원리

# 알아차림과 알아차려짐

자연과의 상호 관계

─ 2015년 10월 ─

내가 곰 서식지에서 하이킹 등으로 시간을 보내온 것을 생각하면, 곰과의 접촉이나 만남을 거의 완전히 피할 수 있었던 건 정말 운이 좋았다고 생각한다. 하이킹 중 곰을 본 적은 단 한 번뿐인데, 그마저도 곰이 나를 무시하고 자기 길을 가는 짧은 순간의 만남이었다. 대부분의 인간과 곰의 만남이 이런 식으로 지나가곤 한다.

나는 곰 서식지에서 혼자 당일치기 하이킹을 자주 했지만, 야영을 포함한 오지 트레킹은 대부분 다른 사람과 함께했다.

며칠 전, 온타리오의 알곤퀸 공원에서 5일간의 오지 트레킹을 떠났다. 십대 때 처음 오지 트레킹을 경험했던 곳이자, 여전히 내가 자연 속에 흠뻑 빠질 수 있는 가장 좋아하는 장소다. 내 인생에서 세 번째로 순전히 혼자 하는 오지 트레킹이었다. 이 지역을 어림잡아 15번 정도 다녔었는데, 마지막으로 방문한 건 2003년이었다.

이 지역의 10월 초는 하이킹을 하기 딱 좋은 시기다. 가을의 단풍은 절정에 달해 눈부시고, 날씨는 상쾌하며 오후에는 땀이 날 만큼 따뜻하다. 대체로 건조한 편이고, 밤 기온이 낮아지면서 이전 몇 주간의 진드기나 모기 같은 성가

신 곤충들도 없다.

나는 토론토 외곽에 있는 가족 집에서 3시간 정도 운전해, 오후 1시 30분경 웨스턴 업랜즈 트레일의 입구에 도착했다. 첫날 밤을 보내기로 한 호수까지는 약 12 km 거리로, 이 시기의 제한된 일조량을 고려하면 더 일찍 도착했어야 했다. 하지만 빠르게 걷는다면 충분히 도착할 수 있는 시간이었기에 바로 출발했다.

나는 배낭을 마지막으로 정리했다. 여느 때처럼 너무 무거워 편하게 느껴지지 않았다. 단체 하이킹이라면 텐트, 스토브, 연료, 조리 도구, 물 필터 등 공유 물품들을 그룹원들끼리 나눠서 챙길 수 있다. 하지만 솔로 하이킹에서는 모든 물품이 한 사람의 등에 얹힌다. 여기에 더해 추운 날씨용 침낭, 여벌 옷, 매트리스 패드, 5일치 식량, 그리고 야생에서 일주일 동안 생존하며 어느 정도의 편안함을 유지하기 위한 자잘한 물품들이 전부 포함되었다.

따뜻하고 화창한 오후, 나는 색깔과 냄새가 가득한 경이로운 자연 속으로 발을 들였다. 그러자마자 모든 감각이 깨어나고 내 신경계와 내면의 존재가 하나로 정렬되는 느낌이 들었다. 나는 행복했고, 평온했으며, 모든 면에서 조화를 이루고 있다는 감각을 느꼈다. 우리는 인간 간의 관계나 인간이 만든 기기와의 연결을 지나치게 중요하게 여기는 경향이 있다. 하지만 우리의 감각과 신경계는 오랜 세월에 걸쳐 인간이 아닌 존재들과도 관계를 맺도록 진화해 왔다. 많은 사람들이 삶에서 충만함을 느끼지 못하는 것도 무리는 아니다. 오직 인간 중심의 세계에 스스로를 고립시키고, 그 좁은 범위 안에서 관계의 욕구를 채우려 애쓰고 있기 때문이다.

데이비드 에이브럼(David Abram)은 그의 뛰어난 저서 'Becoming Animal' 에서, 몸과 마음의 연결에 대한 대중문화 속 인식이 점점 확산되고 있지만, 대부분의 치료자들이 이 연결 안에서 정작 가장 중요한 무언가를 놓치고 있다고 지적한다. 그는 우리가 진정한 균형과 웰빙을 경험하려면, 인간의 몸-마음뿐 아니라 자연 세계의 몸-마음, 즉 지구 자체의 몸-마음과의 연결 또한 강조되어야 한다고 말한다. 균형 있고 온전한 존재로 살아가기 위해, 우리의 감각은 본래부터 수백만 년에 걸쳐 인간 외의 존재들과 함께 진화해 오며 서로 관계를 맺도록 설계되어 왔다는 것이다. 결국 인간은 자연 세계와 서로 깊이 연결된 존재이며, 그 세계는 곧 우리 자신이고 우리는 그 일부다. 그런데 현대 도시인들처럼 이 본질적 연결을 끊어낸다는 것은, 곧 자기 자신 일부를 잘라내는 것과 다름없다.

자연과의 상호적이고 소통적인 관계를 유지하는 것은 감각과 신경계, 그리고 우리의 더 깊은 내면에 깊은 균형감을 제공한다. 이는 이를 주목할 줄 아는 사람들에게 더욱 그러하다. 내 생각에, 자연과 이러한 지속적인 관계를 맺지 못하는 사람은 진정한 명료함과 조화를 지속적으로 유지하기 어려울 것이다.

나는 전통적인 요가와 명상 관점에서 가장 아쉬운 점 중 하나가, 인간으로 살아가는 데 꼭 필요한 중요한 면을 제대로 다루지 못한다는 데 있다고 느낀다.

과학의 환원주의적 접근이 어떤 현상을 더 잘 이해하려고 그것을 본래 맥락에서 떼어내는 것처럼, 인간의 마음을 이해하려는 방식도 종종 우리를 우리가 맺고 있는 다양한 관계들(곁에 있는 모든 자연과 존재들)로부터 떨어뜨려 놓는다. 그래서인지, 많은 전통은 우리가 지구와 그 안의 수많은 생명들과 맺고 있는 관계들을 일시적이거나 환상적인 것으로 보고, 거기서 벗어나려는 것을 해탈로 여겨왔다. 하지만 내가 요즘 점점 더 깊이 느끼는 영성은 이와는 좀 다르다. 우리와 자연, 즉 인간이 아닌 존재들 사이의 관계는 너무나 오래되고 깊어서, 이 관계들 역시 우리 자신을 이루는 일부로 봐야 한다고 생각한다. 진정으로 나 자신을 알고 싶다면, 우리는 지구의 다른 생명들과 맺는 관계 안에서 깨어 있고, 거기에 마음을 담아 머무를 필요가 있다.

나는 자연 속, 인간이 아닌 존재들과의 다양한 관계 속에 깊이 잠겨 있을 때면, 혼자 있어도 외롭거나 지루하다는 느낌이 들지 않는다. 오히려 마음을 짓누르던 걱정들이 조금씩 가벼워지고, 별일 아닌 것처럼 느껴지곤 한다. 그런 감정은 내가 인간 중심이 아닌 세계로 발을 들여놓는 순간 자연스럽게 따라온다. 그날도 4시간에 걸쳐 매기 호수(Maggie Lake)까지 걷는 내내 정말 즐거웠다. 물론 도착할 무렵엔 무거운 배낭 때문에 기운도 빠지고 정신도 조금 흐려졌지만 말이다.

매기 호수는 규모가 꽤 크다. 호수를 한 바퀴 도는 6 km 길이의 길이 있고, 호숫가를 따라 약 10여개의 지정 캠핑장이 흩어져 있다. 나는 도착해서 두 번째로 마주친 장소를 선택했다. 꽤 넓게 트인 공간이 있었고, 텐트를 치기에도 좋았으며, 날씨만 허락된다면 아침 요가를 하기에도 딱 좋은 부드러운 솔잎 바닥이 펼쳐져 있었다. 괜찮은 화덕이 있었고, 그 주변을 통나무들이 둘러싸고 있었다. 친절한 누군가가 잘 쌓아놓은 장작 더미도 남겨두고 떠났다. 이 장소는 바위가 많은 호숫가와 맑고 투명한 물가에서 불과 몇 걸음 떨어진 곳에 있었다.

숲 속을 걸어 들어오는 동안 다른 여행객은 전혀 보지 못했다. 야생 지역의 고요함 속에서, 호수 위로 소리는 아주 멀리까지 잘 퍼진다. 그런데 어떤 사람의 말소리나 발자국 소리조차 들리지 않았기에, 오늘 밤은 이 호수에서 완전히 혼자 지내게 될 것 같다는 예감이 들었다.

그때가 오후 5시 반쯤이었고, 해는 이미 호수 건너 서쪽 지평선 쪽으로 기울고 있었다. 대략 60~90분 정도의 남은 햇빛이 있을 거라고 가늠했다. 아름답고도 매력적인 이 캠핑장과 호숫가도 곧 완전히 어둠에 잠길 것이다. 도시에서 겪는 어둠보다 훨씬 더 짙고 밀도 있는 어둠이 찾아올 테니까. 해가 지기 전까지 해야 할 일이 많았고, 슬슬 마음이 조급해지기 시작했다.

어둡고 추운 밤을 안전하게 보내려면, 우선 텐트를 치고 배낭 속 물건들을 각각의 자리에 꺼내 정리해야 했다. 남겨져 있던 장작만으론 오래 못 버틸 것 같아서, 새로 장작을 찾아서 잘라야 했고, 버너와 조리 도구를 세팅하고, 물을 길어오고, 음식을 요리하고, 식사하고, 설거지하고, 마실 물을 정수하고, 남은 음식들을 다시 정리해 동물로부터 보호하기 위해 나무에 걸어야 했다. 짧은 시간 안에 해야 할 일이 꽤 많았기에, 정신을 집중하고 빠르게 움직이기 시작했다.

결국 나는 해야 할 모든 일을 마쳤고, 마지막으로 남은 희미한 햇빛을 붙잡으며, 아까 밝을 때 미리 찾아둔 튼튼하고 높은 나뭇가지를 이용해 음식 주머니를 줄에 묶어 걸어놓았다.

음식 주머니를 매달아 둔 위치에 완전히 만족하지는 못했다. 완벽한 위치를 찾는 것은 종종 어려운 일이다. 곰이 땅에서 닿을 수 없을 만큼 충분히 높아야 하고, 나무 줄기에서 충분히 떨어져 있어 나무를 타고 올라간 곰이 몸을 뻗어 잡을 수 없도록 해야 한다. 게다가, 음식을 담은 주머니를 지탱할 만큼 가지가 튼튼해야 한다. 내가 선택한 가지는 조금 낮았고 줄기와도 약간 가까웠다. 그래도 그 정도면 괜찮을 거라 생각했다. 지금껏 밤에 나무에 매달아 둔 음식을 동물이 가져간 적은 한 번도 없었고, 과거에도 이와 비슷한 수준의 가지를 이용한 적이 많았다.

준비를 마치고 나니 마침내 조금은 긴장을 풀고 호수의 어둠과 고요함을 즐길 수 있었다. 잠시 동안 불가에 앉아 있다가 호수로 걸어가 서쪽 지평선에서 마지막으로 희미해져 가는 일몰의 빛이 사라지는 것을 지켜보았다. 호숫가에 다른 불빛은 보이지 않았다. 깜빡이는 모닥불조차 없었다. 나는 정말로 혼자였다. 아마도 반경 10 km 안에 나 말고는 사람이 없었을 것이다. 하늘은 맑았고 점점 놀라운 별빛의 장막이 모습을 드러냈다.

불가에서 조금 더 시간을 보내며 무거운 배낭을 메고 12 km 이상을 걸은 긴 긴장감과 도착 후 서둘러 모든 준비를 마쳤던 스트레스가 내 몸에 남긴 약간의 불편함을 느꼈다. 천천히 긴장이 풀리면서 책을 읽어보려 했지만, 너무 졸려서 글자에 집중할 수 없었다. 대신 조용히 명상에 잠겼고, 충분히 휴식한 기분이 들자 이제는 침낭에 들어가야 할 때라고 느꼈다. 완전히 어두워진 밤하늘 아래 마지막으로 호수와 열린 하늘을 보기 위해 걸어 나갔다.

별빛으로 가득한 하늘은 그야말로 경이로웠다. 눈을 어디에 고정해야 할지 알 수 없었다. 그것은 마치 착시처럼, 더 많이 응시할수록 더 많은 별이 나타났다가 춤을 추며 깜빡이고 사라지는 듯했다. 하늘은 무한히 많은 빛의 점들로 가득 찼다. 각기 다른 밝기로 반짝이며 움직이는 것처럼 보였다. 시선을 풀고 잘 보이는 별자리들에 집중하면 확실히 두드러져 보였다. 그러나 더 자세히 보려고 하면, 하늘은 별자리 뒤로 점점 더 많은 불분명한 빛의 점들로 채워지는 것 같았다. 배경은 점점 더 복잡해지고 있었다. 이런 하늘을 올려다보는 건 참으로 오랜만이었다.

불가로 돌아가 밤을 나기 위한 마지막 정리를 마쳤다. 나무를 자르려고 가져온 작은 마체테가 있었는데, 원래는 스토브랑 정수기를 담은 플라스틱 가방 아래, 오래된 그루터기 위에 두려 했다. 하지만 다시 생각이 바뀌어, 그걸 텐트 안으로 가지고 들어왔다. 만약을 대비해서…

곰에게 심각한 부상을 입거나 목숨을 잃은 사람들의 사례는 여러 문서에서 잘 기록되어 있지만, 그럴 확률은 매우 낮다. 실제로, 야생에서 곰에 의해 다치거나 목숨을 잃을 확률보다 도로에서 교통사고로 인해 그런 일을 당할 확률이 훨씬 더 높다. 그렇다 하더라도 교통사고를 방지하기 위해 주의를 기울이고, 사고 발생 시 대비책으로 안전벨트를 착용하는 것처럼, 야생에서도 곰과의 조우를 막기 위해 기본적인 예방 조치를 취한다. 예컨대, 해가 진 후 음식은 반드시 나무에 걸어 두고, 만에 하나 곰을 만났을 경우를 대비해 무기 같은 보호 수단도 생각해 보는 것이다.

무리와 함께 캠핑할 때는 이러한 예방 조치를 취하는 것 외에는 곰에 대해 크게 신경 쓰지 않는다. 하지만 혼자 캠핑할 때는 상황이 다르다. 혼자 있을 때는 생각과 두려움이 걷잡을 수 없이 커진다. 이전의 솔로 캠핑에서도 텐트에 들어가 밤에 조용히 누워 있으면 두려움이 밀려오곤 했다. '만약에…'라는 생각이 떠오르고, 곰이 밤에 내 캠핑장에 나타나 혹시 나를 먹잇감으로 여길 가능성을 상상하곤 했다. 그 상황에서 내가 무엇을 할 수 있을지, 혹은 해야 할지를 떠올려 보았지만, 대개 할 수 있는 일은 거의 없었다.

그로 인해 느껴지는 무력감과 취약함은 더 큰 공포 반응을 유발했고, 그러다 보면 두려움은 점점 증폭되었다. 결국, 의식적으로 다양한 기술을 동원해 이러한 과정을 멈추려 애썼다. 그래도 혼자 야생에서 밤을 보내며 완전히 편안하게 잠든 적은 한 번도 없었다. 표면적으로는 공포를 통제하고 있었더라도 두려움은 항상 내면 깊은 곳에 존재했다. 야생에서 홀로 하이킹하고 캠핑하는 과정에서 이러한 두려움에 마주하는 것은 필연적인 부분이었다.

나는 등반가 라인홀트 메스너를 매우 흥미로운 인물로 여기며, 위대한 요기라고 생각한다. 그가 이룬 수많은 경이로운 등반 기록 중 몇몇은 홀로 이루어진 것이다. 그는 인터뷰에서 가장 위험했던 몇몇 등반을 혼자 수행한 이유는 바로 자신의 두려움과 마주하기 위해서였다고 자주 말했다. 밤에 산에서 홀로 있는 것은 그에게 거의 참을 수 없는 공포였다고 한다. 그 공포와 마주하는 과정은 자신을 더 깊이 이해하기 위한 하나의 방식이었다. 그가 한 또 다른 매우 진실한 말은 위험한 상황에서 다른 사람과 함께 있으면 두려움이 훨씬 덜하다는 것이다. 왜냐하면 그 두려움을 상대와 나눌 수 있기 때문이다. 그러나 같은 상황에서 혼자 있다면, 두려움은 훨씬 더 커진다. 왜냐하면 그 모든 경험을 온전히 자신 안에서만 느끼고 처리해야 하기 때문이다.

나는 이번 밤이 이전과는 다르다는 것을 깨닫고 기뻤다. 아마도 너무 피곤해서 곰을 마주하는 상황을 상상할 힘마저 없었을지도 모른다. 익숙한 두려운 생각들이 떠오르는 것을 느꼈지만, 이번에는 그 생각들을 쉽게 흘려보낼 수 있었고, 따뜻하고 아늑한 겨울 침낭 속에서 편안하게 잠이 들었다. 그때가 밤 9시쯤이었다.

밤 12시 30분, 나는 갑자기 깨어났다. 내 생애 몇 번의 경험 중, 실제로 매우 위험한 상황에서 깨어난 적이 있었는데, 이번도 그와 비슷했다. 깨어나는 순간, 나는 즉각적으로 매우 경계심을 가졌다. 내가 느꼈던 것을 설명하자면, 내 몸이 텐트 안에서 누워 있는 방향과 대각선으로 교차하는 에너지의 흐름을 인지했다는 것이다. 그 에너지의 흐름은 내 머리에서 약 5미터 떨어진 지점에서 가장 가까웠고, 바로 내 음식이 걸려 있던 나무 쪽으로 이어져 있었다. 그곳은 내 텐트에서 약 15~20미터 정도 떨어진 거리였다.

나는 즉시 자리에서 일어나 귀를 기울였다. 아니나 다를까, 큰 소리가 들렸다. 쿵쿵거리는 소리와 함께 나뭇가지가 부러지는 소리가 났다. 나는 무언가 내 음식 근처에 있다는 것을 깨달았다. 두려움은 없었고, 대신 경계심이 높아진 상태에서 차분하고 명료한 의식이 들었다. 소리는 여러 가지가 섞여 있었다. 묵직한 발소리, 나뭇가지가 부러지는 소리, 그리고 마치 죽은 나무 뿌리를 땅에서 뽑으려고 할 때 나는 독특한 '땅이 찢기는 듯한 소리' 같은 것이었다.

그것이 곰일 가능성에 대해 스스로 부정해보려 애썼다. 혹시 작은 포유류일지도 모른다고 생각했지만, 곧 스스로의 의심을 잠재웠다. 내가 듣고 있는 소리는 매우 큰 포유류만이 낼 수 있는 소리였고, 어느 정도의 섬세한 동작을 할 수 있는 동물이어야 했다. 이는 곰이 아니고서는 낼 수 없는 소리였다.

흥미롭게도 내가 감정적으로 두려움을 느끼지 않는다는 것을 깨달았다. 지적 수준에서는 이것이 매우 위험한 상황임을 분명히 인지하고 있었다. 과거에 상상했던, 그토록 걱정했던 일이 실제로 벌어지고 있다는 사실 말이다. 나는 깊은 밤 광야에서 혼자 있었고, 곰이 내 캠프에 들어와 나를 인식했으며, 나를 전혀 두려워하지 않는다는 사실이 분명했다.

"이게... 진짜로... 벌어지고 있구나."

나는 스스로 상황의 현실성을 인정했지만, 과거 이러한 상황을 상상했을 때 경험하게 되었던 감정적인 공포 반응은 거의 느껴지지 않았다.

내 일부는 마치 감정적으로 반응하는 것이 옳은 일이라는 양 스스로가 그렇게 반응하기를 원했다. 하지만 그 감정들은 마치 멀리 떠다니는 구름 같았다. 그것들은 나를 건드릴 수 없었고, 나도 그것들을 건드릴 수 없었다. 내 존재와 인식의 중심은 단지 침착하고 차분한 초점 상태에 머물렀다. 나는 헤드랜턴을 집어 들어 머리에 썼고(불은 켜지 않았다), 마체테를 꺼내 오른손으로 잡고 조용히 기다렸다.

곰과 마주쳤을 때 따르는 표준 절차는 없다. 공통된 조언들이 있긴 하지만, 그 조언들은 그 곰이 회색곰(그리즐리)인지, 흑곰인지, 그리고 기타 여러 요인에 따라 달라질 수 있다. 이 캐나다 지역에서는 흑곰일 가능성만 있었다. 흑곰은 일반적으로 회색곰보다 인간에게 덜 위험하며 인간을 먹잇감으로 삼을 가능성도 낮다고 여겨진다. 하지만 흑곰은 행동이 더 예측 불가능하며, 인간을 쫓거나 죽이는 사례도 분명히 존재한다.

곰은 대체로 인간을 피하려고 한다. 곰과 마주치는 대부분의 상황은 곰이 갑작스럽게 놀라는 경우에 발생한다. 곰이 근처에 인간이 있다는 것을 인지하면, 대개 자리를 떠난다. 이것이 최상의 시나리오이자 가장 흔한 시나리오다.

다음 시나리오는 곰이 근처에 인간이 있다는 것을 알아차리지만, 자리를 떠나거나 두려움을 보이지 않는 경우다. 혹은 곰이 자발적으로 인간과 접촉을 시도하는 경우다. 이는 상황의 위험도를 상당히 높이며, 바로 내가 당시 처한 상황이었다. 곰은 매우 영리하고 감각이 예민하다. 분명 나를 냄새로 인식했을 것이고, 내가 텐트 안에 있다는 것도 알고 있었을 것이다. 하지만 이 사실은 곰에게 전혀 동요를 일으키지 않는 듯했다.

상황이 더 악화될 가능성은 곰이 나를 먹잇감으로 삼을 가능성을 탐색하기로 결심하는 경우뿐이었다. 그러나 현재까지는 그런 일이 일어날 조짐은 없었다.

흑곰이 사람이나 캠프로 접근할 경우, 일반적으로 첫 번째 대처법은 겁을 주어 쫓아내는 것이라고들 말한다. 큰 소리를 내고, 불빛을 깜빡이거나, 몸을 크게 보이게 움직이는 것이 흔히 추천되는 방법이다. 이런 방법은 낮이거나 주변에 사람이 많을 때 효과적일 수 있다. 하지만, 지침은 유용할 수 있으나, 상황의 고유한 특성을 분석하지 않고 맹목적으로 따르는 것은 문제가 될 수 있다.

나는 내 헤드랜턴(특별히 밝은 편인)을 깜빡임 모드로 설정하고, 다른 손에 들고 있던 Fox 40 호루라기를 사용하며, 텐트 밖으로 나가 깜빡이는 불빛을 곰에게 비추고, 호루라기를 불고, 소리를 지르며 마체테를 휘두를 수도 있었다. 이는 곰이 도망치게 만들 수 있었을 것이다. 하지만 이로 인해 곰이 위협을 느끼고, 새로 찾은 먹이를 나로부터 방어하려는 행동을 취할 가능성도 있었다.

만약 나와 함께 침착하게 대처할 수 있는 강인한 사람이 한 명이라도 함께 있었다면, 이런 방법을 시도해보자고 제안했을 것이다. 하지만 나는 혼자였고, 곰을 겁주려다 도리어 도발하는 위험을 감수하는 것은 극도로 어리석은 일로 보였다.

나는 앉아서 기다리기로 했다. 곰은 내 음식을 가져가 한 끼를 먹고 떠나거나, 음식을 가져가는 데 실패하고 떠날 것이며, 혹은 음식을 가져가든 아니든 간에 텐트와 나를 조사해보겠다고 결정할 수도 있었다. 첫 번째 추측인 곰이 음식을 가지고 떠나는 시나리오가 가장 가능성이 높아보였다. 특히 내가 텐트 안에 음식의 흔적을 전혀 남기지 않았다는 점을 고려할 때, 곰이 텐트로 올 가능성은 매우 낮았다.

만약 곰이 텐트로 접근하는 비현실적 상황이 발생할 경우를 대비해 계획을 세웠다. 곰이 가까이 오는 소리가 들리면, 나는 큰 소리를 내기 시작할 것이다. 호루라기를 불고 소리를 지를 것이다. 만약 이 방법이 효과가 없고 곰이 텐트로 들어오려고 한다면, 플랜 B로 넘어갈 생각이었다.

곰이 텐트로 들어와 나를 공격하려 할 수도 있다. 곰은 얇은 폴리에스터 소재의 텐트 벽을 손톱이나 이빨로 금세 찢을 수 있다. 하지만 나는 하나의 큰 이점을 갖고 있다고 생각했다. 곰이 나에게 다가오려면, 텐트에 구멍을 내기 위해 발톱이나 얼굴을 들이밀어야 한다는 점이다. 내가 침착함을 유지하며 마체테와 불빛을 준비하고 있다면, 곰의 팔다리나 얼굴이 텐트를 통해 들어올 위치를 정확히 볼 수 있을 것이고, 내가 먼저 공격할 기회를 가질 수 있을 것이다. 마체테는 새것이고, 날이 매우 날카로우며, 내 팔뚝 길이의 2/3 정도 길이였다. 내가 정확히 공격한다면, 곰이 나를 치거나 물기 전에 심각한 부상을 입힐 수 있을 것이다. 특히 그 공격이 곰의 얼굴에 가해진다면 말이다. 이는 곰이 피를 흘리며 혼란에 빠져 달아나게 만들 수 있을 것이다. 이런 상황까지 가지 않기를 간절히 바랐지만, 그 상황이 실제로 벌어진다 해도 실행 가능한 행동 계획이 있다는 사실이 나에게 자신감을 주었다.

나는 차분히 기다렸다. 소리는 오랜 시간 계속되었다. 그러다 다시 한 번 큰 둔탁한 소리가 들렸고, 내 음식 가방이 땅에 떨어진 것으로 짐작되었다. 이어지는 비닐봉지를 다루는 소리가 확신을 주었다.

잠에서 깨어난 지 아마 한 시간이 다 되어갔을 것이다. 나는 잠자리에서 일어나 반쯤 침낭 밖으로 나온 채, 마체테를 손에 든 상태로 그 시간을 보내고 있었다. 기온은 거의 0도에 가까웠고, 상체가 차가운 밤공기에 노출되면서 점점 추위가 느껴졌다. 얇은 옷 한 겹만 걸친 탓이었다. 그래도 감정적인 두려움은 거의 느끼지 않았고, 곰이 텐트로 다가오지 않을 것이라는 확신이 점점 강해졌다. 나는 다시 누워 침낭으로 몸을 완전히 덮기로 결정했다. 헤드램프는 계속 머리에 착용한 채 두었고, 마체테는 칼집에서 뺀 상태로 침낭 옆에 놓았다. 베개에 귀를 대지 않고 귀를 열어둔 채로 소리를 계속 들으며 기다렸다.

결국 소음이 잦아들었다. 곰이 떠난 것이라고 생각했다. 놀랍게도 나는 매우 졸렸고, 서서히 잠이 들기 시작했다. 그러나 잠시 후 같은 소리로 다시 깨어났다. 곰이 다시 돌아온 것이다. 나는 한숨을 쉬며 누운 상태를 유지했다. 곰은 또 한 차례 같은 과정을 반복하는 듯했다. 나는 곰이 나무며 음식 가방과 씨름하는 동안 잠시 잠들었다가 깨어나기를 반복했다. 이 과정은 아마 세 시간 정도 계속되었을 것이다. 마침내 소음이 멈췄고 나는 깊은 잠에 빠져들었다.

새벽이 밝아오는 징후를 느끼며 오전 6시 30분경에 잠에서 깨어났다. 야외에서 자다 보면 여명이 오기 직전의 미묘한 변화를 감지할 수 있는데, 이는 종종 사람을 자연스럽게 잠에서 깨게 만든다. 여전히 피곤했기에 다시 눈을 붙였다. 곰은 이미 오래전에 떠났으리라 확신했다. 오전 7시 30분쯤, 날이 완전히 밝아진 듯하여 밖으로 나가 보기로 했다. 텐트 문을 열자마자 음식 가방이 여전히 나무에 걸려 있는 것이 보였다. 나는 꽤 놀라고 기뻤지만, 곧 가방이 비어 있다는 것을 알아차렸다. 나무 쪽으로 걸어가 보니, 음식과 그 포장재의 잔해가 땅에 흩어져 있었다. 마치 폭탄이 터진 것처럼, 작은 비닐 조각과 버려진 음식 부스러기들이 여기저기 널려 있었다. 음식 가방(겸 텐트 가방)은 나무의 줄기 쪽으로 더 가까이 당겨져 있었고, 가지에 한 번 더 감긴 상태였으며, 바닥에 커다란 구멍이 나 있었다.

남은 음식을 살펴보았다. 곰은 먹이를 선택적으로 먹은 것 같았다. 익혀야 하는 건조식품은 거의 먹지 않았다. 익히지 않고 먹었을 때 영양가가 적은 음식이었기 때문에 곰도 이를 알고 있었던 것이다. 안타깝게도 이런 음식을 담고 있던 몇몇 봉투는 찢겨져 음식이 바닥에 흩어져 있었다. 그래도 몇 끼 식사는 될 만큼의 음식은 남아 있었다. 나는 주변을 정리하며 구할 수 있는 음식을 챙기기 시작했다.

나는 곰이 베가 스포츠 프로틴바를 가장 좋아했다는 사실에 약간의 재미를 느꼈다. 5개나 되는 바가 모두 흔적 없이 사라졌고, 포장지는 마치 종이 파쇄기에 찢긴 것처럼 너덜너덜한 조각들만 남아 있었다. 참 똑똑한 곰이었다! 이 바들은 내가 가진 음식 중 가장 영양 밀도가 높았고, 동면을 앞둔 검은곰에게는 완벽한 먹잇감이었을 것이다. 곰이 두 번째로 선호했던 것은 생식과 신선식품들이었다. 대추야자, 견과류, 씨앗, 말린 과일 등이 모두 봉지가 뜯긴 채 거의 다 사라지고, 봉지 밑바닥에 약간의 부스러기만 남아 있을 뿐이었다.

곰이 이미 오래전에 떠났으리라 확신했지만, 우선 불을 피워야겠다는 생각이 들었다. 아침은 추웠지만, 불을 피우는 주된 이유는 이 캠프장의 주인이 다시 나임을 재확립하는 것이었다. 햇빛이 비치고 불이 활활 타오르는 낮이 되자 이곳의 주도권이 다시 나에게 돌아오는 듯했다. 인간은 주행성 동물이기 때문에 낮에는 자신감을 얻고 자신의 능력을 더 잘 활용할 수 있다.

다음으로 무엇을 할지 결정해야 했다. 음식을 모아 정리해 보니, 약 1.5~2일 치의 음식이 남아 있었다. 그러나 남은 여정을 마치려면 3.5일분의 식량이 더 필요했다. 밤에는 아침에 곧장 차로 돌아가야 한다는 데 의심의 여지가 없다고 느꼈다. 하지만 지금은 조금 더 여유가 생겨서 다른 가능성으로도 마음이 열리는 기분이었다. 서두를 필요는 없었다. 배가 고팠고, 아직 남아 있는 즉석 시리얼과 인스턴트 커피가 있었기 때문에 이를 준비하며 다음 행동을 숙고하기 시작했다.

내게는 세 가지 선택지가 있었다. 남은 음식을 아껴 먹으며 하이킹을 계속하거나, 하루 분량의 거리를 더 걷는 식으로 일정을 단축하는 방법, 계획을 줄여 다른 호수에서 하루와 하룻밤을 보내는 방법, 또는 온 길을 되돌아 차로 돌아가는 방법이었다.

하이킹을 포기하고 싶지는 않았다. 공원에서 나흘을 더 보내는 것은 정말 멋진 일이었고, 그러기 위해 충분한 음식, 연료, 옷을 준비해 온 상태였다. 내 음식 손실을 숲에 대한 일종의 '기부'로 보고, 남은 것으로 계속 나아가는 것도 하나의 관점이었다. 나는 알고 있거나 들어본 트래커들을 떠올리며, 어떤 이들은 이러한 일을 대수롭지 않게 여기고 하이킹을 계속했을 것이라고 생각했다.

다른 한편으로는, 이번 사건을 일종의 경고로 보고 숲이 나에게 떠나라는 신호로 받아들일 수도 있었다. 상황이 더 악화되지 않은 것을 행운으로 여기고, 지금 가진 행운을 간직하며 떠나는 것도 하나의 방법이었다. 계속 나아가면 더 큰 문제가 발생할 위험이 있었다. 차로부터 하루 거리 이상 멀어지면 또 다른 불운이 닥칠 경우 상황은 상당히 더 나빠질 수 있었다. 공원은 거의 비어 있고, 더 깊숙한 곳에서는 도움을 받을 사람이 없을 것이라는 사실도 알고 있었다.

그날 아침은 아름다웠다. 하늘은 파랗고 공기는 깨끗하고 맑았다. 해가 떠오르며, 그 모든 일이 있었음에도 불구하고 내 기분은 좋았다. 이 맑고 깨끗한 곳을 하룻밤 만에 떠나고 싶지 않았다! 나는 계속 남아있기로 결정하고 준비를 시작했다. 아침을 먹고 난 뒤 불 옆에 앉아 바늘과 실로 텐트와 가방의 찢어진 부분을 꼼꼼히 꿰맸다. 남은 음식을 다시 정리해 담았고, 천천히 시간을 보내며 이곳의 아름다움을 즐겼다.

잠시 후 지도를 꺼내 가장 좋은 선택지를 고민했다. 하루에 더 많은 양을 걸어서 이틀 밤 안에 마치려면 20 km씩 걸어야 했다. 가을의 짧은 낮을 고려하면 다소 벅찬 거리였다. 사흘 밤을 머물며 음식을 아껴 먹는다면, 극히 적은 양을 먹어야 했다. 계획을 줄여 다른 호수로 가는 경로를 선택한다면, 빈 캠핑장소를 찾지 못할 수도 있었다. 게다가 다음 캠프를 차리자마자 또다시 곰이 나타날까 걱정할 것이 뻔했다. 이는 즐거운 저녁이 될 수 없었다. 곰이 가져가지 않은 나머지 음식들은 모두 조리가 필요한 것이어서 환경 조건에 상관없이 매번 식사를 할 때마다 스토브를 사용해야 했다. 공원에 남아 있는 것은 점점 덜 매력적인 선택지로 보였다. 정오가 다가오고 있었고, 나는 결정을 내려야 했다. 어느 방향으로 가든 4~5시간은 걸리는 거리였다. 호숫가에 앉아 하늘이 변하기 시작하는 것을 알아챘다. 수평선 일부가 밀도를 띠기 시작했는데, 이는 흐린 하늘의 신호였다. 몇 시간 내로 구름이 완전히 뒤덮이고 비가 올 가능성이 커 보였다. 이것이 결정적인 요인이 되었다. 나는 캠프에 조금 더 머문 뒤 점심을 먹고 차로 돌아가기로 했다. 이번 여정은 여기서 끝이었다.

숲을 떠나는 것이 너무 이른 것처럼 느껴졌다. 자연과의 관계가 깊어지며 인간이 만든 수많은 방해 요소들로부터 벗어나 얻게 되는 명료함과 집중력은 자주 접할 수 없는 소중한 보물이다. 단 이틀 만에 그것을 내려놓아야 한다는 것이 아쉬웠다. 그럼에도 불구하고, 나는 행복했고 기분도 좋았다. 숲에서 보낸 이틀은 아름다웠고, 이 시기에 가장 좋은 날씨 속에서 행운을 누렸다. 지금처럼 좋은 날씨에 배도 부른 채로 걸어나오는 것이, 공원 깊숙이 들어가 비를 맞으며 먹고 싶은 만큼 먹지 못하는 하룻밤을 보내는 것보다 낫겠다고 생각했다. 나는 기분 좋게 걸어나왔다.

나가는 길에 두 팀의 여행자들과 마주쳤다. 두 팀 모두 매기 호수로 향하고 있었다. 나는 그들에게 내가 겪은 일을 이야기하며 경고했다. 흥미롭게도, 두 팀 모두 호수 근처에 곰이 있다는 사실보다 나와 내 부족한 음식 상황을 더 걱정하는 모습이었다. 두 팀 모두 내가 배고프지 않다고 해명했음에도 음식을 나누겠다고 제안했다. 한 팀은 내게 에너지 바 몇 개를 억지로라도 건네주고 하이킹을 이어갔다. 숲에서는 사람들이 정말 관대하다!

나는 곰에 대해 많은 것을 배웠다. 예전에는 곰을 크기와 힘을 주요 무기로 삼는 어리숙하고 우둔한 동물로 여겼다. 하지만 이 곰은 매우 영리했다. 뒤돌아보면 이 곰이 어떻게 이번 작전을 실행했는지에 감탄할 수밖에 없었다. 이 곰은 분명 이런 일을 해본 경험이 있었고, 언제 나타나야 할지도 잘 알고 있었다. 내가 불을 완전히 끄고 침낭에 들어간 지 몇 시간이 지난 시점이었다. 곰은 내가 어두운 밤에 자신에게 맞서지 않을 것이라는 점을 알고 있었다. 아마 어두워지기 전부터 나를 지켜보며 계획을 세웠을지도 모른다. 나무에 매달린 내 음식을 어떻게 꺼내는지도 알고 있었고, 무엇을 먹고 무엇을 남겨야 할지도 알고 있었다. 이것은 무작위로 캠프에 들어온 서툰 곰이 아니라, 계획적이고 치밀하게 음식을 훔친 지능적이고 감각이 발달한 존재였다.

인간으로서 우리는 자연 세계를 객체화하는 경향이 있다. 이로 인해 우리는 자신이 관찰자인 동시에 관찰받는 존재라는 사실을 잊는다. 자연은 우리를 관찰한다. 자연은 모두 나름의 지능을 가지고 있다. 나무나 돌조차도 우리를 인식한다. 이 곰은 뛰어난 지각력을 지녔고, 나를 세밀하게 관찰하며 분석했다. 나라는 존재는 곰에게 있어 긴 겨울잠을 앞두고 음식을 찾는 행동 과정에서 나타난 하나의 객체이자 변수였다.

또 한 가지 흥미로웠던 점은, 내가 캠핑 중 밤에 곰이 캠프에 들어오는 상상을 할 때마다 느꼈던 두려움이 실제 상황에서 느꼈던 것보다 훨씬 컸다는 점이다. 실제로 그 일이 일어나는 동안에는 거의 두려움을 느끼지 못했다. 하지만 그 상황을 상상할 때마다 극심한 본능적 공포가 밀려오곤 했다.

나는 앞으로 혼자 하이킹을 갈지 확신할 수 없다. 고독 속에서 얻는 경험은 사랑한다. 다른 사람이 없을 때 우리는 자연과의 관계 속에 완전히 몰입될 수밖에 없다. 이런 경험은 하루의 짧은 하이킹에서도 가능하지만, 자연 속에 혼자 오래 머무를수록 이 경험은 더욱 깊어진다. 그것은 굉장히 명료하고 재충전되는 느낌을 준다.

하지만 이번에 겪은 일을 다시 경험하고 싶지는 않다. 비록 나는 두려움을 느끼지 않고 맑은 정신을 유지했으며, (음식을 잃고 하이킹을 일찍 끝낸 것을 제외하면) 모든 일이 괜찮게 마무리되었지만, 그런 상황에서 혼자 있다는 사실은 위험 요소를 크게 증가시킨다. 특히 곰이 공격적으로 변할 경우 말이다.

어떻게 될지는… 앞으로의 시간이 말해 줄 것이다.

# 질문에 대한 답변

✎ '인간'과 '자연' 사이의 분리됨에 관하여

나는 '자연을 보호하자'는 사고방식이 오히려 인간과 자연의 분리를 더욱 심화시킨다고 오랫동안 느껴왔다. 자연은 우리가 보호해야 할 대상이 아니라, 우리가 속해야 할 일부다. 내가 알고 있는 많은 사람들은 보호된 자연 구역에 있을 때와 인간 정착지에 있을 때 전혀 다른 행동 규칙을 적용한다.

여러 저자들이 언급했듯, 애니미즘(정령 신앙)이나 농업 이전의 문화에서는 인간과 자연 사이를 구분하는 개념이 없었다. 자연은 그들 자신의 일부였고, 그들 역시 자연의 일부였다. 인간 세계와 그 밖의 세계를 구분할 필요 자체가 없었던 것이다.

물론 우리가 애니미즘이나 농업 이전의 문명으로 되돌아가야 한다는 것은 아니다. 그렇게 할 수도 없고, 해서도 안 될 것이다. 하지만 이런 문화와 문명에서 발견할 수 있는 특정 요소들 중 일부는 우리가 어떻게든 재발견하고, 그것을 우리 삶에 녹여낼 수 있다면 인간이라는 집단적 문화를 가진 종으로서 나아가야 할 길에 큰 도움이 될 것이다.

우리가 자멸하지 않으려면, 인간 세계와 자연 사이의 인위적인 경계를 집단적 차원에서 허물어야 한다.

이 에세이에서 내가 주장하는 요점은, 몸과 마음 사이의 뚜렷한 경계를 제거하는 것이 개인 존재의 진리를 더 깊게 체험하는 진보적인 단계라면, 인간의 심신과 자연의 심신 사이의 경계를 제거하는 것 역시 개인적, 집단적 진정성과 바른 삶으로 가는 또 하나의 큰 단계가 될 것이라는 점이다.

우리 종의 운명과 위의 주장이 실제로 실현 가능한가에 대해서는 나 역시 의문을 품는다. 때로는 나와 같은 생각을 가진 사람들 사이에 있을 때, 세상이 더 나은 방향으로 변화하고 있다는 인상을 받기도 한다. 그러나 인간이라는 거대한 집단 군중 속으로 들어가 보면, 이 사고방식의 급진적 변화를 받아들이거나 실행할 준비가 된 사람은 매우 드물다는 사실을 다시 깨닫는다.

나는 진화의 길 위에 놓인 우리 종과 다른 모든 종들에게 일종의 지적 방향성이 있다고 믿는다. 하지만 그것이 어떤 결과를 보장하거나 특정한 목적을 가진다고는 생각하지 않는다.

인간의 몸속 모든 세포가 결국 죽음을 맞이하더라도 새로운 세포들이 나타나서 육체가 계속 살아가는 것처럼, 지구상의 모든 종(호모 사피엔스를 포함하여)도 결국 멸종하겠지만, 지구는 새로운 종들과 함께 계속해서 살아갈 것이다.

그럼에도 불구하고, 인간으로서 내가 인식한 진리에 따라 진정성 있게 살아가는 것이 나의 의무라고 느낀다.

## ✎ 파탄잘리의 경전에 대한 몇 가지 해석에 대하여

나는 파탄잘리의 경전에 대한 몇 가지 해석에 이견을 가진다. 네 가지 유형의 '방해되는 생각' 중에서 '기억'과 '상상'은1 사실 우리가 가진 중요한 기능적 능력으로, 이를 가질 수 있다는 것은 큰 특권이라고 생각한다. 어떤 사람들은 이것들을 '올바른 앎'에 방해가 되는 요소로, 궁극적으로는 해탈에 장애가 되는 것으로 간주할 수도 있겠지만, 나는 이 두 가지가 없으면 우리는 금세 큰 곤경에 빠질 것이라고 본다.

기억이라는 능력을 적절히 활용하면 과거의 경험을 통해 현재와 미래에 대한 적절한 결정을 내릴 수 있다. 예를 들어, 이전에 곰과의 조우를 경험한 기억을 떠올린다면, 그 기억을 활용하여 현재 또는 미래에 곰과 조우할 가능성이 있는 상황에서 적절한 결정을 내릴 수 있다.

만약 내가 이전의 곰과의 조우 경험에서, 그 상황에서의 위험과 위험 요소가 내가 얻은 이익보다 크다는 것을 배웠다면, 나는 그러한 상황을 피하거나, 적어도 그 상황에 대비하여 다르게 준비하는 것이 현명한 선택이라는 결론에 도달할 수 있다.

---

1. 요가수트라 1.5-1.6

마찬가지로 상상 역시 매우 유용한 도구가 될 수 있다. 특정한 상황에 들어가기를 고려할 때, 나는 그 상황의 여러 특성과 측면에 대한 지식을 바탕으로 어느 정도의 확률로 그 상황에서 무슨 일이 일어날지를 예측할 수 있다. 이것은 상상을 필요로 하며, 그 상상은 내가 그 상황에 들어가야 할지, 혹은 들어가기로 결정했을 때 어떻게 적절히 준비해야 할지를 판단하는 데 도움을 줄 수 있다.

결국 중요한 것은 기억과 상상을 기능적으로 활용하여 우리가 스스로를 잘 돌보고, 앞으로 마주하게 될 상황에 적절히 대비할 수 있도록 하는 것이다. 동시에, 기억과 상상이 무의식 속에서 끌어올릴 수 있는 비건설적인 반응 패턴, 즉 삼스카라(심적 흔적)나 상카라(업식)의 반복을 피하는 일도 중요하다.

# 거기까지만 하렴 – 2부

### 샤랏 선생님과 함께한 마이솔 두 번째 여정에 대한 회고

— 2016년 2월 —

최근 3개월 동안 KPJAYI에서 샤랏 선생님과 함께하는 두 번째 수련 기간을 마쳤다.

작년에 첫 마이솔 여정에 대해 쓴 글인 '새로운 시작'과 '거기까지만 하렴 1부'에서는, 12년 동안 아쉬탕가 요가를 매일 연습하고 롤프 나우요카트 선생님과 함께 네 번째 시리즈를 마쳤으며, 몇 년간 마이솔 방식의 요가 선생으로 활동했던 내가 샤랏 선생님과 함께 처음부터 다시 시작했던 경험에 대한 내용을 담았다.

이번 두 번째 여정에 대해서는 같은 방식으로 글을 쓰지 않기로 했다. 샤랏 선생님과 함께한 연습에 대한 내 인상은 작년에 쓴 글과 여전히 크게 다르지 않으며, 이를 또다시 글로 쓰는 것은 반복적이고 진부하게 느껴질 것 같았기 때문이다. 두 가지 모두 내가 늘 피하고자 하는 것들이다.

이번 여정은 내게 어렵기도 했거니와 매우 개인적인 시간이기도 했다. 최근 나는 내면에서 많은 갈등과 씨름해왔고, 그것이 올해 마이솔에서의 시간을 가장 강렬하게 특징짓는 요소였다. 사적인 내용이 많아서, 이번 여정에 대해 굳이 글을 쓰지 않아도 되겠다고 생각했다.

하지만 곰곰이 생각해보니, 누구나가 겪어내는 이러한 갈등과 고통은 수련에 있어서 중요한 부분이며, 이것이 종종 간과되고 감춰진다는 점을 깨달았다. 요가 웹사이트, 소셜 미디어, 대중적인 요가 문화는 깨끗한 자연 풍경이나 사원 앞에서 고난도 아사나를 아름답게 표현한 연출된 사진과 영상으로 가득하다. 여기에 더해 잘 알려진 영적 텍스트나 스승들의 '감동적인' 인용구가 곁들여지기도 한다.

그러나 실제 우리의 수련은 거의 이런 모습이나 느낌이 아니다. 나는 사원 앞에서 연습한 적이 없으며, 야외에서 연습하는 경우는 캠핑을 하거나 실내 공간이 없는 상황뿐이다. 물론 연습이 가벼움, 자유로움, 황홀함으로 가득 찬 멋진 날도 있지만, 대부분의 아쉬탕가 요가 빈야사 훈련은 어렵고 종종 투쟁적이기까지 하다. 이러한 연출된 사진과 영상은 아쉬탕가 요가의 빈야사 훈련에 대한 일상적 경험을 제대로 반영하지 않으며, 이를 매일 찾아보는 사람들의 마음에 비현실적인 기대와 부정적인 자기 판단을 심어준다고 생각한다.

심지어 연습과 삶의 고통과 어려움이 공개적으로 인정될 때에도, 그것은 종종 영광스럽고 영적으로 미화되며, 깨달음이라는 보상을 위한 필수적인 희생의 과정으로 간주된다. 바가바드 기타의 전쟁 장면이나 다른 잘못 해석된 가르침에 비유하며, 우리의 고통이 개인 구원의 길에서 우리가 짊어져야 할 고귀한 십자가라는 식으로 설명되곤 한다. 어떤 사람들에게는 이런 방식이 동기부여가 될 수 있겠지만, 나에게는 그렇게 작동하지 않는다.

이 여정에서 내가 겪은 고군분투의 경험을 공유하는 데에 어느 정도는 가치가 있다고 느낀다. 적어도 내가 아사나 수련을 하며 겪었던 어려움에 대해서는 말이다. 이번 여행에서 나는 몇 가지 중요한 교훈을 다시 배워야 했다.

작년 첫 마이솔 여행이 끝날 무렵, 샤랏 선생님은 내가 드위 파다 시르사사나(Dwi Pada Sirsasana)까지 연습하도록 허락해 주었다. 이 자세는 항상 나에게 도전이 되는 자세였다. 이에 대해서는 '거기까지만 하련 1부' 글에서 자세히 다뤘다.

작년 말 발리로 돌아왔을 때, 나는 지난 8~9년 동안 주로 수련해왔던 세 번째, 네 번째 시리즈로 서둘러 돌아가야 할 이유를 느끼지 못했다. 마이솔에서 매일 인터미디어트 시리즈를 수련하면서 드위 파다에 더 깊이 집중하라는 요청을 받았던 경험은 매우 유익했고, 수련도 한결 편안하게 느껴졌다. 그래서 집에서도 계속해서 인터미디어트 시리즈를 수련하는 것이 좋았다.

샤랏 선생님의 엄격한 기준 아래에서 연습하면서, 나는 다음 여행에서 또 하나의 도전을 마주하게 될 거라는 걸 깨달았다. 바로 카란다바사나(Karandavasana)였다. 이전 선생님에게는 내려갔다가 다시 올라오는 동작이 충분히 인정받을 수준이었지만, 그 정도로는 샤랏 선생님이 생각하는 아사나의 완성도에는 아직 못 미친다는 걸 알고 있었다.

드위 파다 시르사사나와 카란다바사나는 겉보기에는 별로 비슷하지 않아 보이지만, 매우 중요한 공통점을 가지고 있다. 두 자세 모두 상당한 요추 굴곡(Lumbar Flexion), 후방 골반 기울임(Posterior Pelvic Tilting), 그리고 그러한 움직임과 연결된 하부 허리와 골반 근육의 신장을 요구한다. 이 두 자세는 '아파나(apana, 아래로 흐르는 에너지)'적인 움직임의 극단을 대표한다고 할 수 있다. 그리고 이는 전방 골반 기울임(Anterior Pelvic Tilt)과 깊은 요추 만곡(Lumbar Lordosis), 즉 '프라나(prana, 위로 떠오르는 에너지)'적인 신체 구조를 가진 연습자들에게는 매우 어려운 동작이다.

흥미롭게도, 이 두 자세는 모두 인터미디어트 시리즈에 포함되어 있다. 세 번째와 네 번째 시리즈에는 이 정도의 아파나 중심의 신체 움직임을 요구하는 자세가 없다. 예외가 있다면, 네 번째 시리즈 마지막에 나오는 부자 단다사나(Bhuja Dandasana) 정도일 것이다. 이 자세도 나에게는 매우 도전적인 동작이었고, 롤프 선생님과 함께 이 시리즈를 수련하던 당시 몇 달 동안 이 자세에서 정체되기도 했다. 머리 뒤로 다리를 넘기는 나머지 변형 자세들은 대부분 한쪽 다리만 머리 뒤로 넘기는 방식이어서, 두 다리를 동시에 넘기는 동작에 비해 요추 굴곡이 훨씬 덜 요구된다. 또한 대부분의 암밸런스 자세들은 사야나사나(Sayanasana)를 제외하면 팔뚝이 아닌 손으로 지지하는 방식이기 때문에, 이 역시 요추 굴곡의 부담이 상대적으로 덜하다.

샤랏 선생님이 요구하는 기준에 맞추기 위해 드위 파다를 더 깊이 연습한 것은 내 프라나적 신체 구조에 매우 유익했다. 이미 많은 해 동안 내 몸이 아파나 상태에 적응할 수 있도록 노력해 왔지만, 드위 파다를 더 깊이 연습한 것은 이 움직임을 또 다른 수준으로 끌어올리는 경험이었다. 이는 또한 카란다바사나를 향상시키기 위한 훌륭한 준비 과정이 되었다.

드위 파다에서 향상을 경험한 뒤, 이번 시즌 마이솔에 가기 전까지는 카란다바사나를 개선하겠다는 다짐과 영감을 품었다. 나는 매일 인터미디어트 시리즈를 연습했고, 카란다바사나에 더 많은 주의를 기울이며 매 수련마다 이 동작을 세 번씩 연습했다.

많은 사람들은 카란다바사나가 많은 힘을 요구한다고 생각한다. 보통 이 동작을 잘 수행하지 못하는 이유는 단순히 힘이 부족하기 때문이라는 가정이 일반적이다. 하지만 내 경우에는 힘이 아니라 단순히 키가 190 cm(6피트 3인치)인 신장과 전방 골반 기울임, 그리고 요추 만곡에서 기인한 신체적 문제였다.

내가 이전에 카란다바사나에서 다시 올라오는 기술은 상체를 앞으로 기울여 얼굴이 바닥에 더 가까워지도록 하면서 몸의 나머지 부분을 들어 올려 핀차 마유라사나(Pincha Mayurasana)로 돌아오는 것이었다. 머리를 바닥에 대지는 않았지만, 보통 코가 바닥에서 약 2~3 cm 정도 떨어진 상태에서 들어 올리기를 마치곤 했다. 들어 올리는 마지막 단계에서 어깨를 완전히 펴는 것은 불가능했다. 이전 선생님은 당시 나의 동작이 그 정도면 충분하다고 여겨 다음 단계로 넘어가도록 허락했다.

하지만 이제 그것이 샤랏 선생님 기준에는 충분하지 않을 것임을 깨달았다. 선생님은 아마 내가 들어올릴 때 어깨를 완전히 확장하기를 원할 것 같았다. 그래서 나는 자세를 연습할 때 어깨에 더 집중하기 시작했다. 자세를 연습하며 어깨를 펴려고 하면 몸의 나머지 부분을 전혀 들어올릴 수 없었다. 그럼에도 불구하고 나는 어깨 확장의 기초를 다지는 것이 중요하다고 느꼈기 때문에, 아예 올라가는 것 자체에 신경 쓰지 않고, 들어 올리기의 초기 단계에서 어깨를 더 잘 확장하는 데 집중하며 자세를 재구축하려고 했다.

이 과정은 꽤 좌절감을 주는 일이었다. 전혀 움직임이 일어나지 않는 것처럼 느껴졌기 때문이다. 결국 나는 팔꿈치 위에 스트랩을 감아 어깨 거들을 더 안정화시키고 약간의 지렛대를 얻는 방법을 시도했다. 이 기술은 약간의 희망을 보여주었고, 내가 어디에서 움직임을 시작할 수 있을지 감을 잡게 해주었지만, 여전히 실제로 동작을 해내기까지는 멀게만 느껴졌다.

나는 이 연습을 매일 세 번씩, 매 수련마다 꾸준히 이어갔다. 마침내 약 6주가 지난 어느 날, 대부분의 주요 돌파구가 그렇듯이, 갑자기 동작이 가능해졌다. 어깨에서 처음으로 들어 올리는 움직임을 시작한 후, 몸의 나머지 부분이 따라와 핀차 마유라사나로 완벽하게 돌아오며 어깨를 완전히 확장할 수 있었다. 그날 이후로는 비교적 안정적으로 동작을 수행할 수 있었고, 몇 주간은 계속해서 팔에 스트랩을 감고 연습을 이어갔다.

앞서 언급한 기술에 자신감이 생기고 나서 나는 스트랩을 사용하지 않기로 했다. 그런데 스트랩을 없애고 시도했을 때, 다시 원점으로 돌아간 듯한 충격과 실망을 느꼈다. 아무런 움직임도 일어나지 않았다. 단지 팔꿈치 위에 스트랩이 있는 것만으로 그렇게 큰 차이를 만든다는 사실에 놀랐고, 아마도 그 스트랩에만 의존하며 연습했던 것이 실수였던 것 같다고 판단했다. 비록 스트랩을 사용하면서 완벽하게 들어 올리는 느낌을 경험할 수 있었지만, 내 몸 스스로 그 움직임을 개발하는 데는 전혀 도움이 되지 않았던 것이다. 이 경험은 도구에 지나치게 의존하는 것이 별로 유익하지 않다는 사실을 다시 상기시켜 주었다.

나는 다시 하루 세 번씩 열심히 연습하는 과정을 이어갔다. 그러나 이제는 정말 아무 진전도 없는 듯 느껴졌다. 처음 두세 번은 스트랩 없이 시도하고, 마지막에는 스트랩을 사용해 감각을 되살리려 애썼다.

이 과정을 꽤 오랫동안 반복했지만, 별다른 진전은 보이지 않았다. 결국, 나는 세 번째와 네 번째 시리즈를 다시 연습하고 싶은 마음이 들기 시작했다. 카란다바사나를 개선할 희망이 있으려면 매일 인터미디어트 시리즈를 계속 연습해야 한다는 것을 알았기에, 나는 다른 연습 루틴을 시도하기로 했다. 즉, 두 번째 시리즈 끝에 세 번째나 네 번째 시리즈를 추가하는 방식이었다.

나는 매 수련에서 세, 네 번째 시리즈의 몇 자세들을 추가하고, 하루는 두 번째 시리즈와 세 번째 시리즈를, 다음 날은 두 번째 시리즈와 네 번째 시리즈를 번갈아 가며 연습했다. 이 방식은 상당히 괜찮았고, 강화된 느낌을 받았다. 나는 여전히 일요일에는 인터미디어트만, 금요일에는 프라이머리만 연습했으며, 나머지 4일은 결국 두 가지 시리즈 전체를 연습하게 되었다. 이 루틴은 매일 인터미디어트 시리즈를 연습하면서도 세 번째와 네 번째 시리즈를 각각 이틀씩 연습할 수 있게 해주었다.

이렇게 세 번째, 네 번째 시리즈를 다시 추가하는 과정의 어느 순간에서, 마침내 스트랩 없이 카란다바사나를 성공적으로 해낼 수 있게 되었다. 이는 마이솔을 떠난 지 약 6개월쯤 후의 일이었다. 내 몸이 타고난 구조와 가장 상성이 맞지 않는 자세를 마침내 할 수 있게 된 것이 나로서는 꽤 큰 성취로 느껴졌다. 또한, 다음번 마이솔 방문에서 (드위 파다 시르사사나에서처럼) 또 한 자세를 다듬기 위해 인터미디어트에만 묶여 있을 필요가 없을 것이라는 기대감도 느꼈다.

카란다바사나는 한동안 성공과 실패를 반복했지만, 곧 매일 스트랩 없이도 해낼 수 있게 되었고, 대부분의 날에는 첫 시도에 성공했다. 첫 시도에서 성공한 날에는 굳이 다시 반복하지 않았고, 이 자세는 다시금 특별한 의미를 두지 않아도 되는, 다른 자세들과 다름없는 수련의 일부가 되었다.

11월 마이솔에 도착했을 때 나는 매우 건강한 상태였다. 몇 달간 하루에 두 개의 시리즈를 매일 연습해 온 덕분에 모든 것이 정렬되고, 균형 잡히고, 열려 있는 느낌이었다. 마이솔에서 수련을 시작하니 정말 환상적이었다. 첫 번째 방문 때 느꼈던 것처럼, 그 공간에 있다는 것만으로도 내 연습은 또 다른 수준으로 향상되었다. 나는 더 열리고, 더 강해지고, 더 집중된 느낌을 받았다.

첫 주에 프라이머리 시리즈만 수련한 후, 두 번째 주 연습을 시작하며 인터미디어트 구령 수업에 참여했다. 샤랏 선생님은 드위 파다가 이제 충분히 좋아졌음을 인정하며, 나에게 티티바사나까지 연습할 수 있도록 허락했다.

며칠 후 마이솔 수련 중, 드롭백을 하고 있는데 샤랏 선생님이 나를 보며 물어보셨다.

"어디까지 했어?"

"티티바사나요"라고 대답했다.

그가 "핀차 마유라사나"라고 하셨다.

나는 물었다. "지금요?"

"그래, 지금."

이미 여러 번 깊은 후굴을 한 상태에서, 내 척추는 완전히 확장되어 있었다. 이러한 상태에서 이제는 순서에서 벗어나, 샤랏 선생님의 예리한 시선 아래 핀차 마유라사나를 바로 시도해야만 했다. 다소 어색한 느낌이었지만, 무난히 자세를 해냈다. 내가 했던 최고의 핀차는 아니었다. 후굴이 가져온 불안정성이 뚜렷이 느껴졌으니까 말이다. 그래도 충분했다.

그는 곧바로 "카란다바사나"라고 말씀하셨다.

이번에는 확신이 서지 않았다. 후굴 동작으로 인해 내 원래의 요추 만곡이 더 깊어졌고, 핀차 마유라사나를 할 때 평소보다 중심이 덜 잡힌다는 느낌이 뚜렷하게 들었다. 이런 상태에서 카란다바사나를 시도하는 건 분명 큰 부담이었다. 게다가 마이솔에 온 이후로 이 자세를 연습하지 않았던 터라, 샤랏 선생님이 지켜보시는 상황에서는 더더욱 긴장될 수밖에 없었다.

시도해 보았다. 자세를 낮추는 동안 어색하고 불안정한 느낌이 들었고, 성공에 대한 희망이 점점 사라지는 것을 느꼈다. 다시 들어 올리려는 순간, 내 손이 평소처럼 안쪽으로 미끄러졌다. 샤랏 선생님이 크게 혀를 차며, "안 돼"라고 하셨다. 나는 몸을 반쯤 들어 올렸지만, 후굴로 척추가 지나치게 확장된 상태라 결국 들어 올리기에 실패했다. 내려오고 나서 샤랏 선생님을 바라보았다.

그가 "손이 올바르지 않아"라고 하셨다. 자세를 다 들어 올리지 못한 것에 대해서는 크게 신경 쓰지 않는 듯했고, 내 손이 안으로 미끄러져 들어온 점을 지적했다. 손이 미끄러지는 것을 방지하려면 팔뚝이 평행을 유지해야 한다는 것을 알고 있었지만, 그런 세부 사항까지 샤랏 선생님이 신경 쓰실 줄은 미처 몰랐다.

다음 연습은 공교롭게도 다시 인터미디어트 구령수업이었다. 구령 수업에서 처음으로 카란다바사나를 시도해야 하는 것이었다. 샤랏 선생님의 카운트를 따라 자세에 들어갔지만, 그가 다섯을 세고 들어 올리라는 빈야사를 외칠 때쯤 나는 이미 열두 번 정도 호흡을 하고 있었다! 그렇게 오래 자세를 유지한 뒤 들어 올리려니 힘이 많이 소진되었고, 아직 샤랏 선생님의 인터미디어트 구령 수업에 익숙해지지 않은 상태라 결국 실패하고 말았다. 둘러보니 수련생의 극히 일부만 샤랏 선생님의 카운트에 맞춰 들어 올리기에 성공해 있었다.

나는 다른 사람들처럼 배를 바닥에 대고 누워 있다가 마무리 자세를 위해 탈의실로 갈 준비를 하려 했다. 그때 샤랏 선생님께서 몇몇 사람들을 돕고 계신 것을 보았다. 몇몇 학생들은 다시 한 번 시도하고 있었고, 나도 한 번 더 시도하기로 했다. 자세를 낮추자마자 샤랏 선생님의 시선이 나를 향했다. 선생님께서 내게 "들어 올려"라고 말씀하셨다. 나는 들어 올리려 애썼지만, 곧바로 "안돼, 손이 올바르지 않아"라는 신음 섞인 말씀이 들려왔다. 여전히 지쳐 있었고 긴장한 탓에 이번에도 제대로 들어 올리지 못했다. 선생님께서 "다시 해봐"라고 하셨다. 이 시점에서 나는 큰 기대 없이 세 번째 시도를 했다. 두 번째 시도보다는 조금 나아졌지만 여전히 충분치 못했다. 선생님께서 "그건 여자들이 하는 방식이야"라고 하셨다. 내가 샤랏 선생님을 쳐다보자 그가 덧붙이셨다. "모든 여자들이 너보다는 잘하겠다. 이제 탈의실로 들어가서 마무리 자세들을 해."

수업 후 몇몇 사람들이 문자를 보내며 그의 말을 개인적으로 받아들이지 말라고 위로했다. 그저 내가 최선을 다하도록 다그친 것일 뿐이라고. 나는 그것이 사실임을 알고 있었고, 선생님의 농담 섞인 말들도 일종의 격려로 받아들였다. 나에게 그만큼의 주의를 기울이셨다는 것은 그가 내게 잠재력이 있다고 보셨기 때문일 테니 말이다.

도전해볼 마음도 생겨났다. 수련 중에 카란다바사나를 실패하지 않겠다고 말이다. 그리고 그다음 마이솔 수업에서는 꽤나 잘 들어올릴 수 있었다. 그러나 샤랏 선생님은 아무 반응을 보이지 않았다. 그날 이후로, 마이솔 수업에서 계속 안정적으로 자세를 할 수 있었지만 이제 샤랏 선생님은 나를 쳐다보지 않고 있었다.

몇 주 동안 카란다바사나를 잘 해내고 있는데도 샤랏 선생님이 신경 쓰시지 않는 모습을 보며, 아마도 손이 움직이지 않도록 해야 다음 단계로 넘어갈 수 있을 것이라고 생각했다. 그래서 집에서 자세를 더 연습하기로 마음먹었다.

나는 아사나 연습을 하루에 한 번만 해야 한다는 입장을 강력히 지지한다. 정기적으로 수련하는 학생들에게도 이 원칙을 철저히 따르라고 자주 조언한다. 에너지와 의욕이 충분하다면 오후나 저녁 시간에 어려운 부분을 조금 더 연습해 보고 싶은 유혹을 느낄 수도 있다. 하지만 이런 시도가 반복되면, 건강한 결과로 이어지는 경우는 드물다. 경험이 풍부한 수련자로부터 몇 가지 조언을 얻을 기회가 있을 때 가끔 즉흥적인 탐구 차원에서 해보는 것은 도움이 될 수 있지만, 매일 강도 높은 아쉬탕가 요가 수련에 추가적인 연습을 더하는 것은 대개 문제를 초래할 가능성이 높다.

나는 아쉬탕가 요가의 빈야사 시리즈를, 신체와 신경계를 기초부터 다시 세우는 하나의 신체 작업 시스템으로 본다. 이 시리즈의 동작 배열은 매우 정교하게 설계되어 있어, 신체와 신경계를 깊고 구조적인 변화의 긴 과정으로 이끈다. 개인적으로 나는 이것이, 오늘날 전 세계에서 공개적으로 접근 가능한 가장 효과적인 신체 작업 방식이라고 믿는다.

매일 같은 시퀀스를 반복해서 연습하면, 신체와 신경계는 일관된 반복 자극을 받게 된다. 시간이 지나면, 신체가 지닌 본능적 지능이 이러한 자극을 이해하기 시작하고, 결국 그 움직임 패턴들을 몸에 내면화된 구조적 운동 체계로 통합하게 된다. 다시 말해, 이러한 반복적 움직임 패턴을 수용하고 통합하기 위해 신체의 구조 자체가 변하게 되는 것이다.

어떤 형태의 반복적인 움직임 패턴이라도 신체 구조를 변화시킨다. 예를 들어, 하루 종일 컴퓨터, 휴대전화, 자동차 핸들 위에 구부려 있다면 신체 구조는 이를 반영하여 변화할 것이다. 한 달에 몇 번씩 산에서 무거운 배낭을 메고 다니면 신체 구조는 이를 반영하여 변화한다. 학대를 일삼는 가족들과 함께 성장하면서 항상 두려움이나 수치심으로 움츠러든다면, 신체 구조 역시 그 영향을 고스란히 반영하게 된다.

아쉬탕가 요가 수련의 독특한 점은 우리가 매일 배우고 반복하는 새로운 움직임들이 반다의 내적 형태와 깊고 확장된 호흡을 중심으로 정렬된다는 것이다. 이러한 움직임은 신체의 가장 안쪽 구조 조직의 골조를 활성화하는 것을 중심으로 스스로 배열된다. 만약 자세를 비교적 좋은 정렬 상태와 의식적인 주의 속에서 수행한다면, 이러한 구조적 변화는 신체의 중심선과 중력의 장이 조화를 이루게 한다. 오랫동안 수련한 많은 사람들이 시간이 지나면서 키가 커지고 자세가 곧아지는 것을 경험한다. 중력과 끊임없이 싸우며 발생하는 만성적 긴장은 시간이 지남에 따라 신체가 재정렬되면서 자동으로 해소된다.

이것은 진정으로 통합적인 과정이다. 또한 특별히 복잡한 과정이기도 하다. 각각의 아사나가 신체의 특정 부분에 작용한다고는 하지만, 동시에 신체 전체에도 영향을 미친다. 각각의 시퀀스도 신체 전체에 작용하며, 시퀀스 내 모든 자세들을 연습했을 때 나타나는 총체적 효과는 각 개별 아사나의 효과를 단순히 더해놓은 수준을 뛰어넘어 훨씬 방대하고 깊게 다가온다.

시스템적으로 사고할 때 우리는, 개별 구성 요소만으로는 알 수 없는, 전체 안에서만 드러나는 새로운 특성에 대해 이야기할 수 있다. 예를 들어 자동차는, 각각의 부품에서는 찾아볼 수 없는 전체로서만 발휘되는 기능과 성질을 가진다. 숲도 마찬가지로, 각각의 나무나 동물, 바위만으로는 설명할 수 없는 전체로서의 성격이 있다. 이와 비슷하게, 아쉬탕가 요가 시퀀스도 빈야사와 호흡으로 연결된 순서대로 연습할 때, 각 아사나를 따로따로 연습해서는 얻을 수 없는 몸의 구조에 대한 깊은 변화를 만들어낸다.

나는 우리가 연습하는 아사나 시퀀스의 반복적인 동작이 신체 전체의 구조에 순수한 영향을 미친다는 점에서, 이는 매우 복잡한 과정임이 논리적으로 이어진다고 생각한다. 이는 심지어 가장 지식이 풍부한 해부학 전문가조차도 완전히 이해할 수 없을 정도로 복잡한 과정이다. 우리는 이러한 복잡한 과정을 존중하고, 추가적인 자극으로 이를 더욱 복잡하게 만들지 않는 것이 좋다. 아침에 시퀀스를 수련하고, 하루 동안 몸이 이 자극을 통합할 수 있도록 시간을 두었다가 다음 날 아침 다시 수련 과정을 반복한다. 이러면 천천히 그리고 확실하게 몸은 변화한다. 그리고 이러한 정통 방식으로 이루어지는 변화는 안정적이라고 할 수 있다.

만약 특정 아사나에서 막혔다고 느꼈을 때, 집에 가서 그 자세를 더 반복해서 연습하거나(혹은 고관절을 열거나, 척추를 열거나, 코어 근육을 강화하는 추가적인 운동을 하거나) 아쉬탕가 요가 시퀀스의 맥락에서 벗어난 연습을 하면, 신체는 이 새로운 자극을 기존 시퀀스에서 온 자극과 함께 통합해야 하는 부담을 떠안게 된다. 이 새로운 자극이 아쉬탕가 요가 시퀀스의 흐름에서 비롯된 것이 아니라면, 기존 자극들과 충돌하거나 조화를 이루지 못할 수 있다.

예를 들어, 어떤 사람이 고관절의 유연성이 부족해서 특정 아사나에서 막혔다고 느낄 수 있다. 그래서 오후에 집에 가서 고관절을 늘리는 추가 연습을 30분 정도 하면 완벽한 해결책이 될 것이라고 생각할 수도 있다. 그러나 만약 그 사람의 아침 수련이 흉부 척추를 더 열어주는 방향으로 진행되고 있다면 어떨까? 이 경우 몸은 흉부 척추가 열리면서 생기는 불균형을 보완하기 위해 고관절 주변을 다소 조이는 방식으로 균형을 잡으려고 한다. 이런 상황에서 강제로 고관절을 열기 위해 애를 쓴다면, 몸이 본래 수련을 통해 나아가려고 했던 지능적인 방향성을 방해하게 된다.

나무는 숙련된 정원사나 자연 환경 조건에 의해 시간이 지나면서 특정 형태로 자라날 수 있다. 나무의 전체적인 모양은 정원사와 환경 조건이 매일 주는 미세한 자극들의 누적으로 인해 몇 년 동안에 걸쳐 영구적이고 극적으로 변화할 수 있다. 하지만 정원사가 나무의 모양을 너무 빠르게, 과도하게 바꾸려고 하면 나무는 부러지거나 시들어 죽고 말 것이다.

지속 가능한 변화는 통합될 때까지 시간을 필요로 한다. 너무 빠른 변화를 요구하면 결코 지속 가능한 결과를 가져올 수 없다. 설령 결과를 얻더라도, 건강하고 지속 가능한 결과로 자리 잡기까지 상당히 강렬한 불편함과 불안정함의 시기를 거쳐야 할 것이다.

그래서 나는 오전 수련 이상의 강도 높은 아사나 연습은 피해야 한다고 굳게 믿는다. 아쉬탕가 요가 시퀀스가 신체에 주는 자극은 매우 깊고 강력하다. 우리는 이러한 자극을 존중하며, 그것들이 몸에 정착되고 통합될 수 있도록 여유를 주는 것이 현명하다.

위에서 말한 설명과 완전히 모순되게도, 나는 집에서 카란다바사나를 연습하기 시작했다. 그렇다면 왜 나는 내가 스스로 세운 '집에서 추가 연습을 하지 말라'는 원칙을 어겼을까? 이는 좋은 질문이며, 동시에 중요한 질문이다. 만약 내가 마이솔에 있지 않았다면, 이런 결정을 내릴 일은 절대 없었을 것이다. 여기에는 무언가를 보여주고 증명하고 싶다는 요소가 분명히 작용했다. 샤랏 선생님은 나에게 도전 과제를 주었고, 그것도 공공연하게 주었다. 나는 그 도전을 받아들이고 싶었으며, 그 과제를 해결할 수 있는 시간이 제한적이라는 사실을 알고 있었다.

또한 나는 거의 10년 동안 어드밴스드 시퀀스를 연습해 왔고, 최근에는 하루에 두 개의 시퀀스를 연습하는 단계를 거친 터다. 그래서 이번 시즌 마이솔에서 두 번째 시리즈, 그것도 그 중간에 있는 카란다바사나까지만 연습하는 게 비교적 쉬우며 몸에 큰 무리가 가지 않는다고 느꼈다. 내 수련 시간은 겨우 한 시간이었고, 그것도 오전 5시 30분이면 끝이 났다. 그래서 낮 시간에 조금 더 연습을 시도하는 것이 비교적 무해하다고 판단했다.

하지만 시퀀스의 맥락 없이, 즉 충분한 준비 없이 집에서 카란다바사나를 연습하는 것에는 조심스러운 태도를 유지했다. 어깨가 이 움직임을 안전하게 지지하려면 상당한 준비가 필요하며, 바르게 정렬되어 있어야 한다. 만약 이 추가 연습으로 인해 어떤 문제가 생긴다면, 아마도 어깨 부위의 과도한 부담으로 인해 발생할 가능성이 가장 크다고 생각했다.

나는 오전 11시쯤, 점심식사를 하기 전, 아침 수련의 열기가 아직 어느 정도 남아 있을 때 시도해 보기로 했다. 몇 가지 간단한 어깨 스트레칭 동작을 하고 곧바로 카란다바사나를 시도했다. 다행히 어깨에 전혀 무리가 가지 않았고, 자세를 꽤 잘 해낼 수 있었다. 첫날에는 자세를 3~5회 반복했고, 이후 며칠에 걸쳐 점차 8~9회까지 늘렸다. 보통 세트를 3번으로 나누고, 세트 사이에 간단한 어깨 풀어주기를 추가하는 방식으로 연습했다.

추가 연습을 마친 후에는 기분이 매우 좋아지는 것을 발견했다. 가슴과 어깨가 더 열리고, 키가 더 커지고 자세가 더 곧아지는 느낌이었다. 이런 느낌은 내가 항상 '올바른 연습'의 신호로 해석하는 부분이다. 나는 보통 월요일부터 목요일까지 일주일에 4번 정도 이 추가 연습을 했고, 나머지 3일 동안은 휴식을 취했다.

몇 주가 지나자, 집에서의 연습에서는 4~5회 반복 중 손이 조금 더 벌어진 채로 자세를 유지할 수 있게 되었지만, 이는 근본적인 변화라고 보기는 어려웠다. 하지만 샬라에서의 카란다바사나 수행은 오히려 조금 더 어려워지는 것처럼 보였다. 여전히 첫 시도에서 자세를 수행할 수 있었지만, 더 엉성해졌고 손이 집에서 연습할 때보다 더 안으로 많이 모였다.

나는 이번 3개월간의 여행이 끝날 때까지 카란다바사나의 벽을 넘지 못할 것이라고 체념했다. 몇몇 사람들은 내가 몇 주 내에 새로운 자세를 받을 가능성이 높다고 말해 주었고, 내가 카란다바사나를 연습하는 방식이 충분히 좋으니 샤랏 선생님이 내게 조금 더 열심히 연습하도록 시간을 주고 있는 것 같다고 했다. 그게 사실인지 아닌지와 상관없이 나는 이 자세를 더 발전시키고 싶었고, 손이 모이지 않는 상태로 연습하기를 원했기 때문에 집에서의 연습을 계속 이어갔다.

샬라에서 수련이 두 번째 달 중반을 지나갈 무렵, 수련이 점점 더 어려워지기 시작했다. 이는 첫 번째 방문에서도 비슷하게 경험한 부분이었다. 첫 달에는 수련이 비교적 가볍고 편안했으며 몸도 잘 열리는 느낌이었다. 하지만 두 번째 달, 세 번째 달로 접어들면서 몸이 점점 뻣뻣해지고, 수련 또한 점점 더 어렵게 느껴졌다. 다른 아사나들도 전반적으로 조금 더 뻣뻣하게 느껴졌고, 동작의 흐름도 예전만큼 자연스럽지 못했다. 전체적으로 수련이 조금씩 힘겨워졌지만, 그래도 어느 정도는 무리 없이 해낼 수 있었다.

그 무렵부터, 집에서 카란다바사나를 연습한 직후 이상한 감각이 들기 시작했다. 8~9회 정도 반복을 마치고 일어서면, 엉덩이뼈 아래쪽에서 약간의 경련 같은 느낌이 있었다. 햄스트링이 붙는 지점이 욱신거리는 듯했고, 꽤 강하게 느껴졌다. 다행히 그 통증은 몇 초 정도만 지속됐고, 나는 그냥 서서 전굴 자세를 한 번 하면 곧 괜찮아졌다. 처음엔 단순히 햄스트링 때문이겠거니 생각했고, 이 증상이 꽤 이상하게 느껴졌다. 카란다바사나가 어떻게 햄스트링에 부담을 줄 수 있는지 의아했다. 내 햄스트링은 이미 충분히 열려 있고 강한 편이라, 이 자세가 햄스트링에 주는 영향은 거의 없을 거라고 생각했기 때문이다. 지금 돌아보면, 이것이 뭔가 잘못되고 있다는 첫 번째 신호였고, 나는 그때 훨씬 더 주의를 기울였어야 했다.

내 수련에서 느껴지던 어려움은 두 번째 달의 몇 주 동안 계속되었다. 카란다바사나도 점점 더 어려워졌다. 들어 올리는 데 더 많은 노력이 필요했고, 자세가 점점 더 엉성해지는 느낌이었다. 낮 동안 더 피곤함을 느끼기 시작했고, 첫 달에는 전혀 하지 않던 낮잠을 자기도 했다.

두 번째 달 후반, 샤랏 선생님이 모두에게 새로운 자세를 허락하는 것처럼 보이는 날이 있었다. 그날따라 나는 특히 수련이 힘들었다. 평소보다 더운 날씨였고, 기운이 많이 떨어져 있었으며 몸도 평소보다 더 뻣뻣하게 느껴졌다. 카란다바사나를 시도하기 전, 과연 내가 이 자세를 오늘 해낼 수 있을지 의문이 들었다. 빨리 피니싱 시퀀스를 하기 위해 탈의실로 들어가고 싶다는 생각뿐이었다.

날 겨우 카란다바사나를 해냈고, 몸을 들어 올려 핀차 마유라사나로 똑바로 세우려는 순간, 샤랏 선생님께서 "했어?"라고 물으시는 소리가 들렸다. 내가 차투랑가로 내려오자, 다시 한 번 "카란다바사나 했어?"라는 말씀이 들렸다. 나는 선생님을 바라보며 "네, 했어요"라고 대답했다. 그러자 선생님께서 "다시 보여줘"라고 하셨다.

속으로 신음 소리를 냈다. 이미 땀이 비 오듯 쏟아지고, 완전히 지친 상태였기 때문에 두 번째 시도를 할 자신이 없었다. 그래도 다시 시도했다. 그러나 예상했던 대로, 들어 올리는 데 실패하고 말았다. 고개를 들어 보니 샤랏 선생님께서는 이미 아무 말씀 없이 다른 곳으로 가고 계셨다. 나는 쓴웃음을 지으며 속으로 생각했다. "기회를 날려버렸네…"

그날 이후, 나는 카란다바사나에서 더 이상 들어 올리지 못하게 되었다. 자세를 해내는 능력이 완전히 사라져버린 것이다. 살라에서 시도할 때마다 상태는 점점 나빠졌다. 며칠 동안은 겨우 반쯤 들어 올리는 데 그쳤고, 그 다음에는 다리를 팔에서 거의 떼지 못하는 상태가 되었다. 마침내, 완전히 시작조차 할 수 없는 지경에 이르렀다. 뇌가 들어 올리라는 명령을 내렸지만, 근육은 전혀 반응하지 않았다. 결국 팔에서 미끄러져 내려오며, 어이없다는 듯 고개를 저었다. 이것은 신체적인 문제만큼이나 정신적인 문제처럼 느껴졌다. 나는 샤랏 선생님이 나를 보고 계신지 확인하려는 시도조차 하지 않았지만, 내 옆에서 수련하던 사람들이 매번 내가 시도할 때 선생님이 유심히 지켜보고 있었다고 말해주었다. 그렇게 몇 주가 지나고, 어느 날 샤랏 선생님께서 수련 막바지에 내 후굴을 도와주시러 다가오셨다. 그리고 나를 보시며 실망스러운 눈빛을 보내셨다. 그 눈빛만으로도 모든 말이 전달되었다. 내가 할 수 있는 유일한 반응은 냉소적으로 웃으며 어깨를 으쓱하는 것이었다. 말은 필요 없었다.

들어 올리는 능력을 잃은 것은 내가 집에서의 연습을 너무 과하게 하고 있다는 두 번째 경고 신호였을 것이다. 이 신호는 엉덩이뼈 아래의 가벼운 경련보다 훨씬 명확했지만, 나는 이 경고도 무시했다. 나는 점점 더 좌절했고, 집에서 연습에 더 많은 노력을 기울이기 시작했다. 하루에 열 번 이상 카란다바사나를 시도할 때도 있었는데, 이젠 집에서도 들어올릴 수 없게 된 상태였다. 이 과정은 마치 불가능한 상황을 억지로 계속 밀어붙이는 듯한 느낌이었다.

수련을 하며 큰 돌파구가 나타나기 전에 상황이 바닥까지 떨어지는 시기가 온다는 것을 나는 경험적으로 알고 있었다. 어떤 일들은 완전히 무너져야 더 나은 방식으로 재건될 수 있다. 나는 지금 나에게도 그런 일이 일어나고 있다고 생각했다. 카란다바사나에서 전혀 들어올릴 수 없게 된 것이 그 '바닥'을 치는 순간이라고 가정한 것이다. 하지만 결국 아니었다.

두 번째 달의 마지막 주가 되자, 내 연습은 정말로 불안정하게 느껴졌다. 강한 저항감과 회피감이 들었고, 신경 깊은 곳에서 느껴지는 떨림과 흔들림 같은 것을 경험했다. 내면의 집중력과 평정심은 여전히 유지되고 있었지만, 신체적 안정감의 가장 깊은 뿌리가 심각한 위협을 받고 있는 느낌이었다. 연습의 일부 동작들은 이제 나에게 너무 익숙해서 자연스럽게 할 수 있어야 했는데, 그것들마저 점점 무너지는 것을 느꼈다. 바카사나에서 뛰는 것도 엉성해졌고, 어떤 날은 프라이머리 시리즈의 구령 수업에서 앉은 자세들 사이에 점프백조차 거의 하지 못할 지경이었다. 전체 수련은 어설프고 15년 전, 내가 처음 연습을 시작했을 때의 느낌으로 돌아가는 듯했다. 그야말로 겸손해질 수밖에 없는 경험이었다.

결국, 바닥을 치는 순간이 왔다. 어느 날 마이솔 수련 중 바카사나를 마치고 바라드바자사나를 하려고 뛰어 들어올 때, 왼쪽 다리를 통해 번개가 치는 것 같은 고통이 느껴졌다. 그것은 내가 평생 느껴본 고통 중 가장 강렬한 것이었으며, 다리가 부분적으로 마비되었다. 나는 말 그대로 충격 상태에 빠져버린 것이다.

수련 중에 무언가 잘못됐음을 느낀 적은 여러 번 있었고, 신중히 연습을 계속하면 금세 괜찮아지는 경우가 대부분이었다. 하지만 이번의 고통은 이전에 느꼈던 어떤 문제보다 훨씬 강렬했다. 나는 조심스럽게 바라드바자사나를 취할 수 있었지만, 온몸은 여전히 충격으로 떨리고 있었다. 점프백을 시도하자, 왼쪽 다리를 통해 다시 한 번 전기 충격 같은 고통이 전해졌다. 나는 뛰는 대신 살며시 걸어들어가 반대 쪽 바라드바자사나를 했다. 같은 방식으로 아르다 마첸드라사나도 시도했지만, 뒤틀림은 풀릴 기미가 전혀 보이지 않았다. 나는 에카 파다 시르사사나를 시도할 엄두조차 내지 못했고, 그저 그 자리에 앉아 잠시 멍하니 있었다. 샬라의 강렬한 분위기가 내 주변을 휘몰아치고, 나는 갑자기 꿈에서 격렬하게 깨는 듯한 생생한 느낌을 받았다.

그날 수련을 그만하기로 결심하고, 단상으로 가서 샤랏 선생님께 다리에 무슨 일이 생겼다고 말씀드렸다. 선생님께서는 나를 잠깐 바라보시더니 빠르게 고개를 끄덕이며 "알겠어. 백벤딩은 하지 마"라고 말씀하셨다. 나는 마무리 동작 전체를 하려고 탈의실로 갔지만, 고통이 너무 심해 사르방가사나나 시르사사나조차 할 수 없었다. 간신히 요가 무드라를 취한 뒤, 몸을 눕혀 휴식을 취했다. 매트를 말아 올리고 일어서는 일조차 극심한 고통이었고, 샬라 밖으로 걸어나갈 수 있을지조차 확신할 수 없었다. 다행히, 가까스로 걸어나갈 수는 있었다.

나는 걱정이 되었지만, 프라이머리 시리즈를 며칠 수련하면 고통을 풀 수 있을 거라 생각했다. 그 주에 사흘이 더 남아 있었고, 나는 극심한 통증을 참으며 프라이머리 시리즈를 수련했다. 하지만 일부 자세는 전혀 시도할 수 없었다. 고통은 나아질 기미를 보이지 않았다.

이 고통은 이전에 경험했던 어떤 것과도 달랐다. 척추나 등에는 통증이 없었고, 척추 움직임에도 아무런 제한이 없었다. 하지만 카란다바사나에서 요구되는 복부와 골반의 힘이나 굽힘 동작이 필요한 자세를 시도할 때마다, 왼쪽 바깥 허벅지부터 발끝까지 찌르는 듯한 통증이 이어졌다. 다리가 특정한 방향으로 회전된 상태에서의 전굴 자세도 같은 고통을 유발했지만, 다른 방향의 전굴 자세는 또 괜찮았다. 고통은 고관절의 회전 방향과 그때 요구되는 근력의 강도에 따라 달라졌다. 카란다바사나와 비슷한 움직임을 요구하는 자세들이 특히 통증을 강하게 유발했기 때문에, 이 고통이 과도한 카란다바사나 연습 때문이라는 것은 분명했다.

다행히 후굴 자세는 어떤 통증도 유발하지 않았고 오히려 평소보다 더 열려있는 느낌이었다. 나는 다시 인터미디어트 시리즈 수련으로 돌아가기로 했지만, 시퀀스 중반부의 비틀기 동작 이후의 자세들은 불가능했다. 다소 두려운 마음으로 월요일에 인터미디어트 시리즈 구령 수업에 참여했는데, 생각보다 괜찮았다. 물론 통증은 여전했지만, 후굴과 비틀기 동작까지는 해낼 수 있었다. 에카 파다 시르사사나에 이르렀을 때는 멈추고 마무리 자세를 준비하려고 했지만, 샤랏 선생님께서 무대에서 나를 보고 계셨다. 선생님께서 "에카 파다 해봐"라고 격려하셨다. 놀랍게도 오른쪽은 할 수 있었다. 왼쪽은 거의 시도조차 못했지만, 선생님께서 "할 수 있는 만큼만 해봐"라고 말씀하셨다. 이후 자세에서도 샤랏 선생님은 내 곁에 서서 수정 방법을 알려주시며, 내가 카란다바사나까지 완주하도록 도와주셨다.

그날 연습을 끝마치고 나니 오히려 기운이 나고, 다리도 약간 나아진 것 같았다. 가능한 범위 안에서 늘려준 것도 조금은 도움이 된 듯했다. 문제가 생각보다 빨리 저절로 해결될 수 있지 않을까 하는 희망이 보였다.

그 주 마이솔 수련이 시작되었을 때 나는 나 자신을 내려놓을 수 있었다. 앞선 두 달 동안 카란다바사나를 성공하겠다는 심적 압박감을 꽤 크게 느꼈다. 그러나 이제는 내 수련이 거의 폐허처럼 무너졌고, 카란다바사나를 전혀 시도할 수 없을 뿐 아니라 여러 자세를 수정하거나 생략해야 한다는 사실이 오히려 안도감을 주었다. 수련은 매우 고통스럽고 즐겁지 못했지만, 그런 상황에 대해 체념한 것이 일종의 이완과 놓아버림을 가져다주었다. 나는 새로운 연습 루틴을 만들었다. 에카 파다 시르사사나 왼쪽, 드위 파다 시르사사나, 요가 니드라사나는 생략하고, 티티바사나와 핀차 마유라사나는 할 수 있었다. 카란다바사나에서는 다리를 교차하며 들어 올리기까지만 했고, 내려오는 동작은 통증을 유발하기 때문에 하지 않았다.

이 상태를 받아들이는 것은 도전이었다. 매우 겸허해지는 경험이었고, 나에게는 꼭 필요한 배움이었다. 샤랏 선생님께서 나를 대하는 태도도 바뀌었다. 예전보다 더욱 다정하게 대해 주셨고, 압박도 덜 주셨다. 매일의 수련이 거대한 투쟁이었고, 느리고 신중히 움직이며 통증을 견디는 과정이었지만, 점차적으로 대부분의 동작들이 돌아오고 있음을 느꼈다. 매일, 그리고 매주 조금씩 더 유연해지고, 더 멀리 움직일 수 있었다. 이제 수련은 몸이 치유될 수 있을 만큼만 움직이고, 통증이 악화되지 않을 만큼만 멈추는, 아주 섬세한 균형을 찾아가는 일이 되었다.

강렬한 육체적 불편함, 그리고 그 과정을 사람들 앞에서 겪어내야 하는 감정적 취약함을 마주하는 일은 깊은 차원의 수련이었다. 여러 면에서, 그것은 수련의 본래 목적 안으로 다시 되돌아가는 일이기도 했다. 특정 아사나의 외적인 모양에 집착하는 대신, 내면에서 일어나는 경험들에 대한 나의 반응을 관찰하고 다루는, 그 내적인 과정으로 다시 진입할 수 있었던 것이다.

마이솔에서의 세 번째 달은, 나의 과도한 야망으로 인한 부상에서 천천히 회복하는 힘든 과정이었다. 동시에, 마이솔에서의 다른 경험들과 삶 전반에서 겪는 여러 문제들로 인해 나는 이 여행의 끝을 간절히 기다리고 있었다. 조용하고 습한 발리의 논밭으로 돌아가, 귀뚜라미와 개구리 소리만이 함께하는 가운데 어둠 속에서 홀로 수련하고, 아픈 몸으로 나 자신과 마주할 수 있기를 바랐다. 카란다바사나를 넘어 '더 나아가야 한다'는 모든 야망을 완전히 내려놓은 나는 이 여행을 끝낼 준비가 되었다.

몇 주가 지나면서 부상은 어느 정도 회복되어 카란다바사나에서 내려가는 것이 다시 가능해졌다. 하지만 다시 들어 올리는 동작은 아직도 요원하게만 느껴졌다. 인터미디어트 구령 수업이 두 개 남았을 때, 카란다바사나를 시도한 후 나는 매트를 말아 챙기고 마무리 자세를 하러 탈의실로 가려고 했다. 그 순간, 샤랏 선생님께서 나를 돌아보시며 "한 번 보여줘"라고 말씀하셨다. 나도 모르게 냉소적인 웃음을 터트렸다. 샤랏 선생님께서는 다시 다른 수련생에게 집중하셨고, 나는 그 자리에 멈춰서 한참을 서 있었다. 마음속으로 "안 할래요"라고 말하고 싶었지만, 그 대신 깊은 한숨을 내쉬고 매트를 다시 펴서 두 번째 시도를 했다. 놀랍게도, 나는 몸을 반쯤 들어올릴 수 있었다. 여행 초기 이후로 느껴보지 못했던 깊은 집중과 힘이 순간적으로 되살아났다. 모든 것이 잠시 동안 다시 조화롭게 맞물린 것처럼 느껴졌다. 샤랏 선생님은 아무 말도 하지 않았고, 나는 탈의실로 가서 마무리 자세를 했다.

다음날 마이솔 수련에서 카란다바사나를 시도한 후 후굴 자세를 준비하려고 하는데, 샤랏 선생님께서 무대에서 나를 부르시며 다시 해보라고 하셨다. 나는 또 실패했고, 선생님께서 몇 가지 도움이 될 만한 지침을 주셨다. 하지만 그것들은 내가 이미 알고 있는 내용이었고, 당시 내 몸 상태로는 실현할 수 없는 것들이었다. 다시 들어올릴 수 있으리라는 희망은 전혀 없었다. 몇 달은 더 걸릴 것이라고 예상하고 있었다.

그 후 나는 매 수련마다 카란다바사나를 두 번씩 시도했다. 샤랏 선생님이 이제는 그걸 기대하는 것처럼 느껴졌기 때문이다. 선생님은 내가 이 자세를 넘어서길 바라시는 듯했지만, 내가 다시 들어올릴 수 있을 때까지는 그럴 수 없겠다는 생각이 들었다. 하지만 나는 다음 여행까지 기다릴 마음의 준비가 충분히 되어 있었다!

그다음 인터미디어트 구령 수업, 그러니까 이번 시즌의 마지막 수업에서 샤랏 선생님께서 다시 내가 탈의실로 가려 할 때 "한 번 보여줘"라고 말씀하셨다. 지난주와 같은 일이 반복되었다. 나는 몸을 반쯤 들어올릴 수 있었고, 과거의 느낌이 희미하게 되살아났지만 완전히 성공하지는 못했다.

그리고 시즌 마지막 주 목요일, 이번 시즌에 두 번의 마이솔 수련을 남겨놓고, 평소처럼 카란다바사나로 내려갔다. 그러고는 어떻게 된 일인지 몸을 들어올릴 수 있었다. 믿을 수 없을 정도로 놀라웠다. 정말로 시도하려고 했던 것도 아니었고, 야망도 기대도 없었는데, 내 몸이 저절로 올라갔다. 너무 놀라서 몸이 떨릴 정도였다. 다리를 풀고 어깨를 곧게 폈다. 동작은 엉성했고 여행 초기에 했던 것보다 나을 것도 없었지만, 해냈다. 핀차 마유라사나에서 차투랑가로 내려왔을 때, 무대 위에서 샤랏 선생님의 목소리가 들려왔다. "마유라사나."

나는 선생님이 정말 내게 이야기하고 있는 게 맞는지 확인하려고 무대 쪽을 올려다봤다. 선생님께서 환한 미소와 함께 고개를 끄덕이며 마유라사나를 나타내는 손동작을 보여주셨다.

그 순간은 정말 강렬했다. 최근의 연습과 삶을 어둡고 긴 터널처럼 느끼게 했

던 모든 고통이

순간적으로 가벼움 속으로 녹아들었다. 마치 짙은 안개가 갑자기 걷힌 듯했다. 나는 샤랏 선생님을 향해 미소 지으며 고개를 끄덕이고 마유라사나를 시도했다. 그러자 선생님께서는 곧바로 "자세가 정확하지 않아"라고 말씀하시며, 몇 가지 세부적인 부분을 지적하셨다.

다음 날, 나는 다시 카란다바사나를 해낼 수 있었다. 몸은 아직 완전히 회복되기까지 갈 길이 멀었지만, 예상치 못하게도 그날의 수련은 어쩐지 이 여행을 마무리하기에 딱 어울리는 방식이었다.

발리로 돌아온 지 2주가 지난 지금도 부상에서 회복하는 과정을 이어가고 있다. 이번 주 연습에서 부상 이후 처음으로 왼쪽 다리를 머리 뒤로 넘기고 숩타 쿠르마사나를 할 수 있었다. 하지만 여전히 많은 통증이 남아 있고, 통증이 완전히 사라지기까지는 앞으로 2~4개월이 더 걸릴 것으로 예상된다. 놀랍게도 카란다바사나는 현재 내 연습에서 가장 부드럽고 수월한 자세 중 하나로 느껴진다.

이번 마이솔 여행은 내게 아주 중요한 경험이었다. 그 시간은 샤랏 선생님과의 관계를 조율해 가는 소중한 기회이기도 했다. 우리 둘 다 서로를 대하는 방식에서 많은 것을 배웠고, 그 덕분에 다음 여행은 훨씬 더 나아질 것이다.

여전히 흥미로운 질문은 왜 내가 스스로 이해하고 있던 수련 방식을 무시했는가이다. 왜 과도한 연습에 대한 욕심에 굴복하여 성과를 내기 위해 무리했는가?

이런 선택을 집에서나 다른 샬라에서 했을 것이라고는 상상할 수 없다. 마이솔의 환경이 내 안에 아직 완전히 해결되지 않은 어떤 건강하지 않은 내적 경향을 자극했기 때문일까? 그리고 그 경향과 다시 마주할 때가 된 것이었을까?

샤랏 선생님은 두 번의 여행 모두에서 나를 강하게 밀어붙였다. 그 의도는 오직 그만이 알 것이다. 하지만 분명한 한 가지는, 샤랏 선생님이 내가 집에서 카란다바사나를 추가로 연습한 것을 승인하지 않았을 것이라는 점이다. 선생님도 아사나 연습을 하루 한 번 이상 하지 말 것을 강력히 권고한다. 만약 내가 카란다바사나를 어떻게 개선해야 할지 물어봤다면, 선생님은 절대 내가 했던 방식으로 하라고 이야기하지 않았을 것이다.

그때도, 지금도 나는 이 사실을 잘 알고 있다. 결국, 그 선택에 대한 책임은 온전히 나에게 있다. 이번 실수를 통해 배운 교훈은 분명 앞으로 마이솔에서 더 숙련된 훈련을 진행할 때 큰 도움이 될 것이다.

이 이야기를 나누는 이유는 여러 가지다. 연습의 어두운 면과 '바르지 않은 연습'의 위험성을 공개적으로 표현하고 공유하는 것이 중요하다고 느끼기 때문이다. 소셜 미디어와 대중문화가 점점 아사나 연습을 이미지 경쟁이나 패션쇼로 홍보하는 가운데, 이런 경향에 빠져 스스로를 다치게 할 위험이 커지고 있다.

내가 완벽한 카란다바사나를 연습한 이유가 페이스북이나 유튜브, 잡지 표지에 올리기 위해서였던 것은 아니지만, 솔직히 말하면 나 역시 어느 정도는 '이미지'와 관련된 이유에서 그 자세를 완성하고 싶었던 것도 사실이다. 그것이 바로 과도한 연습으로 이어졌고, 결국 부상으로 이어졌다.

가장 흥미로운 점은 내가 이번 경험 이전에 이 모든 것을 머리로는 잘 이해하고 있었다고 생각한 것이다. 비슷한 방식으로 부상을 입는 동료나 학생들을 수도 없이 보아왔지만, 결국 나도 내 몸으로 직접 겪어봐야 그 진실을 온전히 이해할 수 있었던 것 같다.

## 질문에 대한 답변

### 🖎 이번 마이솔 여행 중 부상의 본질에 대하여

이번 여행에서 겪은 부상의 본질은 이상근 증후군(Piriformis Syndrome)과 유사하지만, 정확히 일치하지는 않는다. 신경 압박이 분명 존재하지만, 좌골신경(Sciatic Nerve)도 아니다. 다리에서 느껴지는 통증과 저림 현상은 S1 신경 분절의 지배 영역(Dermatome Innervation)과 밀접하게 일치한다.

카란다바사나는 아쉬탕가 요가의 모든 자세 중에서 요추와 고관절 굴곡이 가장 크게 요구되는 자세다. 이 자세를 지나치게 반복 수행함으로써 하부 요추와 천골(L5와 S1)의 척추뼈 변위가 발생했을 가능성이 높다. 이로 인해 해당 부위에서 나오는 신경 뿌리가 압박을 받은 것으로 추정된다.

또한, 이 자세에 필요한 힘이 왼쪽 이상근을 경직되게 만들었을 수 있다. 좌골 아래에서 느껴졌던 경련은 이러한 문제의 초기 신호였던 것으로 보인다.

해부학 전문가와 상담했을 때, 그는 내게 이렇게 물었다. "파드마사나에서 항상 오른쪽 다리를 먼저 접으시나요?" 이 질문은 왼쪽 이상근에 더 많은 부담이 실렸을 가능성과, 그것이 왼쪽 다리 부상의 원인이 되었을 수 있음을 시사한다. 현재 나는 왼쪽 다리를 먼저 올리는 파드마사나로 교정 연습을 진행하며, 균형을 맞추려 하고 있다. 이러한 방식은 효과를 보고 있으며, 앞으로도 마이솔 방식을 제외한 모든 연습에서 이를 유지할 계획이다.

이번 상황처럼 복잡한 부상을 단순히 특정 부위의 부상으로 축소해 설명하는 것은 어렵다. 몸은 전체로 작용하므로, 특정 부위를 따로 떼어내어 진단하기보다는 신체 전체를 통합적으로 바라보는 시각이 필요하다. 현재는 완화된 연습으로 돌아가서, 양쪽의 균형을 맞추는 방식으로 인해 서서히 부상이 치유되고 있는 것 같다.

아쉬탕가 요가,
지혜로운 몸,
그 변화의 원리

# 세 번째 시리즈 다시 시작하기

11년간의 관계를 돌아보며

— 2016년 4월 —

나는 2005년 초, 캐나다 북부 유콘의 화이트호스로 이주한 직후 아쉬탕가 요가의 세 번째 시리즈 수련을 처음 시작했다. 그전 해에는 몬트리올에서 마크 다비(Mark Darby) 선생님에게 프라이머리 시리즈와 인터미디어트 시리즈를 배운 바 있었다. 여행을 다니던 시기를 지나 세상과 동떨어진 아주 외진 곳에 정착하게 되었고, 그곳에서는 아쉬탕가 요가 수련에 대해 지도해 줄 수 있는 사람을 찾기 어려웠다. 나는 늘 혼자 수련하는 것을 좋아해왔고, 아쉬탕가 요가 수련을 시작하기 전에는 아헹가 요가(아헹가 요가 교사로서의 훈련을 포함해서)를 4년간 경험했기에, 이 새로운 수련 체계를 혼자 감당하는 것에 대해 행복하고 자신감을 느꼈다.

2004년 9월 유콘에 도착해 북쪽에서의 첫 겨울을 준비했다. 하루 18시간 이상의 긴 밤과 -40도까지 내려가는 혹한의 겨울이었다. 그 해 겨울, 나는 친구의 지인이 살던 집을 돌봐주며 관리했다. 그 집은 시내에서 몇 킬로미터 북쪽에 있었고, 내 유일한 교통수단은 두 발뿐이었다. 나는 매주 두 번씩 시내로 걸어 내려가 요가 수업을 진행하고 필요한 물품을 산 뒤, 눈밭과 찬바람을 뚫고 언덕을 걸어 다시 집으로 돌아왔다. 인터넷도 없었고, 개를 데리고 숲속을 산책하거나,

책을 읽고, 음식을 만들고, 아쉬탕가 요가, 프라나야마(호흡훈련), 그리고 위빠사나 명상 연습에 집중하는 것 외에는 할 일이 없었다. 그 겨울은 쉽지 않았지만, 나는 그 시간을 특별한 기억으로 소중히 간직하고 있다.

비록 첫 번째, 두 번째 시리즈를 수련한 지 겨우 1년 조금 넘었고, 여전히 많은 훈련이 필요했지만, 나는 세 번째 시리즈에 대한 호기심이 생기기 시작했다. 프라이머리, 인터미어트 시리즈를 통해 이미 몸의 구조적 변화가 상당히 일어난 것을 경험했으며, 그러한 변화들이 몸과 존재 안에 뿌리를 내리기 시작하는 것처럼 느껴졌다. 이러한 과정이 안정되면서, 나는 더 강렬한 도전과 변화를 갈망하게 되었다.

매튜 스위니(Matthew Sweeney)의 첫 번째 책 'Ashtanga Yoga as It Is'는 당시 어드밴스드 시리즈(Advanced Series)에 대해 공개적으로 출판된 유일한 자료였기에, 나는 그 책을 주문했다. 몇 주 후, 지구 반대편인 호주에서부터 내 얼어붙은 우체통까지 책이 배달되었다.

나는 열정과 활력을 가득 안고, 매일 아침 인터미어트 시리즈 수련을 마친 뒤 세 번째 시리즈의 자세들을 실험하기 시작했다. 매주 세 번째 시리즈의 아사나를 몇 개씩 추가했는데, 곧 내 몸과 신경계가 감당하기에는 벅찰 정도로 무리가 되곤 했다. 두 달이 채 되기 전에, 나는 세 번째 시리즈의 모든 자세를 스스로 익혔고, 일주일에 네 번씩 연습했다.

그 겨울 동안 경험한 구조적 변화와 불편함은 '극단적'이고 '강렬한' 것으로밖에 설명할 수 없다. 내 상체는 엄청난 변화를 겪었고, 갈비뼈와 어깨뼈 구조가 안팎으로 변화했다. 인간의 몸에서 움직이지 않아야 할 것이라고 생각했던 부분들이 움직이는 것을 느꼈다. 특히 이 주 동안 위로 업독 자세에서 다운독 자세로 전환할 때마다 내 갈비뼈 오른쪽 전체가 뼈와 뼈의 맞물림에서 벗어나 미끄러지는 듯한 경험을 했다. 이 감각이 아프지는 않았지만, 움직이지 말아야 할 몸의 일부가 실제로 제자리에서 벗어났다 다시 돌아오는 것을 느끼는 것은 거의 구역질이 날 만큼 불쾌했다. 나는 계속 수련을 이어갔고, 결국 이런 현상은 사라졌다.

그 후 나는 급하게 익힌 세 번째 시리즈가 몸과 신경계에 남긴 압도적인 강렬함으로부터 회복하기 위해 프라나야마와 명상 연습에 집중했다. 당시 내 삶에 할 일이 별로 없었던 것이 다행이었다. 왜냐하면, 어떤 관계를 유지한다거나 내가 하던 최소한의 지도 활동 이상의 일을 하는 것은 어려웠을 것이기 때문이다.

몇 달 동안 나는 또 하나의 중요한 원칙을 깨달았다. 바로, 아쉬탕가 요가를 매일, 장기적으로 수련하는 것은 다른 형태의 신체 작업과 반드시 잘 맞는 것은 아니라는 점이다. 나는 화이트호스에서 아쉬탕가 요가를 막 시작한 수련자이자 롤핑 전문가(롤퍼, Rolfer)를 만났다. 나는 약 5년 전 로핑 10회 세션 프로그램을 경험한 적이 있었고, 이 수련법에 대해 높은 신뢰를 가지고 있었다. 그 롤핑 전문가와 나는 일주일에 한 번, 내가 그녀에게 아쉬탕가 요가 개인 수업을 제공하는 대신, 그녀가 나에게 롤핑 세션을 제공하는 방식으로 거래하기로 합의했다.

첫 번째 롤핑 세션에서 나는 그녀에게 내 연습에서 겪고 있는 긴장감과 상체의 불편함, 그리고 갈비뼈 오른쪽이 다른 뼈와의 접합에서 실제로 빠지는 듯한 매우 이상하고 불안한 감각을 설명했다. 그녀는 내 갈비뼈가 어떤 상태인지 보자며 나를 안마 베드에 엎드리게 했다. 그녀가 갈비뼈를 만지고 부드러운 압력을 가하는데, 갑자기 갈비뼈가 다시 미끄러졌다. 그녀는 작은 비명을 지르며 몇 걸음 물러나더니 "세상에, 방금 그게 뭐였죠?"라고 외쳤다.

나는 웃으며 말했다. "제가 설명했던 그거예요. 혹시 이게 뭔지 말씀해 주실 수 있을까 했는데요." 그러자 "와, 괜찮아요? 이제는 당신을 만지는 것도 무서운데요,"라는 게 그녀의 대답이었다.

나는 그녀에게 갈비뼈가 빠지는 듯한 느낌이 실제로는 전혀 아프지 않으며, 그녀가 할 수 있는 걸 시도해보았으면 한다고 설득했다. 약간의 불안감을 안고 그녀는 다시 작업을 시작했다. 한 시간 세션이 끝날 무렵, 나는 엄청난 해방감을 느꼈다. 상체에 있던 긴장이 완전히 사라진 것 같았고, 말로 표현할 수 없는 자유로움을 느꼈다. 그녀는 내 에너지가 통제되지 않은 채 바깥으로 확장되고 있는 것처럼 느껴졌다고 했고, 그래서 '그릇'의 감각을 심어주려고 시도했다고 말했다. 나는 그녀에게 깊은 감사 인사를 전했고, 우리는 다음 주에 다시 만나기로 했다.

상체에 느껴졌던 통증과 긴장은 며칠 지나지 않아 다시 되돌아왔다. 그 다음 주, 롤퍼가 다시 한 번 내 몸의 긴장을 풀어주었다. 이런 사이클이 몇 번 반복되었다. 그러다 결국 무슨 일이 벌어지고 있는지 깨닫게 되었다. 세 번째 시리즈가 내 몸에게 변화를 요구하고 있었던 것이다. 나는 시리즈를 너무 빠르게 익혔기 때문에 변화의 폭이 매우 극적이었고, 그만큼 내 몸은 쉽게 불안정해졌다. 통증과 긴장은 모두 이런 급격하고 극적인 구조적 변화를 몸이 받아들이려는 과정에서 일어난 반응이었다. 롤퍼는 내 몸을 다시 안정시키기 위해 최선을 다했지만, 안정이 되면서 몸은 다시 예전의 구조로 돌아가려는 방향으로 움직였다. 반면 세 번째 시리즈는 그 오래된 구조를 바꾸려 하고 있었던 것이다. 결국 내 몸 안에서는 줄다리기가 벌어지고 있었다. 세 번째 시리즈는 한 방향으로, 롤퍼는 또 다른 방향으로 몸을 이끌고 있었다.

이 사실을 깨달은 뒤, 나는 롤퍼에게 설명했다. 그리고 이제는 내 수련을 믿고, 수련의 모든 효과가 내 몸을 통해 자연스럽게 작용하도록 그냥 맡겨야겠다고 말했다. 다행히도 당시 스물아홉 살이었던 내 몸은 강하고 유연했으며, 수련 방식과 나 자신에 대한 신뢰가 나를 지탱해주었다. 몇 달 후, 나는 세 번째 시리즈 수련과 그것을 감당할 수 있는 몸을 어느 정도 안정적으로 갖추게 되었다.

이 무렵, 내 몸이 점차 안정되기 시작할 즈음, 낮 시간이 빠르게 길어지기 시작했다. 기온도 천천히 뒤따라 오르기 시작했고, 나는 북쪽 지방에서 처음으로 맞이하는 봄과 여름을 경험했다. 여름철 극점에 다다르자 어둠이 완전히 사라지는 현상까지 겪게 되었고, 긴 겨울 동안 혼자 고군분투했던 노력에 대해서 서서히 결실을 느끼기 시작했다. 나는 마치 새 몸을 얻은 듯한 기분이었다 ― 그리고 사실 정말 그랬다. 몸이 더 곧아지고, 키도 조금 더 큰 듯 느껴졌으며, 무엇보다 자연스럽게 중력과 조화를 이루는 느낌을 받을 수 있었다. 특히 명상 자세를 취할 때, 앉아 있는 동안 척추를 중력선과 정렬시키고 어깨와 가슴을 열린 상태로 유지하는 것이 거의 힘들이지 않고 자연스럽게 가능해졌다. 하루 두 시간씩 앉아 명상하는 동안에도 그 자세를 안정적으로 유지할 수 있었다.

그 후 나는 서드 시리즈를 메인 수련으로 삼아, 주 4일씩 3년 동안 꾸준히 연습했다. 이 모든 과정을 별다른 지도자 없이, 스스로 해냈다. 그 무렵 나는 유콘에 나만의 요가 스튜디오를 세웠고, 점차 더 넓은 세계로 나아가야겠다는 부름을 느끼기 시작했다. (유콘 사람들은 유콘 밖 세상을 흔히 '바깥'이라고 부른다.) 이제 밖으로 나아가 세계의 아쉬탕가 공동체와 연결되고 싶어졌다.

몬트리올에 살 때, 몇몇 신뢰할 만한 지인들이 리처드 프리먼 선생님을 추천해 준 적이 있었고, 그 기억이 내 머릿속에 계속 남아 있었다. 이제 나는 그를 만나야겠다는 강한 부름을 느꼈고, 콜로라도 볼더에서 열리는 그의 한 달간의 교사 집중 과정에 지원했다. 나는 그 과정에 받아들여졌고, 2007년에 그곳에서 연습을 하게 되었다.

그때쯤이면 내 세 번째 시리즈 훈련은 누구의 기준으로 보더라도 꽤나 존중받을 만한 수준이었을 것이다. 하지만 나는 아쉬탕가 요가 커뮤니티의 일반적인 교육 방식에 완전히 익숙하지 않았고, 새로운 곳에 가서 독학으로 익힌 세 번째 시리즈를 펼쳤을 때 어떤 반응이나 평가를 받을지 궁금했다. 나는 과정 지원서에 내 연습을 어떻게 배워왔는지와 함께 세 번째 시리즈를 스스로 익혔다는 점을 솔직히 적었다.

리처드 선생님의 스튜디오에서 진행된 마이솔 스타일 수업은 매우 전통적이지 않았다. 수련생들은 전통적인 시리즈를 따라야 했지만, 모든 사람이 그렇게 하지는 않았고, 누구도 특정 자세를 연습하거나 하지 말라는 말을 듣지 않았다. 사람들은 자신이 연습하고 싶은 것을 하러 왔고, 대체로 선생님들도 이를 받아들였다. 이런 분위기는 당시 내 연습 여정에 있어서 매우 편안한 환경이었다.

첫 이틀 동안 스튜디오에서 나는 주로 프라이머리와 인터미디어트 시리즈를 연습했다. 어떤 선생님에게도 특별한 질문을 받지 않았기에, 셋째 날에는 세 번째 시리즈를 시도해 보기로 했다. 그날은 마침 리처드 선생님이 지도하는 마이솔 수업이었다. 그는 내가 하는 것을 상당히 흥미롭게 지켜보았고, 빈야사와 정렬에 대한 몇 가지 교정을 해 주며 기본적으로 내 세 번째 시리즈 연습을 용인해 주었다. 나는 그곳에 머무는 동안 리처드 선생님과 다른 선생님들의 지도하에 세 번째 시리즈를 계속 연습했다.

볼더에서 보낸 한 달은 매우 즐거웠고, 그 후 1년 동안 두 차례 더 그곳으로 돌아가 리처드 선생님의 '고급 집중 과정'에 참여했다. 다시 한 번 비슷한 생각을 가진 사람들과 함께 연습하는 것이 즐거웠고, 리처드 선생님은 내가 공감하고 연결될 수 있는 수련생들을 끌어들이는 구심점으로 보였다. 리처드 선생님 스스로도 매우 영감을 주는 수련자이자 지도자였다.

그곳에서의 시간이 즐겁기는 했지만, 내 아사나 연습이나 마이솔 방식을 학생이나 교사로서 적절히 사용하는 방법에 대해 크게 배우지는 못했다고 생각한다. 일단은 내가 독학으로 세 번째 시리즈를 제대로 익혔다는 확인을 받는 것이 기분 좋았고, 내 연습의 강점들이 인정받는 것도 좋았다. 또한 내가 연습을 통해 이해한 정렬 원칙이 선생님이 가르치는 내용과 일치한다는 점도 감사했다. 그가 반다에 대해 웅변적으로 설명한 내용은 내가 직관적으로 이해하고 있던 것을 더 명확히 이해할 수 있도록 도와주었다. 하지만 내 연습의 한계나 그것을 배우는 방식에 대해 어떤 제약이나 압박이 없었기 때문에, 내 연습이 발전하고 변화할 자극은 거의 없었다.

2007년 당시, 나는 KPJAYI에서 연습해야겠다는 끌림을 느꼈다. 사실 나는 2000년에 아헹가 요가를 배우던 학생 시절, 마이솔 락슈미푸람에 있는 옛 AYRI를 방문한 적이 있었다. 그곳에서 파타비 조이스를 만나 마이솔 스타일 수업을 관찰할 수 있는 허락을 받았다. 하지만 당시에는 그다지 인상 깊지 않았고, 2003년에 아쉬탕가 요가를 시작한 이후에도 다시 가고 싶은 마음은 들지 않았다. 그러나 이제 다시 흥미가 생겼고, 마이솔을 재방문해볼 계획을 세우기 시작했다. 리처드 선생님의 교육 과정에서 함께 공부하던 학생에게 이 이야기를 했더니, 그녀가 인도로 가게 되면 고아에 있는 롤프 나우요카트 선생님과 연습을 해보라고 추천해 주었다. 그녀는 롤프 선생님과 내가 잘 맞을 것 같다고 말했다. 이 추천은 내 마음에 강하게 와 닿았고, 나는 같은 해에 고아로 가서 롤프 선생님과 연습할 계획을 세웠다.

고아의 롤프 선생님 샬라에 도착한 첫날, 그는 나에게 "프라이머리만 연습하고, 교정은 받지 않도록 해요"라고 이야기했다. 샬라의 에너지 속에서 프라이머리 시리즈를 연습하는 것은 무척 즐거웠다. 롤프 선생님은 마지막 백밴드에서 다리를 잡아주는 도움을 주셨고, 이후 내게 평소 어떻게 연습을 해왔는지 물어보았다. 나는 지금 세 번째 시리즈를 시작하고 있다고 대답했다. "오, 훌륭하군요!"라고 그가 말했다. "누가 그 모든 자세를 가르쳐 주었나요?"

어떻게 대답해야 할지 망설여졌다. 내가 세 번째 시리즈를 독학으로 배웠다고 말하면 좋게 받아들이지 않을 것 같았다. 이곳의 분위기는 리처드 선생님의 스튜디오보다 훨씬 엄격하고 통제된 느낌이었다. "리처드 프리먼 선생님께 배웠습니다"라고 거짓말을 했다.

"아, 리처드가 모든 자세를 가르쳐 주었군요? 훌륭합니다! 일단 내일은 인터미디어트 시리즈를 연습하고, 그다음을 한 번 봅시다."

다음 날 인터미디어트 시리즈를 연습했을 때, 롤프 선생님과 그의 아내 마르시는 나의 부족한 부분들을 몇 가지 발견했다. 드위 파다 시르사사나와 카란다 바사나를 포함한 몇몇 자세에서 부족함이 드러났다. 그들은 여러 자세에서 나를 강하게 교정하며 수련을 어렵게 만들었다. 이후 롤프 선생님은 그 주 내내 인터미디어트 시리즈를 연습하라고 지시했다. 강한 교정은 계속되었고, 마르시는 특히 나에게 강경했다. 그녀는 내 연습에 대해 질문을 하며, 마치 심문을 하는 것처럼 느껴지는 태도를 보였다.

이 경험은 매우 강렬했고, 리처드 선생님의 스튜디오에서 느껴졌던 편안하고 긍정적인 에너지와는 완전히 달랐다. 한편으로는 교정과 강한 압박 덕분에 인터미디어트 시리즈 연습에서 강한 집중과 깊이가 생겼다. 하지만 동시에 그들의 말과 질문에 겁먹고 위축되는 기분이 들었다. 아사나 연습의 강도와 이들과의 관계가 결합되어 나를 한계점까지 몰고 갔고, 그곳에서 진정한 자기 대면이 이루어졌다.

연습 3~4일째 되던 날, 시작 만트라를 준비하던 중 롤프 선생님이 나를 따로 방으로 불렀다. 그는 친절하지만 단호한 태도로 내가 세 번째 시리즈를 어떻게 배웠는지에 대해 더 자세히 물었다. 특히 리처드 선생님이 자세를 '하나하나씩' 가르쳤는지 물었다. 나는 사실대로, 기본적으로는 내가 스스로 세 번째 시리즈를 익혔고, 리처드 선생님이 이후 그것을 도와주고 승인해 주었다고 대답했다. 롤프 선생님의 반응은 매우 명확했다. "아니야, 아니야, 아니야. 그것은 옳은 방식이 아니야. 각 자세는 자격이 있는 선생님에게 하나씩 배워야 해. 내 선생님도 나를 그렇게 가르쳤어." 그는 또한 내가 인터미디어트 시리즈에서 개선이 필요한 세네 가지 부분을 지적했다. 그러고는 내가 그들과 함께 오직 인터미디어트 시리즈만 연습해야 한다고 말하며, 만약 이게 마음에 들지 않으면 환불을 해줄 테니 다른 곳으로 가도 된다고 했다.

나의 대답 역시 분명했다. "저는 선생님들과 수련하고 싶습니다," 내가 말했다. "여기에서 수련하는 것이 정말 좋고, 선생님들이 적절하다고 느끼시는 대로 수련하겠습니다."

롤프 선생님의 눈이 반짝였다. "좋아!" 그는 외쳤다. "우리도 너를 아주 좋아한단다. 네 에너지가 굉장히 집중되어 있어. 우리가 너에게 조금 엄하게 굴었던 건 너를 이뻐하고, 네가 아사나를 더 잘할 수 있는 잠재력이 있다고 생각했기 때문이야."

그 이후로 롤프 선생님과 마르시 선생님과의 수련이 조금 더 부드럽게 진행되었다. 한편으로는 진도가 잘려나갔다는 사실에 실망스러웠지만, 다른 한편으로는 인터미디어트 시리즈 연습에서 훨씬 더 깊이가 생기는 것을 느낄 수 있었다. 이는 이 교육 방식이 어떻게 가장 효과적으로 작동하는지를 이해하는 데 있어 큰 깨달음이었다. 내가 한계를 지적받고, 그 지점에서 멈춰 그것을 마주해야만 이전에 회피하거나 대충 넘겼던 부분에서 내 주의, 인식, 노력을 기울이게 된다는 점 말이다. 이러한 압박감은 내 수련과 내 자신에 있어 진화와 변화를 자극하는 계기가 되었다.

한 달쯤 지나자 롤프 선생님이 원하는 수준으로 인터미디어트 시리즈를 개선할 수 있었다. 그는 드위 파다, 카란다바사나, 틱톡(tic toc) 자세에서 자신이 원했던 형태를 달성할 때마다 나에게 축하를 건넸다. 두 번째 달 수련에 들어선 어느 아침, 그는 나에게 말했다. "이제 너의 인터미디어트 시리즈 수련은 매우 강해졌고, 훨씬 나아졌어. 이제 세 번째 시리즈를 시작하자. 오늘은 두 번째 시리즈 마지막의 머리서기 자세들 이후에 비슈바미트라사나를 시도해 봐."

나는 여전히 자세를 하나씩 배우는 '올바른 방식'에 대해 잘 이해하지 못했기 때문에, 그의 지시가 내가 세 번째 시리즈의 모든 자세를 해도 된다는 뜻으로 오해했다. 그래서 인터미디어트 시리즈가 끝난 후, 세 번째 시리즈를 연습하기 시작했다. 세 번째나 네 번째쯤 자세를 하고 있을 때 롤프 선생님이 나를 보고 외쳤다. "아니야! 비슈바미트라사나라고 했잖아. 다른 자세들을 다 하라는 게 아니야!" 그는 나에게 돌아가 비슈바미트라사나를 다시 하라고 지시했다. 자세를 지켜본 뒤, 그는 말했다. "아주 좋아. 이제 백밴딩을 하고 다음 주에 바시스타사나를 하자."

롤프 선생님과 함께 세 번째 시리즈를 시작한다는 의미가 곧 세 번째 시리즈 전체를 연습할 수 있다는 의미가 아니라는 것을 알고 다시 실망했다. 하지만 이후 며칠 동안, 비슈바미트라사나에 온전히 몰입하고 있는 나 자신을 발견했다. 자세에서도 새로운 안정감과 깊이가 느껴졌다.

롤프 선생님은 이후 내가 그와 함께한 7년 동안 지속될 새로운 방식을 시작했다. 매주 월요일마다 그는 나에게 새로운 자세 하나를 알려 주었다. 새로운 자세를 연습할 때마다, 마치 처음 그 자세를 경험하는 것 같은 기분이었다. 이전 일주일 동안 해당 자세를 심화하는 데 집중한 뒤, 새로운 자세를 최대한 잘 해내기 위해 주의를 기울이는 과정을 반복하면서, 나의 세 번째 시리즈 전체 연습이 훨씬 더 깊이를 얻게 되었다.

고아에서의 첫 번째 시즌이 끝날 무렵, 롤프 선생님은 나에게 우르드바 쿡쿠타사나 C까지 가르쳐 주었다. 마지막 날, 우리가 작별 인사를 나눌 때 그는 이렇게 말했다. "이제 내가 여기에서 어떤 방식으로 가르치는지 알겠지? 만약 누군가가 '고아에서 롤프와 함께 세 번째 시리즈를 했다'고 말한다면, 그들의 연습은 정말로 견고한 거야." 나는 이곳에서의 경험이 매우 즐거웠다고 말하며, 다음 시즌에 다시 오겠다고 확신 있게 대답했다. 나는 마이솔에 가야겠다는 관심을 완전히 잃었고, 롤프 선생님이 나의 스승임을 확신했다.

집으로 돌아온 나는 즉시 이전의 연습 방식으로 돌아갔다. 매주 프라이머리 시리즈와 인터미디어트 시리즈를 각각 하루씩 연습하고, 나머지 나흘 동안은 세 번째 시리즈를 연습했다. 흥미롭게도, 그해 롤프 선생님과 함께 재학습했던 세 번째 시리즈의 자세들이 시리즈의 다른 자세들보다 훨씬 더 안정적이고 나아졌음을 느낄 수 있었다.

그 후 두 번의 겨울 동안, 각각 세 달 또는 네 달씩 롤프 선생님과 함께한 시즌 동안, 나는 세 번째 시리즈의 진도를 다 나갔다. 매번 고아로 돌아갈 때마다, 나는 집에서 하던 대로의 세 번째 시리즈 전체 연습을 멈추고, 롤프 선생님과 지난 시즌에 마무리했던 부분까지만 연습하는 걸로 돌아갔다. 그 과정은 변하지 않았다. 매주 월요일마다 나는 새로운 자세를 배웠다. 내가 요청하지 않아도 그는 잊지 않고 알려 주었다. 비파리타 살라바사나에 도달했을 때, 그는 나의 수련 진도를 나누어서 두 번째 시리즈를 더 이상 하지 않고 오직 세 번째 시리즈만 연습하도록 했다. 세 번째 시리즈 진도를 다 나갔을 때는, 그가 이렇게 말했다. "내년에도 같은 방식으로 네 번째 시리즈를 시도하자. 만약 소화할 수 있다면, 내가 자세를 하나씩 가르쳐줄 거야. 하지만 해낼 수 없다면, 기다려야 해."

나는 이전에 네 번째 시리즈를 연습해본 적이 없었기에, 이후 4년간은 집에서의 연습과 고아에서 롤프 선생님과의 연습이 처음으로 진도가 일치했던 시기가 되었다. 오랜 준비 덕분에, 롤프 선생님이 알려준 대부분의 네 번째 시리즈 자세를 첫 시도에서 해낼 수 있었다. 하지만 몇몇 자세는 어려움을 겪었고, 롤프 선생님은 몇 주에서 몇 달 동안 그 자세에서 진도를 멈춰 있도록 했다. 이후

일년 중 네 달에서 다섯 달씩 시즌을 네 차례 더 보내고 나서야 나는 롤프 선생님과 함께 네 번째 시리즈 전체를 마칠 수 있었다. 이후 나의 개인 연습 루틴은 매주 프라이머리, 인터미디어트, 세 번째 시리즈를 각각 하루씩, 그리고 네 번째 시리즈를 사흘 연습하는 방식으로 정착되었다.

롤프 선생님의 가르치는 방식은 2007년 내가 첫 시즌을 함께했던 때부터 2014년 마지막 시즌까지 꽤 많은 변화를 겪었다. 시간이 지나며 그는 마르시 선생님의 완화된 자세들에 관한 생각들과 아쉬탕가 요가 체계 자체에 가한 수정들을 점점 더 받아들이고 통합했다. 내가 롤프 선생님과 함께 배운 7년의 기간이 끝날 무렵에는, 다른 학생들은 전통적인 자세를 전통적인 방식으로 배우지 않았고, 롤프와 마르시 선생님은 아쉬탕가 요가 체계에 관한 그들만의 독특한 해석을 발전시켰다.

그러나 나와 함께한 경우에 한해서, 롤프 선생님은 자신이 파타비 조이스에게서 배운 전통적 방식을 그대로 지켰다. 나는 롤프 선생님에게서 전통적인 방식으로 어드밴스드 시리즈 A와 B를 모두 배울 수 있었던 것을 매우 다행스럽게 생각하며, 내가 배우는 것을 즐겼던 만큼 그도 가르치는 것을 즐겼다고 믿는다.

내가 마이솔 방식의 수련에 대해 이해할 수 있게 된 것은 롤프 선생님과의 이 소중한 훈련 기간 동안 덕분이었다. 특히 내가 그와 함께했던 처음의 몇 시즌 동안 이 체계의 교육학적인 몇 가지 중요한 측면이 명확해졌다.

충분한 동기와 힘, 그리고 자신의 수련체계와 신체 및 신경계에 대한 이해가 충분한 수련생이라면 새로운 자세를 스스로 익힐 수도 있다. 나처럼 아예 하나의 어드밴스드 시리즈 전체를 독학할 수도 있다. 꼭 나쁘다고 생각하지는 않는다. 특히 배울 만한 자격을 갖춘 선생님이 주변에 없는 경우라면 더욱 그렇다.

그러나 스스로 배우는 것은 더 많은 실수를 초래하고, 불필요한 고통과 불편함을 유발할 수 있다. 특히, 내가 유콘에서 첫 번째 겨울에 세 번째 시리즈를 배웠을 때처럼 미성숙한 상태에서는 더욱 그렇다. 나는 세 번째 시리즈를 너무 급하게 해냈다. 나는 열정에 휩싸여 있었고, 이 시리즈를 매일 연습하는 것이 내 몸에 얼마나 깊고 강렬한 구조적 영향을 줄 수 있는지 과소평가하고 있었다.

어드밴스드 시리즈가 인간의 몸에 미치는 영향을 이해하는 경험 많고 성숙한 선생님은 학생이 자세를 모두 할 수 있더라도, 학생이 시리즈를 그렇게 빨리 진행하도록 절대 허락하지 않을 것이다. 롤프 선생님이 나에게 네 번째 시리즈를 가르쳤을 때, 그는 때로 속도를 늦추거나, 다음 자세를 알려주기까지 2주를 기다리게 하기도 했다. 한 번은 그가 그 주에 다음 자세를 주지 않으면서도 "다음 자세는 네가 잘 할 수 있어"라고 말했다. "하지만 한 주 더 기다려서 너의 몸이 더 소화할 수 있는 시간을 주는 게 좋을 것 같아."

새로운 자세를 '소화한다'는 개념은 매우 중요하다. 처음 몇 번 새로운 자세를 수행할 때, 그것이 몸에 미치는 영향은 좀 더 표면적이다. 종종 자세가 몸과 신경의 새로운 부위를 자극하는 것을 느낄 수 있지만, 이는 단지 첫 만남에 불과하다. 이것은 자세와 몸의 에너지 및 구조적 역학 간의 첫 번째 교환이다. 이 시점에서는 몸이 아직 이 요소들을 자신의 영구적인 구조적 틀에 통합할 필요성을 느끼지 못한다.

그 자세를 매일 연습하다 보면, 몇 주 또는 몇 달이 지나면서 그 효과가 점차 몸과 신경계 깊숙이 스며들게 된다. 몸은 이 자세와 그로 인한 변화를 이제 자신의 움직임 패턴 중 하나로 받아들이기 시작하고, 새로운 패턴에 맞춰 신체 구조를 조정해야 한다. 몸 전체의 '긴장과 구조의 조화(Tensegrity: Tension and Integrity)'도 변화해야 하며, 이 과정에서 근막과 뼈 역시 서로의 위치를 조정해야 할 때가 있다. 이러한 깊은 변화는, 일반적으로 몇 주 또는 몇 달 동안 매일 같은 자세를 반복한 후에야 비로소 나타난다.

몸은 매우 복잡한 계층 구조를 가진 시스템으로 볼 수 있다. 근골격계, 신경계, 호흡계, 소화계, 면역계, 내분비계 등 다양한 시스템이 역동적으로 배열되고 서로 소통하며 조율한다. 각 시스템 안에는 또 다른 하위 시스템들이 존재하고, 이들 또한 서로 상호작용하며 조화를 이룬다. 하위 시스템 안에서도 더 세분화된 하위-하위 시스템들이 이어진다. 여기에 감정, 생각, 신념과 같은 '비물리적' 요소들까지 더하면, 이 그림은 훨씬 더 복잡해진다. 이러한 비물리적 요소들도 특정한 패턴을 이루어 물리적 시스템에 영향을 미친다. 이러한 시스템과 요소들은 끊임없는 역동적 교류 속에서 서로 소통하고 조율되며, 그 과정을 통해 전체 존재가 세상 속에서 하나의 독립된 개체로 기능하고 스스로를 유지할 수 있도록 돕는다.

유기체가 세상과 관계를 맺으며 반복적으로 취하는 습관적 행동은, 그 유기체를 구성하는 다양한 시스템과 하위 시스템들이 어떻게 기능적으로 배열되는지에 영향을 미친다. 15년 동안 꾸준히 산을 등반해 온 사람과 15년 동안 도시에 살며 매일 사무실에서 일한 사람은, 각각 매우 다른 형태의 내적 균형과 안정성을 확립하게 된다. 이는 그들의 '자아'를 형성하는 중요한 요소가 된다.

만약 사무직 근로자가 어느 날 갑자기 에베레스트산에 오르겠다고 결심하고 이를 시도한다면, 그의 몸은 새로운 극단적 행동을 지원하기 위해 매우 빠르게 새로운 방식을 찾아야 할 것이다. 그러나 이는 거의 확실히 압도적인 부담이 될 것이고, 그 결과 심각한 신체적·정신적 쇠약이나 심지어 죽음으로 이어질 가능성도 크다.

반면, 주말에 짧은 하이킹을 시작으로 쉬운 몇 일간의 배낭여행으로 나아가고, 점차 언덕과 작은 산을 등반하는 식으로 단계적으로 준비해 나간다면, 시간이 흐름에 따라 그의 몸은 이러한 변화를 점진적으로 흡수하고 적응할 수 있게 된다. 수년에 걸쳐 신체의 시스템이 작은 변화들에 맞춰 조정되면, 최종적으로 에베레스트 등반 또한 무리 없이 통합되어 그의 존재 전체에 이롭게 작용할 수 있다.

마찬가지로, 오랫동안 산악 등반과 모험을 즐겨온 사람이 갑자기 모든 활동을 중단하고 도시로 이주해 사무직 생활을 시작한다면, 이 역시 신체적·정신적 차원에서 압도적인 변화를 겪게 될 것이다. 그의 신체와 정신의 모든 시스템은 극단적인 생활 방식과 감각 경험의 변화를 수용하기 위해 급격히 재배열되어야 하며, 그 과정에서 신체적·정신적 불안정성이나 불편을 경험할 가능성도 높다.

우리가 연습하는 아사나는 우리 몸의 시스템과 하위 시스템이 배열되고 서로 상호작용하는 방식에도 영향을 미친다. 앞서 든 비유에서도 알 수 있듯, 새로운 아사나를 배울 때 작은 단계를 거치는 것이, 많은 고난도 아사나를 한꺼번에 추가하는 것보다 신체가 더 건강하고 균형 있게 소화하고 통합할 수 있도록 해준다.

롤프 선생님은 파타비 조이스가 "하나의 자세를 완전히 숙달하려면 1,000번은 연습해야 한다"고 말한 적이 있다고 전해주었다. 나는 이 말을 이렇게 해석한다. 신체가 하나의 자세를 완전히 소화하고, 그것을 자신의 구조적·운동적 레퍼토리에 통합하려면 그만큼의 시간이 필요하다는 뜻이다. 한 자세를 주 5~6회 연습한다고 가정하면 약 3년 반이 걸린다. 실제로 우리의 연습을 돌아보면, 3년 반 이상 매일 연습해 온 자세는 매우 자연스럽고 익숙하게 느껴지는 반면, 아직 어려운 자세들은 대개 비교적 최근에 배운 것임을 알 수 있다.

자세 하나를 완전히 소화하는 과정은 서둘러서는 안 된다. 너무 많은 새로운 자세를 너무 빠르게 배우려고 하면 신체가 이를 감당하지 못하고, 소화하거나 통합하지 못하게 된다. 그 결과 구조적 혼란과 불안정성이 생기며, 이는 상당한 통증과 불편함을 동반하게 된다. 나는 유콘에서의 겨울 동안 이 과정을 직접 경험했다. 물론 강한 의지를 가진 사람이라면 이를 견디고 결국에는 이익을 얻을 수도 있겠지만, 불필요한 고통과 불편은 피하는 것이 현명하다.

또 하나의 비유를 들자면, 인간의 신체를 하나의 생태계에 비유할 수 있다. 생태계는 상호작용하는 다양한 하위 시스템으로 이루어진 복잡한 배열이다. 생태계의 일부분에 변화가 생기면, 전체 시스템의 균형에 영향을 미친다. 그러나 이러한 변화는 즉각적으로 나타나지 않을 수도 있다. 예를 들어, 생태계에 새로운 종이 추가되었을 때 처음에는 전체 생태계에 미치는 영향이 거의 없어 보일 수 있다. 그러나 몇 주나 몇 달이 지나면, 기존에 있던 종들 중 일부가 새로 추가된 종의 영향으로 번성하거나 쇠퇴하기 시작할 수 있다. 그리고 시간이 더 흐르면, 번성하거나 감소한 종들이 또 다른 종들과 시스템에 영향을 미치면서 2차적, 3차적 효과들이 나타나게 된다. 결국 이러한 연쇄적 변화를 거쳐 생태계는 새롭게 균형을 이루게 되는데, 이 과정은 수년에 걸쳐 일어날 수 있다.

건강한 생태계는 새로운 종(또는 환경 조건 등)을 추가하더라도 최소한의 혼란 속에서 이를 통합할 수 있다. 새로운 요소를 '소화'하는 과정에서 점진적인 변화가 일어나고, 몇 달 혹은 몇 년에 걸쳐 생태계는 스스로를 재정렬하며 새로운 균형에 이르게 된다. 생태계는 변화했지만, 이 통합 기간 동안 전체적으로 비교적 안정적으로 기능할 수 있다.

그런데 만약 새로운 종이나 환경 조건을 한꺼번에 다섯 개, 열 개씩 추가한다고 상상해보자. 결과는 훨씬 더 극적이고, 생태계 전체의 기본 기능에 훨씬 더 치명적인 영향을 미칠 가능성이 크다. 시간이 지나면서 시스템이 결국 새로운 균형을 찾아가겠지만, 그 과정은 결코 부드럽지 않을 것이다. 복잡하게 얽힌 새로운 역학들이 정리되기까지, 우리는 생태계 내에서 큰 혼란과 고통을 목격하게 될 것이다.

이러한 비유는 일상 연습에 새로운 아사나를 추가하는 과정에도 명확히 적용된다. 앞서 논의한 모든 내용은 새로운 자세를 자격 있는 선생님으로부터 하나씩 배우는 것이 가장 이상적이라는 점을 뒷받침한다. 자격 있는 선생님이란, 우리가 연습하고 있는 자세와 시퀀스를 이미 배워 깊이 소화한 경험이 있는 사람을 말한다. 그들은 자신들의 경험을 통해 이러한 자세들이 인체의 시스템에 단기적으로, 그리고 장기적으로 어떻게 작용하는지를 이해하고 있다. 따라서 언제 잠시 멈춰 '소화'해야 하는지, 언제 앞으로 나아가 새로운 자세를 추가할 수 있는지를 적절하게 안내해줄 수 있다.

일부 '이전 세대' 아쉬탕가 선생님들은 자세를 추가하는 데 있어 매우 관대한 편이다. 학생이 시퀀스의 이전 자세들을 충분히 통합하지 못했더라도, 이들은 학생의 연습에 자세를 무분별하게 추가하는 경우가 있다. 이들 중 일부는 파타비 조이스로부터 초기 시절에 이러한 방식으로 가르침을 받았고, 이를 '원래' 가르치던 방식이라고 주장한다.

파타비 조이스는 오랜 시간 가르침을 이어가며, 자신의 지도 방식을 점차 다듬어 나갔다. 가장 주목할 만한 변화 중 하나는 자세를 가르치는 속도를 늦추고, 학생이 시퀀스에서 다음으로 넘어가기 전에 아사나에서 점진적으로 더 높은 수준의 완성도를 요구했다는 점이다. 샤랏 선생님은 이 경향을 더욱 강화하며 이어오고 있다. 일부 초기 세대 선생님들은 이러한 변화가 급증하는 학생 수를 관리하기 위한 단순한 조치였다고 주장하지만, 나는 파타비 조이스와 샤랏 선생님이 시퀀스를 너무 빠르게 배우는 것이 학생들에게 미치는 부정적인 영향을 직접 목격했기 때문에, 더 천천히 배우는 방식이 더 적합하다는 것을 깨달았을 가능성이 높다고 생각한다. 과거 AYRI(Ashtanga Yoga Research Institute) 이름에 담긴 'Research'라는 단어는 매우 적절했다고 본다.

자기주도적으로 수련했거나 관대한 선생님에게서 특정 시퀀스를 배운 수련 자라면(내 첫 5년간의 수련이 여기에 해당한다), 더 엄격한 기준을 가진 선생님과 연습하며 아직 다듬어야 할 부분에서 멈추는 경험을 하는 것이 매우 건강하고 유익하다고 생각한다. 내가 롤프 선생님(그리고 이후 샤랏 선생님)과 함께한 경험에서도 느꼈듯, 수련 중에 멈추는 것은 더 깊은 변혁과 성장을 이끄는 자극제가 되었다. 학생을 멈추게 하는 것은 연습의 가장 약한 지점으로 더 많은 집중과 에너지가 흐르게 만드는 건강한 압박감을 만들어낸다. 이는 '심리적 기제'처럼 보일 수 있지만, 사실 이 방법은 매우 중요한 부분이다. 나 역시 학생으로서 이 효과를 직접 체험했고, 선생으로서 이를 적용하며 그 효과를 다시 한 번 확인할 수 있었다.

시퀀스를 진행하기 전에 각 자세를 '숙달'하도록 지침 받는 것은 인내심과 자신을 대면하는 힘을 키워준다. 우리는 모두 본능적으로 싫어하거나 피하고 싶은 자세와 동작이 있다. 이러한 부분을 매일 의식적으로 마주하려면 본능을 거슬러야 하기에 큰 노력과 집중이 필요하다. 바로 이 영역에서 진정하고 깊은 개인적인 변화가 일어난다. 특정 자세나 빈야사의 특정 측면을 '숙달'해야만 다음 자세를 배울 수 있는 환경에서는, 이를 달성하기 위해 필요한 집중, 관찰, 노력을 발휘할 수밖에 없다. 이 과정에서 우리는 몸과 존재의 가장 경직된 부분을 진정으로 대면하게 되며, 이를 통해 수련은 우리를 변화시키게 된다. 나 자신과

학생들에게서 반복적으로 발견한 것은, 특정 자세를 숙달하기 전에 시퀀스를 진행할 경우, 숙달에 필요한 수준의 노력과 주의를 유지하지 않게 된다는 점이다. 한 번 자세를 넘어가게 되면, 그 자세는 자연스럽게 우리의 인식 속에서 중요성과 우선순위가 밀려나게 된다.

다음 자세를 배우기 전에 현재의 자세를 '숙달'해야 하는 또 하나의 중요한 이유는, 신체의 구조적 안정성과 안전을 위해서이다. 시스템 내의 각 자세(또는 일련의 연관된 자세 묶음)는 이후에 배우게 될 더 어려운 자세들을 준비하는 역할을 한다. 현재 자세에서 요구되는 움직임 패턴을 충분히 발전시키고 몸에 통합하지 않으면, 그와 동일한 움직임 패턴을 기반으로 한 더 고난이도의 자세를 만났을 때 어려움이나 부상의 위험이 생길 수 있다.

이 초기 사례 중 하나는 마리챠사나(Marichasana) 시리즈에서 찾아볼 수 있다. 많은 입문 수련자들이 이 네 가지 자세, 특히 마리챠사나 D에서 양손을 연결하거나 손을 맞잡는 동작에서 어려움을 겪는다. 일부 수련자는 네 가지 자세 모두에서 손을 성공적으로 연결하기까지 몇 달, 또는 몇 년간 꾸준한 노력이 필요하다. 나는 많은 선생님들이 관대하여, 학생이 네 가지 마리챠사나를 모두 완전히 수행하지 못했음에도 시퀀스를 계속 진행하도록 허용하는 모습을 보았다.

마리챠사나에서 손을 맞잡는 능력을 개발하지 않으면, 대부분의 경우 숩타 쿠르마사나(Supta Kurmasana)와 가르바 핀다사나(Garbha Pindasana)를 하는 것도 불가능하다. 이 두 자세는 마리챠사나에서부터 진행되어온 움직임 패턴에 영향을 받기 때문이다. 마리챠사나에서 어려움을 겪고 있는 학생에게 진도를 나가게 하여 숩타 쿠르마사나와 가르바 핀다사나로 무리를 하게 만들면, 신체에 너무 많은 압박을 가하게 된다.

마리챠사나 D만으로 어려움을 겪는 것은 신체가 매일 겪기에 적당한 정도의 도전일 수 있다. 학생이 거기에서 멈추고 연습을 마친다면, 신체는 과도한 불편함이나 압박 없이 마리챠사나 D에서 손을 맞잡는 데 필요한 움직임 패턴을 점차 개발하게 될 것이다. 그러나 학생이 마리챠사나 D뿐만 아니라 고관절과 회

전근개의 깊은 움직임을 요구하는 시퀀스의 그 다음 자세들까지 시도한다면, 이는 종종 신체가 매일 겪기에 너무 큰 부담이 된다. 그 결과로 많은 통증이 발생할 수 있으며, 부상의 위험이 크게 증가할 수 있다.

수년간 가르쳐 오며, 프라이머리 시리즈 전체를 너무 빠르게 배운 학생들이 시퀀스 내 여러 자세에서 여전히 어려움을 겪는 경우, 연습 초반 6개월 안에 무릎이나 햄스트링, 어깨 부상을 호소하는 일이 잦다는 걸 알게 되었다. 이런 학생들은 내가 그들의 연습량을 프라이머리 시리즈의 절반이나 그 이하로 줄여줄 때 종종 고마움을 표현하곤 한다.

2013년, 나는 샤랏 선생님과 함께 연습하기 위해 마이솔의 KPJAYI로 가야겠다는 영감을 주는 글을 읽게 되었다. 그 울림은 계속 마음에 남았고, 2014년에 신청해 허가를 받았다. 롤프 선생님과 함께 네 번째 시리즈를 마친 지 6개월 후, 나는 마이솔에 도착했고, 그곳에서는 고급 시퀀스를 모두 내려놓고 처음부터 다시 시작해야 했다. 2007년, 롤프 선생님과 연습을 시작했을 때도 개인 연습에서 한 시리즈를 포기해야 했고, 2014년 샤랏 선생님과 연습을 시작했을 때는 세 시리즈를 모두 내려놓아야 했다. 다행히 마이솔을 처음 방문하는 사람이라면 누구나 이런 과정을 겪는다는 걸 알고 있었기에, 마음의 준비는 되어 있었다.

샤랏 선생님과 함께 프라이머리 시리즈에 다시 집중한 것은 즐거운 경험이었다. 이후 인터미디어트 시리즈로 넘어가면서 약간의 좌절감과 자기 대면의 과정을 겪기도 했지만, 전체적으로 나에게 매우 유익한 과정이었다. 이를 통해 내가 이 글에서 기술한 체계에 대한 이해를 강화하고 확신하게 되었다.

2015년 초, 샤랏 선생님과의 첫 마이솔 연습을 마치고 집으로 돌아왔을 때, 나는 마이솔에서 익힌 수련(당시 드위 파다 시르사사나까지)과 7년 동안 롤프 선생님으로부터 배운 나의 이전 수련 사이에 존재하는 상대적으로 큰 차이점을 마주해야 했다.

2007년 롤프 선생님과의 첫 수련 여행을 마친 후, 나는 빠르게 이전에 하던 개인 연습으로 돌아갔다. 그러나 이번에는 돌아와서도 어드밴스드 시리즈로 즉시 수련하고픈 서두름이 없었다. 두 번째 시리즈로 돌아가 자세를 더욱 깊이 있게 연습하는 과정이 즐거웠고, 또 이렇게 두 번째 시리즈를 매일 수련한 것도 정말 오랜만이었다. 또한, 다음 해 샤랏 선생님과 다시 두 번째 시리즈를 수련하게 될 것을 알고 있었기에, 집으로 돌아온 후 몇 달 동안은 두 번째 시리즈 수련에만 집중했다.

몇 달이 지나자, 다시 세 번째와 네 번째 어드밴스드 시리즈를 연습하고 싶다는 자연스러운 욕구가 생겼다. 하지만 여기에는 딜레마가 있었다. 마이솔 여행이 시작되면서 두 개의 어드밴스드 시리즈 연습을 중단한 지 약 6개월이 지났던 것이다. 이러한 공백기 후에 어드밴스드 시리즈 전체를 바로 수련하는 것은 다소 무리가 있을 것 같았다. 따라서 어드밴스드 시리즈 자세들을 점진적으로 다시 추가하는 것이 더 건강하고 자연스러운 과정이 될 것이라고 판단했다. 동시에, 다음 샤랏 선생님과의 여행이 몇 달 앞으로 다가왔기에 두 번째 시리즈는 꼭 전체를 매일 수련하고 싶다는 생각도 있었다.

결국 나는 매일의 인터미디어트 시리즈 수련에 점진적으로 세 번째 또는 네 번째 시리즈 자세를 추가하기로 했다. 주 4일 동안, 이틀은 인터미디어트 시리즈 끝에 세 번째 어드밴스드 시리즈 자세들을, 나머지 이틀은 네 번째 어드밴스드 시리즈 자세들을 추가했다.

대부분의 연습 날에는 하나에서 세 개의 어드밴스드 자세들을 추가했다. 6개월의 공백기 이후 새로운 어드밴스드 자세들을 처음 연습해보는 날은 약간 불안정하게 느껴지기도 했지만, 동시에 몸이 이 자세들을 얼마나 익숙하게 기억하고 있는지 확인할 수 있는 흥미로운 경험이었다. 두 번, 세 번 반복해 보면서 자세들이 안정적으로 느껴졌고, 대부분의 경우에는 마이솔에서 샤랏 선생님과 연습하기 전보다 자세가 더욱 깊어졌음을 느꼈다. 어드밴스드 자세들을 반년 동안 내려놓고 기본에 다시 집중했던 경험이 내 자세를 해낼 수 있는 능력을 저하시킨 것이 아니라 오히려 향상시켰다는 점은 매우 흥미로운 결과였다! 나는 이번 실험에서 마치 어드밴스드 자세들을 처음 연습하는 것처럼 여겼다.

이미 추가한 자세들이 완전히 안정적이고 개방적이며, 전체 수련이 안정적이고 몸에 기운을 공급하는 느낌이 들 때에만 세 번째 또는 네 번째 시리즈의 새로운 자세를 추가했다. 세 번째 시리즈는 이미 10년에 걸쳐 수련해 왔기 때문에 금세 다시 익숙해질 수 있었다. 연습할 때마다 이 시리즈에서 두세 개의 자세를 추가할 수 있었고, 얼마 지나지 않아 매주 두 번의 연습에서 두 번째 시리즈 전체와 세 번째 시리즈 전체를 같이 수련할 수 있게 되었다.

네 번째 시리즈는 시간이 더 걸렸다. 네 번째 시리즈를 마친 지 겨우 1년 남짓 되었을 뿐이고, 그래서 세 번째 시리즈와의 관계보다 훨씬 덜 안정적이었다. 몸이 네 번째 시리즈를 완전히 소화하기도 전에 샤랏 선생님과의 첫 여행을 떠났기 때문이다. 시리즈 초반부(최대 5년 정도 연습했던 부분)는 더 금방 익숙해졌지만, 후반부는 상대적으로 더디게 진행되었다. 네 번째 시리즈를 추가하면서 몸과 신경계가 전체적으로 안정되기 위해 시간이 더 필요하다고 느껴질 때가 몇 번이나 있었고, 그때마다 몇 주 동안 멈추어 기다리곤 했다. 세 번째 시리즈 진도를 다시 다 해낼 수 있게 된지 몇 주 또는 한 달 정도 지나서야 비로소 네 번째 시리즈 전체를 다시 연습할 수 있었고, 매주 두 번은 두 번째 시리즈 전체와 네 번째 시리즈 전체를 연습할 수 있었다.

이 과정의 초기에는 하루에 두 개의 시리즈를 모두 연습하는 것이 지속 가능할지 확신할 수 없었다. 특히 매일 3~4시간 수업을 하는 상황에서는 더더욱 그랬다. 하지만 어드밴스드 시리즈를 점진적으로 다시 추가한 덕분에 크게 무리가 되지는 않았다. 수련은 매우 안정적이고 견고해지는 느낌이었다. 그리고 나는 이 과정이 꽤나 즐거웠다.

얼마 지나지 않아 다시 마이솔로 돌아가야 했고, 또다시 어드밴스드 시리즈를 내려놓아야 했다. 두 번째 여행에서 샤랏 선생님과 인터미디어트 시리즈에 집중해야 할 일이 남아 있었다.

마이솔에서 두 번째 여행을 마치고 집으로 돌아왔을 때, 상황은 전년도와 비슷했지만 이번에는 부상으로 인해 더 복잡한 상황에 직면했다. 여전히 두 번째 시리즈의 몇몇 자세를 연습할 수 없었고, 세네 번째 시리즈를 다시 추가하는 것은 고려할 수도 없는 수준이었다.

집으로 돌아온 지 약 두 달 만에 인터미디어트 시리즈 전체를 생략 없이 연습할 수 있게 되었고, 부상으로 인한 통증도 완전히 사라졌다. 이 시점에서 점진적으로 어드밴스드 시리즈를 다시 추가하기 시작했고, 두 번째 시리즈 연습 후 주 4회 세 번째 또는 네 번째 시리즈의 자세를 추가했다.

이 과정은 에세이를 쓰는 현재 시점으로부터 약 3주 전에 시작되었다. 현재 세 번째와 네 번째 시리즈 각각에서 7~8개의 자세들을 연습하고 있다. 이번에도 마치 처음 해보는 것처럼 새로운 마음가짐으로 접근하고 있다. 마이솔에서 당한 부상은 내 몸에 깊은 영향을 미쳤다. 통증은 더 이상 없지만, 여전히 구조적인 변화가 느껴지고 있다. 이로 인해 세 번째와 네 번째 시리즈의 효과를 또 한 번 새로운 관점에서 경험하고 있다. 아마도 이번에는 좀 더 치유적인 관점에서 바라보는 것 같다.

3주 전 어드밴스드 시리즈를 다시 추가하기로 결정했을 때, 준비가 되었는지 확신할 수 없었다. 인터미디어트 시리즈 연습에서 통증은 느껴지지 않았지만, 몸 전체가 꽤나 피곤하고 무겁고 뻣뻣하게 느껴졌다. 이런 상황에서 연습을 더 길고 강렬하게 만드는 것이 직관적으로 맞지 않게 느껴졌다. 하지만 시도해보라는 내면의 목소리가 들렸고, 결국은 시도했다. 첫 주에는 어드밴스드 시리즈의 자세를 두세 개씩만 추가했다. 새로운 자세들을 추가하면서 연습 전체의 에너지와 경험에 있어서 눈에 띄는 변화가 생겼다. 골반 부위에 상당한 공간감이 생기고 몸과 수련 전체에 새로운 활력이 주입되는 느낌이었다. 모든 것이 다시 살아나는 듯한 기분이 들었다. 올바른 결정이었음이 분명했다. 앞으로 몇 달 동안 이 과정을 계속 이어나가기를 기대하고 있다.

# 질문에 대한 답변

✎ '모든 방식이 좋다'거나 '모든 길이 하나의 목표로 향한다'라는 관점에 관하여

나는 개인적으로 '모든 방식이 좋다'거나 '모든 길이 하나의 목표로 향한다'는 생각에 동의하지 않는다. 어떤 방법이나 길은 분명 다른 것보다 더 효과적이고, 더 건강할 수 있다. 그래서 각 수련자는 스스로 현명하게 검토하고, 자신에게 가장 적합한 길을 선택할 책임이 있다고 믿는다.

요즘에는, 신체적으로 준비가 되지 않은 수련자에게 한꺼번에 많은 아사나를 가르치는 방식을 '해방적'이라며 미화하는 경향이 있다. 하지만 나는 그 주장에 전혀 동의하지 않는다. 나는 이런 접근 방식이 실제로 얼마나 자주 심각한 부상으로 이어지는지를 수없이 보았고, 때로는 직접 겪기도 했다. 이 글에서 그 구체적인 사례들을 다루진 않았지만, 그러한 문제의식을 일관되게 전하려고 했다. 신체가 아직 준비되지 않았음에도 무리하게 자세를 시도하다가 무릎 연골 손상, 척추 부상, 햄스트링 파열 등으로 이어지는 일이 어떻게 '해방'이라고 불릴 수 있는지 나는 이해하기 어렵다.

이처럼 적절하지 못한 지도 방식과 그로 인한 부상 사례들 때문에, 아쉬탕가 요가는 요가계에서 '위험한 연습'이라는 평판을 얻기도 한다.

예를 들어, 밧다 코나사나(Baddha Konasana)는 요가나 신체 움직임에 익숙하지 않은 초보자에게는 사실상 고급 자세에 해당한다. 아직 준비되지 않은 상태에서 이 자세를 억지로 시도하다가 무릎이나 서혜부, 혹은 척추에 부상을 입는 경우를 나는 실제로 여러 번 보았다. 특히 강사가 수련자를 이 자세로 강제로 더 깊이 밀어 넣을 경우, 그 위험은 더욱 커진다. 반면, 프라이머리 시리즈에서 밧다 코나사나 이전의 아사나들을 충분히 소화한 수련자라면, 이 자세는 비교적 자연스럽게 이어지며, 그 안에 담긴 시퀀스의 목적도 더 온전히 실현된다.

인터미디어트 시리즈의 후굴 자세들도 마찬가지다. 너무 이르게 시도했다

가 부상을 입은 수련자들과 함께한 경험이 여러 번 있다.

특히 기억에 남는 두 가지 사례가 있다. 첫 번째는 몇 년 전, 내가 몇 달간 자리를 비운 사이, '저명한 선생님에게 인가받은' 한 조교가 내 마이솔 수업을 대신 맡았던 때다. 내가 돌아왔을 때, 여러 초보 수련자들이 이미 두 번째 시리즈로 무리하게 넘어가 있었다. 이들은 그 시점에서 요구되는 준비가 전혀 되어 있지 않았고, 그 결과로 약 20명의 수련자 중 5~6명이 무릎 부상을, 또 몇 명은 허리 부상을 호소했다. 그중 두 명은 베카사나(Bhekasana)를 시도하다가 무릎을 다쳤고, 나는 이들을 재활시키느라 꽤 오랜 시간을 들여야 했다. 일부 부상은 몇 년이 지난 지금까지도 완전히 회복되지 않았다.

또 다른 기억은, 한 수련자가 한 달간 내 수업에 참여하면서, 이전 선생님에게 카포타사나(Kapotasana)를 강요받다 허리를 다쳤다고 털어놓은 일이었다. 그의 연습을 직접 보았을 때, 나는 도무지 어떤 선생님이 그에게 이 자세를 시도하게 했는지 납득할 수 없었다. 그는 우르드바 다누라사나(Urdhva Dhanurasana)에서 일어나거나 드롭백(drop back)을 하기에도 아직 준비가 안 된 상태였기 때문이다. 나는 그의 연습을 더 기본적인 단계로 되돌려, 우르드바 다누라사나에서 힘과 안정성을 기르는 데 집중하도록 했고, 한 달도 채 지나지 않아 그의 후굴 연습은 눈에 띄게 안정되었으며, 허리 통증도 크게 줄어들었다.

이처럼 잘못된 지도 방식으로 인한 부상 사례는 한 권의 책으로도 다 담기 어려울 정도다. 그리고 나의 의견은, 이러한 수많은 경험들을 통해 형성되었다.

나는 지난 13년 동안 수많은 아쉬탕가 수련인들을 관찰해 왔다. 이제는 한 수련인이 연습하는 모습을 한 번 보기만 해도, 그가 어떤 계열의 가르침을 받았는지 80% 정도는 짐작할 수 있다. 어떤 경우에는 그가 누구에게 배웠는지도 추측이 가능하다. 샤랏 선생님이나 그 직계 제자들에게 배운 수련생들은 대체로 중심이 잘 잡혀 있고, 안정적이며, 성숙하고 통합된 개인 연습을 보여준다. 반면, 더 자유로운(또는 일부가 말하듯 '해방적인') 계열에서 배운 수련생들은 전체적으로 주의력이 부족해 보이거나, 몸과 마음의 연결이 부족한 인상을 주며, 조급하고 아직 안정되지 않은 모습으로 연습에 임하곤 한다. 물론 예외도 있지만, 지금껏 내가 관찰한 수많은 사례들 속에서는 이런 경향이 비교적 뚜렷하게 나타났다.

  또 하나의 중요한 문제는, 일부 교사들이 수련생에게 가능한 한 많은 자세를 가르치려 한다는 점이다. 이 접근은 '질'보다 '양'을 중시하는 태도다. 그러나 어떤 사람에게는 프라이머리 시리즈 전체를 다 배우지 않아도 충분할 수 있다. 프라이머리 시리즈의 절반만 하더라도, 그것을 온전히 통합하고 인내심 있게 수련한다면, 건강하고 균형 잡힌 삶을 살아가는 데 충분한 기반이 될 수 있다. 반면, 내면의 의식이 분리되고 조급하며, 욕심에 휘둘리는 상태로 두 번째나 세네 번째 시리즈에 접근하는 것은 오히려 해로울 수 있다.

# 본능을 깨워내기

아쉬탕가 빈야사 요가와 명상을 통한 본연의 지혜 회복 연습

— 2016년 7월 —

마이솔 수업에서 한 수련생이 내게 물었다.

"한쪽이 다른 한쪽보다 더 잘 열리는 자세에서, 잘 열리는 쪽으로 더 깊이 들어갈 수 있을 것 같은데요. 그렇다면, 덜 열린 쪽과 균형을 맞추려고 일부러 멈춰야 할까요?"

내 대답은 아쉬탕가 요가의 빈야사 수련에서 가장 아름답다고 느끼는 부분에서 비롯되었다. 다음은 그 질문에 대해 내가 건넨 답변을 조금 더 풀어쓴 것이다.

— 몸의 자연스러운 지능을 의식적으로 조작하려 하지 마라. 아쉬탕가 요가의 자세들 배열과 빈야사는, 몸을 오랜 시간에 걸쳐 특정한 방식으로 재구성하도록 설계되어 있다. 동시에 몸에는 본래 타고난 유기적인 지능이 있다. 몸의 지능은 수련의 지능과 복잡하게 맞물려 작용하며, 이 과정은 세계적인 해부학자들조차 완전히 이해하기 어려운 방식으로 이뤄진다.

몸을 구조적으로 지탱하는 긴장과 구조적 통합의 균형(Tensegrity: 구조를 긴장 속에서 안정적으로 유지하는 원리)은 그 자체로 하나의 지능을 갖춘 복잡한 망 속에 존재한다. 수련이 이런 구조에 영향을 미칠 때, 다양한 변화와 진화가 일어나게 된다. 겉으로 드러나는 현상은 종종 비논리적이거나 직관에 반하

는 것처럼 보일 수 있다. 예를 들어, 몸의 한쪽이 유난히 더 잘 열리거나, 예상치 못한 통증이 일시적으로 나타나는 경우처럼 말이다. 하지만 만약 우리가 그 안에서 벌어지는 복잡한 내부의 조정 과정을 들여다볼 수 있다면, 모든 게 완벽하게 설명될지도 모른다. 겉으로 보이는 모습은 단지 훨씬 더 깊은 내부 과정의 부산물일 뿐이다. 몸의 유기적이고 본능적인 지능은, 자신이 무엇을 하고 있는지 이미 잘 알고 있다. 그래서 우리의 제한적인 의식 판단으로 몸의 재구성 과정을 억지로 통제하려 하지 않는 것이 더 나을 수 있다. 왜냐하면 우리의 의식이 가진 정보는 너무나 제한적이고, 대부분 표면에 드러난 외형적인 표현에 불과하기 때문이다.

몸의 지혜가 그 깊은 내면의 과정을 자연스럽게 이끌 수 있도록 신뢰하라. 그 편이 훨씬 더 편안하고 안정적이다. 뒷자리에 앉아서 보듯, 의식적으로 조작하려 하지 않고 흐름에 자신을 맡겨라. 매일 모든 아사나와 빈야사를 순서대로, 섬세함과 주의력을 가지고 연습하라. 그날 몸이 허락하는 만큼은 그대로 받아들이고 들어가라. 멈추지 말고, 지금 그 상태 그대로를 받아들여 허용하라. 그날 몸이 거부하는 부분이 있다면 억지로 밀어붙이지 말고, 그 저항을 존중하며 마주하라. 저항의 가장자리까지 다가가 그것을 느끼되, 너무 밀지 말고 그 자리에 머물러라. 수련을 이런 방식으로 흘러가게 두면, 내면에서 펼쳐지는 마법을 지켜볼 수 있을 것이다. 긴장과 해소의 패턴은 시간이 흐르며 계속해서 변화하고, 몸의 구조 또한 함께 달라지고 진화해간다. 이것은 정말 아름다운 여정이다.

나는 지난 13년 동안 아쉬탕가 요가의 시퀀스를 그대로 지키며, 네 가지 시리즈를 매일 빠짐없이 수련해왔다. 앞서 설명한 내용은, 내 개인적인 경험과 나와 함께 수련해온 수백 명의 학생들을 관찰하며 얻은 경험을 바탕으로, 이 시스템이 인간의 몸에 가장 효과적이고 건강하게 작용하는 방식에 대한 현재의 관점을 담고 있다. 이 설명에서 핵심 주제 중 하나는 우리가 직접 인식할 수 없는 더 큰 지성에 자신을 내맡기는 '항복(Surrender)'의 개념이다.

나는 '항복'이 건강한 인간 정신의 본질적인 속성이라고 믿는다. 인간의 마음은 개념을 만들고, 내면과 외부 환경을 통제하려는 강력한 능력을 지닌다. 이는 분명 귀한 능력이며, 우리는 적절한 때 그것을 잘 활용할 줄 알아야 한다. 하지만 통제하려는 마음을 놓지 않고서는 진정한 이완은 일어나지 않는다. 우리가 끊임없이 자신과 주변을 조종하고 통제하려 한다면, 결국 우리는 지속적인 스트레스 상태에 머물게 된다. 이것은 병적인 상태이며, 스트레스는 어떤 생명체에게도 결코 건강할 수 없다. 물론 생명이 유지되기 위해서는 일정 수준의 긴장이 필요하고, 일정 정도의 의식적 개념화와 조작은 삶의 질을 높이는 데 도움이 된다. 그러나 긴장(또는 스트레스)과 이완(또는 항복) 사이의 역동적인 균형이야말로 가장 기능적이고 건강한 상태를 만들어준다. 이러한 균형 상태는 아쉬탕가 요가에서 말하는 또 하나의 반다(bandha: 에너지를 모으고 유지하는 '잠금' 또는 '수축'의 원리)로도 이해할 수 있다.

영적 또는 종교적 전통에서도 '항복'은 해방과 자유의 길에서 핵심 요소로 자주 언급된다. 나는 이전에 쓴 글들에서, 이 항복이 종종 개인의 힘을 외부에 내맡기는 방식으로 작동한다고 이야기한 바 있다. 예를 들어, 신에게, 스승에게, 진리에게, 어떤 개념이나 상상 속의 이상적 존재에게 자기의 권한을 넘기는 방식이다. 이런 맥락에서 항복은 사람들을 교묘하고도 강력한 방식으로 복종시키고 통제하는 도구가 되며, 결과적으로 자기 자신을 믿지 않게 만드는 장치가 되기도 한다. 나는 현대의 종교와 영성이 인간 마음 깊은 곳에 자리한 '항복하고자 하는 본성'을 활용해 문화 속에 뿌리내렸다고 느낀다. 그리고 이러한 구조는 인간이 신, 스승, 천국, 이상적 해방과 같은 고상하고 추상적인 개념들에 자신을 바치도록 부추긴다.

현대 종교와 영성이 등장한 시기가 농업의 시작(약 1만 년 전)과 일치하는 것은 결코 우연이 아니다. 이 시점을 기점으로 현대 인류는 통제되지 않은 확장과 성장을 시작했다. 더 많은 사람들을 점점 더 긴밀한 네트워크로 통합하고, 인공적이며 분화된 역할들(즉, 오늘날의 인간 사회)을 조직하기 위해서는, 모두가 공유하고 동의할 수 있는 공통된 이데올로기, 신화, 이야기 구조가 필요했다.

종교와 영성은 이러한 사회적 요구를 충족시키기 위해 진화했으며, 현대 조직 사회가 작동하는 데 꼭 필요한 역할을 하게 되었다.

신성한 기원을 주장하며, 유한하고 불완전한 인간이 반박할 수 없는 종교적·영적 개념들은 이러한 기능을 완벽히 수행한다. 초기의 현대 인류는 자유, 천국, 구원, 또는 영원한 평화를 얻기 위해, 신들, 스승들, 개념들, 해방의 이상 등 더 높은 힘의 요구에 자신을 항복시켜야 한다고 받아들였다. 이는 매우 효과적으로 작동하여, 인류 사회가 협력을 유지하고 개체 수와 권력을 계속 확장해 나갈 수 있도록 했다. 그 결과 지금 우리는, 인간 스스로 만들어낸 환상의 거품 속에서 살고 있으며, 지구 생명계라는 거대한 연결망 속 '유기적 동물'로서의 본래 뿌리와 거의 단절된 채 살아가고 있다.

이러한 시스템은 농업 혁명 초기 단계에서 인류의 개체 수를 늘리는 데 큰 효과가 있었다. 생물학적 진화의 기준에서 보면, 유전자 복제본 수가 많을수록 성공한 것으로 간주되기 때문이다. 그러나 인류는 이제 진화의 일부 법칙들을 초월해버린 상태에 이르렀고, 우리는 지금 깊은 위기에 놓여 있다. 이 위기를 넘어서려면, 우리가 가진 세계관과 현실 인식 방식 자체를 근본적으로 전환해야 할 것이다. 그렇지 않다면 우리의 생존은 위태롭다.

만약 '항복'이 건강한 인간 정신의 본질적 특성이라면, 그것은 반드시 농업과 현대 종교, 영성이 등장하기 전부터 인간의 정신 안에 존재했을 것이다. 인간이 후에 받아들인 종교적 항복의 개념은, 아마도 인간이 수백만 년 동안 활용해온 본래의 항복 방식(즉 마음이 스스로에게, 또는 생물학적 유기체로서의 지성에 자신을 맡기는 방식)을 대체하거나 왜곡했을 가능성이 크다.

내가 지금 느끼는 바는 이렇다. 1만 년 전 농업이 시작되기 전, 수렵-채집 사회에서 살아가던 인간에게 마음이 항복한 대상은, 다름 아닌 자기 자신의 생물학적 지성이었을 것이다. 물론 농업 이전 인간의 의식 상태를 명확히 이해하기는 어렵지만, 우리는 다음 두 가지를 통해 조심스럽게 추론할 수 있다. 하나는 현대에 여전히 존재하는 일부 수렵-채집 부족 사회에 대한 인류학적 관찰이고,

다른 하나는 나 자신이 다양한 환경과 삶의 방식 안에서 경험했던 의식의 반응을 내적으로 관찰한 결과이다.

농경 이전 시대의 인간은 대부분의 삶을 유기적이고 본능적인 지능 상태에서 보냈을 것이다. 이는 본능과 직관에 깊이 의지하며 삶을 살아가는, 매우 아름다운 자기 인식과 자기 이해의 방식이었을 것이다. 그리고 이는 오늘날 이성과 분석이 지배하는 우리의 의식 상태와는 매우 다른 모습이었을 것이다.

현대 사회의 지원 네트워크 없이 숲에서 생존하려면 인간의 감각과 지각 체계는 매우 발달했어야 했을 것이다. 평생 동안 각 인간이 개발하고 숙달해야 했던 기술의 다양성과 깊이는 엄청났을 것이다. 이를 이루지 못한 사람들은 생존할 수 없었을 것이다. 유기적이고 본능적인 삶은 그 존재 방식의 핵심 요소였고, 의식은 보통 신체적이고 생물학적인 유기체의 틀 안에 머물렀을 것이다. 이것은 타고난 유기적 지성에 대한 깊은 신뢰, 혹은 항복의 감각으로 이어졌을 가능성이 크다. 나는 그것이 매우 온전하고 충만한 삶의 방식이었을 것이라고 상상한다. 오늘날 많은 이들이 겪는 존재적 위기와 단절감은, 그 시절의 인간에게는 거의 낯선 감정이었을 것이다. 존재가 다른 종들과 연결된 생명의 그물망 안에서 자신의 자리를 직접적으로 인식했기 때문에, 굳이 고차원적이거나 추상적인 영적 이상을 추구할 필요조차 없었을 것이다.

오늘날 인류는 종 전체로서 심각한 위기에 처해 있다. 우리는 우리가 속해 있고 생존을 의존하고 있는 행성을 스스로 오염시키고 있다. 머지않은 미래, 지구는 더 이상 인간이 살기 적합한 곳이 아닐 수도 있고, 호모 사피엔스는 멸종 위기에 처할지도 모른다. 내가 생각하기에 이러한 사태를 우리가 허용하고 있는 근본적인 이유는, 지난 1만 년 동안 우리의 현실과 자기 인식이 본능적이고 직관적인 유기적 지능에 기반한 것에서, 인간의 마음이 창조한 추상적인 개념 구조 위에 세워진 현실로 이동했기 때문이다. 지금 우리의 자아감과 현실 인식은, 우리 몸과 우리가 속한 지구라는 유기적·물리적 현실보다는, 인간이 상상으로 만들어낸 개념과 이념, 신념에 기반하고 있다.

최근 TED 강연에서 역사가 유발 하라리는, 인간이 창조해낸 객관적 물리적 현실과 상상된 허구적 현실의 차이를 매우 명확하게 설명한다. 나무, 강, 바람, 바위, 동물, 그리고 우리의 본능적이고 직관적인 유기적 지능은 모두 우리 생물학적 유산이자, 수백만 년 동안 인류가 거의 전적으로 살아왔던 현실이다. 하지만 지난 1만 년, 특히 최근 몇 세기 동안 우리는 이 객관적 현실을 거의 잊고, 인간이 상상으로 만들어낸 관념적 현실 속에서 살아가고 있다. 돈, 국가, 문화, 법, 종교, 천국과 지옥, 신과 같은 개념들은 물리적 현실에 기반하지 않는다. 하지만 우리는 오늘날의 삶의 습관과 행동, 결정을 거의 전적으로 이러한 허구적 실체들에 의존하고 있다. 하라리는 이 허구적 개념들이 비록 실제로는 존재하지 않더라도, 오늘날 세계에서 가장 강력한 힘이 되었다고 말한다. 그리고 바로 이 허구적 창조물들이 부상하던 시기, 호수와 강, 나무와 동물이라는 객관적 실재들은 동시에 방치되고, 파괴되고, 잊혀져왔다.

지구의 나머지 생명체에 대한 이러한 객관적 현실만이 아니라, 우리 자신의 본능적이고 유기적인, 직관적인 인간 지능이라는 객관적 실재 또한 마찬가지로 잊혀지고 무시되어왔다. 오늘날 자신의 대부분의 선택과 행동, 결정을 몸의 감각과 내면에서 감지되는 경험에 따라 내린다고 자신 있게 말할 수 있는 사람이 얼마나 될까? 나는 솔직히 그런 삶을 살고 있다고 말할 수 있는 사람은 극히 드물다고 생각한다. 대부분의 결정과 행동은 사회, 문화, 가족, 직장, 종교, 경전, 우상 등이 만들어낸 허구적 이념과 기대를 바탕으로 이루어지고 있다.

지금의 우리는 어디에 믿음을 두고, 어디에 자신을 맡기고 있는가? 그것이 추상적이고 허구적인 개념인가, 아니면 우리 몸과 존재 안에 깃든 직관적이고 유기적인 지성인가? 이 질문에 대한 대답이야말로, 오늘날 우리가 겪는 개인적 내면의 불안과 종 전체가 직면한 집단적 위기의 본질을 가장 잘 설명해준다고 생각한다.

만약 우리가 영적 수행을 문제 해결의 일부로 받아들인다면, 그 수행이 오히려 문제를 반복하거나 고착시키는 방식으로 작동하지 않도록 주의해야 할 필요가 있다. 앞서 말했듯이, 나는 현대의 영성과 종교가 인간이 만든 추상화와 허구적 현실을 구축하는 과정 속에서 생겨난 현상이라고 본다. 우리에게 우리 자신 안에 내재되어 있는 힘을 내려놓고 추상적인 개념에 항복하라고 요구하는 영적 수행은, 지금 우리가 직면한 위기를 해결하는 데 도움이 되지 않을 것이다. 나는 오늘날 존재하는 대부분의 종교와 수행법이 이 범주에 속한다고 생각한다.

진실로 도움이 되는 것은, 우리 몸과 존재 안에 내재된 직관적이고 유기적인 지성을 키우고, 결국에는 그 지성에 자신을 맡기는 훈련들이다. 이런 훈련은 자기 신뢰와 자존감을 키우고, 내면의 온전함에 대한 감각을 회복시킨다. 우리는 더 이상 추상적인 이념이나 이상에 믿음을 내맡겨서는 안 된다. 대신, 우리 안에 본래부터 존재하는 유기적 지성에 믿음을 심고 그것을 길러 나아가야 한다. 신이나 직업, 국가, 문화, 돈 같은 외부의 변덕에 항복하기보다는, 이 본능적인 인간 몸의 신경과 피부 속에 깃든 힘과 지성에 더 깊이 귀를 기울여야 한다. 자신의 객관적이고 물리적인 본성에 대한 경외심을 회복하게 되면, 우리는 자연스럽게 나무와 강, 바위와 동물들—지구상의 생명체들이 지닌 객관적 현실—에 대한 경외심도 함께 회복하게 될 것이다. 자연으로 돌아가는 길은 결국 우리 자신의 몸에서 시작된다.

이것은 내가 이 글의 서두에서 언급한 아쉬탕가 요가의 빈야사 수행에 대한 설명으로 다시 돌아오게 만든다. 나는 지난 16년간 아쉬탕가 요가와 위빠사나 명상이라는, 오늘날 지구상에서 가장 강력한 통합적 수행법 두 가지를 매일 실천해왔다. 이 수행들은 인간이 쌓아온 방대한 교리와 이념 체계와도 연결되어 있다. 그러나 이것이 해당 수행을 둘러싼 철학이 무의미하다는 뜻은 아니다. 인간이 만든 추상적 현실 속에도 분명 긍정적이고 유익한 생각들이 존재한다.

그러나 16년간 열린 마음으로 수행하고 탐구한 끝에, 내가 진정 깨달은 것은 이 수행들이 내게 효과적이었던 이유가 교리나 이념 때문은 아니라는 점이다. 이 수행들을 통해 내가 나의 의식을 몸으로 구현할 수 있었고, 나의 유기적 지성이 지닌 잠재력을 스스로 길러낼 수 있었기 때문에 이들이 진정한 의미를 갖게 되었다.

내가 명상 중 고요히 앉아 몸과 존재의 모든 부분에서 미세하게 흐르는 감각의 물결을 경험하거나, 땀에 젖은 채 고난도 아사나와 빈야사를 이어가는 동안 본질적으로 내가 하는 일은 같다. 나는 이 두 가지 기법을 수행할 때, 내 이성과 분석적 사고를 내려놓고 인간이 만들어낸 이념이 내 존재를 지배하지 못하게 하며, 내 신체의 감각과 느낌이라는 유기적 지성과 물리적 현실로 더 깊이 들어가 그것에 항복한다. 많은 사람들은 아사나가 몸을 훈련하기 위한 것이고, 명상은 마음을 훈련하기 위한 것이라고 생각한다. 하지만 나에게 이 둘은 본질적으로 같은 것이다. 둘 다 직관적이고 본능적인 지능의 민감성을 기르고 깊게 만드는 데 매우 효과적인 신체 중심의 수행이다.

이 두 기법 모두 학습 과정에서 이성과 분석적 이해가 필요한 단계가 있다. 위빠사나 명상에서는 몸의 각 부분에 집중하는 법, 감각을 검토하고 느낀 뒤 놓아주고 다음으로 전환하는 법, 어떤 감각에 중요성을 두고 어떤 것에는 두지 않을지를 배우게 된다. 아쉬탕가 요가의 빈야사 수행에서는 몸 내부에서 숨을 움직이는 방법, 아사나와 빈야사의 순서를 익히는 방법, 기본적인 정렬 원칙에 따라 몸을 올바르게 배치하는 방법 등을 익혀야 한다. 하지만 이것들은 기법의 매우 표면적인 측면에 불과하다. 이런 요소들은 단지 더 깊은 체현 경험과, 직관적이고 본능적으로 흐르는 의식 상태로 들어가기 위한 입구일 뿐이다.

더 깊은 위빠사나 명상 수행에서는 의식적으로 주의를 조정하는 일이 거의 없다. 의식을 몸 전체로 투과시키고, 모든 감각의 체험을 느끼는 법을 충분히 익히고 나면, 의식적으로 방향을 설정하려는 마음은 한 발 물러서고, 직관적인 흐름이 자연스럽게 이어진다. 나의 명상 시간 중에는 종종 꿈과 같은 상태에 빠져든다. 이 상태에서는 여전히 몸을 관찰하고 감각을 느끼지만, 의식은 잠시 가라앉고, 무의식의 꿈, 환상, 이미지들이 주된 정신 경험으로 떠오른다. 이 상태는 자신을 매우 깊고 유기적인 수준에서 체감하는 것이다. 가장 섬세한 신체 감각과, 그로부터 자발적으로 떠오르는 이미지와 패턴들이 드러나며, 그 위에 어면 의식적 이상이나 관념도 덧칠되지 않는다. 이러한 상태에서 일어나는 경험은 매우 치유적이고, 명확성을 더해주며, 깊은 회복력을 준다. 때로는 해로운 심층 심리 패턴들이 해체되고 새롭게 재구성된다. 명상이 깊어지는 이 시간 속에서, 마음이 실제 수면과 꿈을 통해 얻어야 할 많은 부분이 충족되며, 수면과 꿈에 대한 필요성이 눈에 띄게 줄어든다.

성숙한 아쉬탕가 요가 수련에 있어서도 의식적인 지시는 최소화되어야 한다. 올바른 빈야사 순서, 호흡, 정렬 원칙을 충분히 익히고 나면, 해야 할 일은 분석적인 마음을 내려놓는 대신 수련을 따라 본능적이고 직관적으로 흘러가보는 것이다. 이를 통해 진정한 마법이 일어난다. 마음이 단순하게 호흡과 신체의 움직임, 특히 반다와 연결된 미세한 내부 흐름을 따라갈 때, 유기적이고 본능적인 신체 지성이 자연스럽게 작동함을 느낄 수 있다. 몸은 직관적으로 언제 움직이고 언제 움직이지 말아야 할지를 이해한다. 또한 호흡을 확장하고 느리게 만드는 법, 자세 속으로 더 깊이 미끄러져 들어가는 법, 저항감을 느낄 때 이를 억지로 밀어붙이지 않고 물러서는 법을 자연스럽게 안다. 숙련된 수련자 중에는 '어떤 다른 힘'이 자신들의 몸과 호흡을 이끄는 듯하다고 말하는 이들도 있다. 이 힘은 반다와 확실히 연결되어 있지만, 그 본질은 유기적이고 본능적인 지성이다. 수련 중 이 지성에 몸을 맡기면 느낌이 매우 편안하다. 의식적이고 분석적인 마음이 수련 위에 자신의 생각과 이상을 덧씌우고 유기적 지성을 억누를 때, 자기 신뢰와 자기 확신, 자기 수용의 부족이라는 문제가 발생한다. 이러한 상태는 부상의 원인이 되기도 한다.

호흡이나 정렬 기술에 대한 의식적이고 분석적인 검토는 수행 초기에 유익하고 필요할 때가 있다. 하지만 체현 기술로서, 그리고 유기적 지성을 기르는 수단으로 성숙한 수행을 할 때, 이러한 의식적인 분석은 에너지와 주의가 투입되는 비중에서 매우 적은 부분을 차지해야 한다. 분석적이고 객관화된 수행은 순전히 직관적이고 본능적인 존재 상태에서 흐르는 수행보다 훨씬 더 피상적인 수준의 수행이다.

직관적인 방식으로 스스로 수련할 수 있게 되면, 오히려 단체나 지도자 아래에서보다 혼자 고요하게 수련하는 것을 더 선호하게 될 수도 있다. 가끔 사람들은 나에게 거의 일 년 내내 혼자 연습하는 것이 괜찮은지, 아니면 선생님과 함께 할 때만큼 깊이 수련하거나 발전할 수 있는지 묻곤 한다. 솔직히 말하자면, 내가 경험한 가장 깊고, 아름다우며, 강렬한 수련은 대부분 이른 새벽 혼자 있는 고요한 시간, 그 친밀한 공간에서 이루어졌다. 다른 사람들의 시선을 의식하거나 누군가의 지도를 받아야 한다는 부담이 없을 때, 온전히 몸으로 느끼는 상태로 더 쉽게 들어갈 수 있다. 어두운 공간에서 홀로 있으면 자신을 더 깊이 마주하게 된다.

주기적으로 자신의 선생님을 찾아가는 것은 좋은 일이다. 좋은 선생님이 근처에 있는 행운이 있다면, 그 선생님의 샬라에서 대부분의 시간을 보내며 연습하는 것도 좋은 일이다. 그러나 모든 성숙한 수련자는 자신의 연습에서 가능한 한 독립적이기를 목표로 삼아야 한다. 교사가 '더 깊은 곳으로 이끌어주기를' 기대하는 것은 자신의 힘을 타인에게 의존하는 것이다. 이는 스스로를 의존하게 만들며, 직관적이고 유기적인 지능에 대한 신뢰와 자신감이 자라나는 것을 방해한다.

좋은 선생님은 이 사실을 잘 알고 있다. 그들은 수련자가 자신의 유기적인 지능에 접근할 수 있을 때를 알아차리고, 그 순간에 수련생에게 많은 도움이나 외부의 지도가 필요하지 않음을 인지한다. 굳이 필요하지 않은 순간에 개입하거나 조언을 건네는 것은 수련자의 내면 작업을 방해할 수 있다. 나 역시 가르치는 경험과 성숙함이 깊어질수록, 샬라 공간 안에서 학생들이 자신의 내면 여정을 최대한 자연스럽게 펼쳐나갈 수 있도록 최소한의 개입만 하는 데 더욱 큰 가치를 두게 되었다. 내가 수업을 하면서 가장 만족스러운 순간은 스무 명이 넘는 수련자들이 있는 공간 안에서, 그 누구에게도 내가 당장 개입해야 할 필요를 느끼지 않을 때다. 그저 숨소리만 가득하고, 모두가 자신의 내면 여정에 깊이 몰입해 있는 그 순간. 바로 이런 때에 수련의 진정한 마법이 펼쳐진다.

어떤 학생이 특히 어려운 아사나를 연습하거나 비효율적인 움직임 패턴에 갇혀 있을 때, 나는 기꺼이 그들을 도울 것이다. 몇 주 또는 몇 달 동안 매일 도움을 줄 수도 있다. 그러나 어느 순간, 그 학생이 스스로 해낼 수 있는 역량이 있다는 느낌이 들면, 나는 그들을 내버려 두고 지켜보기 시작한다. 이 단계에서 유기적인 본능적 지능이 발휘되는 것을 지켜보는 일은 정말로 매혹적이다. 사람마다 새로운 것을 터득하는 방식은 저마다 다르다. 그래서 나는 강압적이고 획일적인 미세 정렬 기준을 수련자에게 강요하지 않는 것이 중요하다고 생각한다. 내가 가르칠 때 가장 보람을 느끼는 순간은, 내가 직접 도와주지 않았음에도 수련생이 스스로 해내는 방법을 발견하는 모습을 지켜볼 때다.

인간의 몸과 신경계의 유기적 지능은 단지 요가나 명상을 통해서만 접근하고 개발할 수 있는 것이 아니다. 이전 글들에서 이미 언급했듯이, 수렵채집 시대의 조상들은 아마도 대부분의 시간을 이러한 상태에서 보냈을 것이다. 그들의 삶과 동물, 강, 바람, 바위, 나무와 같은 인간을 초월하는 자연 세계와의 감각적 연결은 결코 분리될 수 없는 것이었다. 그들은 더 큰 전체의 일부였고, 세계 속에서 살아가는 것도 반드시 전체에 통합된 상태여야만 했다.

신체적으로 활동적이면서도 섬세한 감각을 요구하는 모든 활동은, 유기적 지성을 키우고 그것을 신뢰하는 데 큰 도움이 될 수 있다. 나는 개인적으로 하이킹을 이러한 활동 중 하나로 특히 좋아한다. 요가나 명상을 발견하기 훨씬 이전에, 나는 가까운 친구와 함께 하이킹을 즐기곤 했다. 우리는 밤늦게 숲으로 나가 아무런 불빛 없이 숲길을 걸으며, 시각 외의 감각으로 숲을 느끼며 넘어지거나 부딪히지 않고 길을 찾아가는 연습을 했다. 이런 기술은 인간 몸의 타고난 감각에 자신을 맡기면 비교적 쉽게 익힐 수 있다. 때때로 우리 중 한 명이 갑자기 달리기 시작하면, 다른 한 명은 그를 따라잡으려 노력하며, 숨겨진 장애물들을 피해 번개처럼 빠르게 판단하며 나아가곤 했다. 모든 것이 너무나 빠르게 진행되어 분석적이고 의식적인 사고로는 결정을 내릴 수 없는 상태였다. 순전히 본능적이고 직관적인 신체 지능이 길을 인도했던 것이다.

몇 주 전, 발리의 아방산(Gunung Abang)을 등산한 뒤 숲길을 내려오며 이러한 경험을 다시 떠올렸다. 그 길은 좁고 가파르며, 커다란 바위와 나무뿌리, 침식된 도랑들로 가득 차 있었다. 처음에는 발밑을 신중히 살피며 천천히 내려 갔다. 그러나 특히 가파른 구간에 도달하자, 천천히 조심스럽게 움직이던 긴장 이 오히려 더 큰 부담으로 다가와 나는 살짝 뛰기 시작했다. 그리고 멈추지 않 고 계속 달렸다. 점점 속도를 높이며, 발밑에 나타나는 바위와 나무, 도랑, 길의 굴곡에 맞춰 순간순간 결정을 내리며 내 몸은 마치 날듯이 길 위를 달렸다. 움 직임 하나하나를 계산하려는 긴장을 내려놓고, 몸의 본능적이고 직관적인 반응 에 자신을 맡기는 일은 엄청난 해방감을 안겨주었다. 잘못된 한 번의 움직임으 로 큰 부상을 입을 수도 있었지만, 내 몸의 유기적 지능에 대한 확신과 신뢰는 내가 괜찮을 것이라는 확신을 주었다. 그 결과 나는 하산이라는 행위를 훨씬 더 짜릿하고 해방감 넘치는 방식으로 경험할 수 있었다.

음악의 대가가 연주하는 공연을 관찰하면 비슷한 일이 일어나고 있음을 느낄 수 있다. 연주 중 그들이 표현하는 음표와 동작, 기술은 너무나 빠르게 흘러가, 분석하거나 계산할 겨를조차 없다. 열린 마음으로 바라보면, 연주자가 자신의 유기적 지성에 몸을 맡기고, 소리와 움직임이 하나로 흐르는 통합된 상태에 있 다는 것을 분명히 느낄 수 있다.

해가 뜨고 질 무렵, 집 주변에서 날아다니는 박쥐들을 관찰하는 것을 좋아한 다. 그들은 어마어마한 속도와 정밀도로 비행하며 곤충을 잡아먹고 장애물을 피한다. 가끔 박쥐들이 내 열린 집 안으로 날아들어 벽이나 기둥, 지붕, 바닥(그 리고 나)과 부딪히지 않고 유유히 날아다닌다. 가끔 박쥐가 나를 향해 곧장 날 아오면, 나는 본능적으로 고개를 숙인다. 비록 박쥐가 나를 치지 않을 것이란 것을 알고 있음에도 말이다. 놀라운 점은 박쥐들이 시각을 전혀 사용하지 않는 다는 것이다. 그들은 높은 주파수의 소리를 발산하고, 주변 물체에서 반사된 음 파의 패턴을 통해 귀로 환경을 감지하며 비행한다. 이들을 지켜볼 때마다, 자 연이 이 생명체들에게 부여한 놀라운 유기적 지능과 정밀함에 감탄하게 된다.

우리 인간 역시 이런 능력을 가지고 있다. 다만 대부분의 경우 이를 사용하는 방법을 잊었을 뿐이다. 나는 우리가 이 능력을 매우 높은 수준까지 개발하고 세련되게 다듬을 수 있다고 믿는다. 숙련된 아쉬탕가 수련자가 연습을 통해 자연스럽게 흐르는 모습을 보면, 마치 우아한 동물이 자신의 환경 안에서 움직이는 것처럼 보인다. 이는 모두 동일한, 유기적이고 체득된 현명함에서 비롯된 움직임이기 때문이다. 하이킹이나 스포츠, 음악과 같은 신체적·감각적 활동도 유기적 지능에 접근하도록 돕는 데 유용할 수 있지만, 나는 통합된 요가와 명상이 인간의 본능을 깨워내는 데 특히 효과적이라고 믿는다.

아쉬탕가 요가의 아사나 수련에서, 빈야사를 통해 몸과 호흡을 움직이는 기술은 신체적 움직임의 가장 깊고 미묘한 층에 접근할 수 있도록 도와주며, 이는 '반다'라는 깊은 내면의 층에 접근하는 것이다. 하이킹, 스포츠, 음악 연주 등의 다른 체득된 활동 대부분은 반다에 직접적으로 접근하지 못한다. 반다를 몸과 호흡 안에서 활성화하는 것은 통합과 유기적 지능을 훨씬 더 깊은 수준으로 끌어올리며, 인간 잠재력의 아직 탐구되지 않은 층을 깨우는 데 기여한다. 마찬가지로, 체득에 초점을 맞춘 명상 기법에서도 반다가 활성화된 잘 정렬된 자세로 가만히 앉아 신체 조직의 가장 깊은 층에서 느껴지는 가장 미세한 감각을 훈련하면 인간 잠재력의 새로운 층에 접근할 수 있다. 사람들은 이러한 기술들이 의식을 변화시키는 상태로 인도한다고 생각하지만, 나는 이것이 오히려 몸과 마음의 통합 상태를 깊게 하고 유기적 지능을 효과적으로 심화시키는 방법이라고 보고 싶다.

이러한 수련법들이 모든 사람에게 자동적으로 원하는 결과를 가져다주는 것은 아니다. 그 안에는 반드시 바른 의도가 담겨 있어야 한다. 요가나 명상을 경직된 교리적 관점에서 수련하고, 그 이념들을 실제 수행에 계속해서 투사하는 사람들은, 결국 자신의 신체와 유기적 지성을 대상화하거나 왜곡하게 된다. 몸을 '하위의 것'이나 '극복해야 할 장애물'로 여기는 이들은, 아무리 열심히 수련해도 몸과 더 가까워지거나 더 민감해지지 않는다. 오히려 자기 몸과의 관계에서 더 큰 불협화음을 만들어내고, 자신의 유기적 지성에 대한 불신이나 심지어 혐오에 가까운 감정을 품게 되기도 한다. 이들은 자주 자기 신뢰, 자기애, 자기 이해의 결여를 드러낸다. 이런 수련자들의 말에는 언제나 '교리'와 '의무'의 언어가 가득하며, 실제 감각되고 체험된 개인적 경험의 언어는 잘 드러나지 않는다. 수련 전후에 기도문과 만트라를 정성껏 외우는 경건한 수련자들을 자주 보지만, 그들의 실제 수행을 보면 자기 몸이나 자신이 하는 수련법, 혹은 자기 자신에 대한 신뢰나 세심함, 감응력은 거의 보이지 않는다. 수련이 오히려 몸에 대한 불신을 강화하고, 추상적인 어떤 아이디어에 자기 힘을 넘겨주는 방식으로 사용되는 것이다. 이런 이들은 일상에서도 자기 몸의 감각에 무뎌 있고, 수련을 통해 감각적 세심함과 자각을 키우기보다는, 오히려 자기 경험에서 멀어지고 특정 교리의 이념을 몸에 덧씌우는 데 그치게 된다.

수련에 어떤 철학이나 교리가 담겨 있든, 혹은 그것에 의미를 두든 아니든 간에, 내가 느끼기에 진정 중요한 것은 더 잘 통합하겠다는 의도와, 우리 몸의 물질 조직과 신경 안에 깃든 본능적이고 유기적인 지성에 자신을 기꺼이 맡기겠다는 의도를 가지고 수련에 임하는 것이다. 이것은 결국 자기 신뢰와 자기 사랑, 그리고 인간으로서의 동물적 유산—유기적 지능—에 대한 수용으로 이어진다. 수련이 정말로 우리를 '온전하게' 만들어주는 것이어야 한다면, 우리는 오랫동안 잊혀지고 외면되어온 인간의 이 본질적 측면을 다시 삶 안으로 되살려야 한다. 우리가 동물로서의 자기 자신을 사랑하고 신뢰하는 법을 다시 배울 수 있다면, 우리는 결국 지구라는 생태계 안에서 서로 얽혀 살아가는 존재들에 대해 다시 사랑하고 존중하는 법을 배우게 될 것이다.

물론 인류 전체가 다시 수렵채집 사회로 되돌아가는 것은 현실적으로 불가능하다. 우리는 너무 오래전에 이미 그 뿌리에서 멀어졌고, 다시 되돌아갈 수는 없다. 또한 지난 만 년 동안 인류 문명이 쌓아온 수많은 아름답고 지혜로운 사상과 문화를 우리가 모두 버릴 필요도 없고, 버려서도 안 된다. 하지만 지금 우리가 직면한 중요한 과제는, 우리가 너무 멀리까지 이탈해왔다는 사실을 인식하는 것이다. 그 결과 지금의 인류는, 종 전체로서도, 개인의 의식 상태로서도,

더 이상 '온전함'과 '지속 가능성'을 유지할 수 없는 상태에 이르렀다. 우리에게 필요한 것은 인식의 급진적인 전환이다. 그리고 나는 그 전환이 바로 '우리 안의 유기적이고 본능적인 지성'을 다시 삶의 방식 속으로 통합하는 데서 시작되어야 한다고 믿는다. 아쉬탕가 요가나 위빠사나 명상과 같은 체화 중심 수련은, 우리가 그러한 목적을 품고 수행한다면, 이 전환을 돕는 훌륭한 도구가 될 수 있다.

## 질문에 대한 답변

### ✎ 인류의 미래에 관하여

앞서 언급했듯이, 우리는 본래의 뿌리에서 너무 멀리 벗어나 이제는 과거의 삶의 방식으로 되돌아갈 수 없는 지점에 도달했다. 수렵채집 사회로 복귀한다고 가정할 때, 지구가 수용할 수 있는 호모 사피엔스의 인구는 수십만 명 수준에 불과할 것이다. 이것이 가능하려면 약 70억 명이 자발적으로 삶을 포기해야 한다는 뜻이다. 이는 명백히 선택지로 삼을 수 없는 일이다. 지금 우리가 나아갈 수 있는 유일한 길은 앞으로 나아가는 것뿐이다.

나는 또한 인류가 지난 1만 년 동안 창조한 모든 것이 해롭거나 버려져야 한다고 생각하지 않는다. 특히 인터넷은 정보, 지식, 아이디어를 공유하는 데 있어 놀라운 도구이다. 다만, 대부분의 사람들은 그것을 오히려 유기적이고 통합된 삶으로부터 더 멀어지기 위한 수단으로 사용하는 경향이 있다. 내 생각에, 우리는 이 두 가지를 동시에 지니는 것이 가능하다고 본다. 즉, 직관적이고 동물적인 본성을 존중하고 그것을 삶 속에서 살아내며, 지구상의 다양한 생명체와 건강한 관계망 속에서 다시 연결되는 동시에, 우리의 이성적 지능과 창의력을 활용해 인간과 다른 종들의 삶을 더 낫고 풍요롭게 만들어갈 수 있다는 것이다.

이러한 균형을 이루기 위해서는 현재 우리가 알고 있는 거의 모든 것들—삶의 방식, 신념 체계, 세계관 등—을 근본적으로 다시 점검하고 재구성해야 한다. 이것은 전 세계적으로 가장 영향력 있는 수준에서의 협력과 창의성, 혁신을 요구할 것이다. 범신론자들, 리처드 도킨스·샘 해리스·크리스토퍼 히친스 같은 책임 있는 무신론자들, 데이비드 이글먼, 고(故) 칼 세이건, 린 마굴리스 같은 열린 사고의 과학자들, 고(故) 아른 네스 같은 심층 생태학자들, 데이비드 아브람의 Alliance for Wild Ethics 같은 단체들, 그리고 특정한 주장 없이 인간 경험의 본질을 가장 충만하게 표현하고자 하는 비교조적이고 독립적인 신비주의자들—이들이야말로 우리가 앞으로의 길을 모색하며 귀기울여야 할 이들이다.

나는 이러한 새로운 균형 상태가 충분히 가능성 있는 영역 안에 있다고 느낀다. 하지만 동시에, 인류가 실제로 그것을 실현할 수 있을지에 대해서는 솔직히 회의적이다. 세상에는 너무 많은 무지, 환상, 그리고 신념 체계에 대한 집착이 존재한다. 세계에서 인구 밀도가 가장 높은 도시나 농촌 지역을 걸어다녀 보면, 이러한 사실이 분명히 드러난다. 그렇지만 지금 이 시대에 살아가고 있는 나로서는, 내가 감지하고 느끼는 진리의 일부에 따라 가능한 한 온전히 살아가는 데 의미를 둔다. 그리고 내 생각과 통찰을 나누는 것 역시 중요하다고 느낀다. 그것이 어떤 방식으로든 도움이 되기를 바라는 사람들에게 닿을 수 있기를 바라며.

## ✎ 위빠사나 명상에 대하여

위빠사나 명상의 핵심은 매우 탁월하다. 신체 감각에 대한 관찰력을 높이고, 그 감각적 경험에 반응하지 않는 태도를 길러주는 것이다. 이 기술이 특정 교리와 세계관에서 벗어나 순수한 형태로 적용될 때, 앞서 이 에세이에서 설명한 방식으로 내게는 매우 효과적으로 작용한다.

문제는 위빠사나에 연결된 교리와 세계관이 '적응적 무의식에 대한 내맡김'을 방해한다는 점이다. 위빠사나의 근본 교리는 적응적 무의식에서 비롯된 반응을 그저 맹목적인 반응으로 간주하며, 이러한 관점에서는 그것이 고통의 주된 원인으로 여겨진다. 내가 아는 대부분의 위빠사나 수행자들은 이 때문에 신체와 적응적 무의식을 나쁜 것으로 간주하고 대상화하곤 한다. 이들은 '상카라(sankhara)'를 제거해야 할 대상으로 보고, 그로 인해 깊은 내적 갈등을 겪는다. 하지만 상카라는 실제로는 적응적 무의식의 매우 건강한 지능 작용이다. 이들은 평정심, 침착함, 집중력을 갖추고 있는 듯 보일 수 있으나, 이러한 내면의 갈등은 결국 미묘하지만 깊은 자기 신뢰와 자기 사랑의 결핍으로 드러난다. 이는 그들의 말투나 섬세한 행동들 속에서 관찰될 수 있다.

위빠사나 수행에서는 무의식적 자아, 즉 적응적 무의식을 허상이고 덧없으며 고통의 근원으로 보기에, 자기 자신에게 항복하는 것이 불가능해진다. 대신, 부처(Buddha), 다르마(dhamma), 상가(sangha) 같은 추상적이고 상상된 개념에 의지하게 된다. 나 역시 10년 넘게 이러한 세계관을 품고 있었으며, 그것이 무너졌을 때 비로소 가장 큰 해방감을 느낄 수 있었다. 이 에세이에서 내가 기술한 내용은, 바로 그 낡은 세계관의 잔해에서 새롭게 형성되어가고 있는 새로운 관점이다.

그럼에도 나는 위빠사나의 기술을 배우기 위한 프로그램에 참여하는 것을 권하고 싶다. 특정한 환경 속에서 기술에 몰입하는 것은 매우 효과적이다. 어떤 종류의 체계적인 기술을 전수하려면 일정한 교리가 필요하다고 본다. 우리가 어떤 것을 배울 때, 그 가르침 안의 교리가 완전히 나와 맞지 않을 수 있다는 점을 인정하는 태도가 필요하다. 중요한 것은 결국 각자가 자기 자신의 논리와 직관을 통해 그 수련을 자신만의 것으로 만들어가는 데 있다. 문제는 사람들이 이를 시도하지 않고, 가르침의 모든 부분을 의심 없이 받아들일 때 발생한다.

나는 위빠사나 프로그램에 참여하는 동안, 단체의 사고방식이나 정해진 행동 규범에서 벗어나 나만의 방식으로 조정해보았다. 예를 들어 매일 아침 아사나 수련을 포함하여 나만의 일정을 유지했다. 개인 방이 제공되는 센터에서는 이런 조정이 가능하다. 나는 이러한 학습 환경을 제공해준 조직에 감사한다. 나는 12년 동안 20회가 넘는 프로그램에 참여했지만, 지난 2년 반 동안은 참석하지 않았다. 앞으로 다시 참여하게 될지는 잘 모르겠다. 지금 나는 이 기술을 일상과 나만의 세계관 속에서 실천하며 활용하는 것에 만족하고 있다.

## ✎ 위빠사나 명상에서의 장시간 앉아있기

수년간 이러한 유형의 집중 명상 수련에서 오랫동안 좌선을 했던 사람들 가운데, 많은 이들이 결국에는 심각한 신체 통증과 관절, 조직 손상을 겪게 된다. 이는 아이러니하게도 나중에는 오히려 편하게 앉는 것조차 불가능하게 만든다.

나 역시 지금도 좌선 수행을 계속한다. 집중적인 명상 수련에 정기적으로 참여하면서도 이런 신체적 손상을 피하는 것은 충분히 가능하다. 하지만 그러기 위해서는, 자신이 수련 중 특정 교리를 어떻게 적용하고 있는지 그 영향을 비판적으로 평가할 수 있어야 한다.

하루 10~12시간씩 10일, 20일, 30일 혹은 그 이상 연달아 앉아 있는 것은 분명 관절에 압박을 가한다. 나는 지난 16년 동안 이런 집중 명상 수련에 20회 이상 참여했으며, 가장 길었던 건 60일, 많은 경우 30일 또는 45일이었다. 오랜 아사나 수련 덕분에 나는 관절의 압박과 긴장을 최소화하며 거의 완벽한 정렬로 앉아 있을 수 있다고 느낀다. 그럼에도 불구하고 이 모든 경험을 통해 내린 결론은, 이와 같은 명상 수련에서는 관절의 불건강한 압박을 완전히 피하는 것이 불가능하다는 점이다.

하지만, 만약 이런 형태의 좌선 수행이 자신의 몸에 어떤 영향을 미치는지 민감하게 감지하고, 감각이 전하는 신호를 경청한다면, 관절 압박을 완화하고 병리적 손상을 방지할 수 있는 적절한 결정을 내리는 것도 가능하다.

나에게 이것은 다음과 같은 의미다. 매일 아침 아사나 수련을 하고, 올바른 정렬로 앉으며, 하루 중 정기적으로 일어나 걷는 것이다. 나는 이러한 것들을 철저히 실천함으로써 지금까지 좌선 수행으로 인한 신체적 문제를 한 번도 겪은 적이 없고, 앞으로도 그럴 거라 생각한다.

장기간 좌선 수행 중 신체 손상을 경험한 다른 명상가들을 보면 다음과 같은 공통점이 있다:

A) 아사나나, 관절 압박을 완화하거나 신체를 강화하는 어떤 신체 활동도 하지 않는다. 이는 집중 명상 수련 중에도, 일상 속에서도 마찬가지다.

B) 관절 압박을 악화시키는 매우 불균형한 자세로 앉는다.

C) 그리고 가장 중요한 건, 수련이 자신들의 몸과 존재에 미치는 영향을 능동적으로 평가하지 않는다는 점이다.

이러한 원인들은 모두, 감각이 전하는 신호에 귀 기울이기보다, 교리를 거의 맹신에 가까운 방식으로 받아들이고 적용하려는 태도에서 비롯된다. 가능한 한 오래, 가능한 한 버티면서 앉아있으려 하면서, 신체적 균형을 맞추거나 압박을 완화하기 위한 적절한 신체적 보완책은 취하지 않는다. 이들은 통증이 병리적 문제의 신호임에도 불구하고, 그것을 단지 수행의 일부이자 감각에 평정심을 유지해야 할 또 다른 대상으로 해석해버린다.

그 결과, 장기적이며 되돌릴 수 없는 손상이 일어나게 된다.

이러한 점은 나에게 커다란 역설처럼 느껴진다. 왜냐하면 내 경험에서 위빠사나 수행은 감각을 기반으로 자신을 깊이 이해하게 되는 수련이었기 때문이다. 이 수행은 나로 하여금 무엇이 나에게 도움이 되고 해로운지를 더 섬세하게 감지하게 해주었고, 나 자신에게 더 이로운 결정을 내릴 수 있도록 도와주었다.

하지만 어떤 사람들에게는 이 수행이 그런 식으로 작용하지 않는다. 감각에 대한 인식은 증가하지만, 그 감각이 실제로 말하고 있는 메시지를 듣는 능력은 점점 더 억누른다. 감각에 대한 인식과 비반응성은 성장하는 반면, 감각을 통해 몸이 실제로 말하고 있는 바를 듣는 능력은 오히려 줄어드는 것이다.

따라서 문제는 수행 자체에 있지 않다. 만약 수행 자체에 문제가 있었다면, 나 역시 그만두었을 것이다. 문제는 개별적인 분별력 없이, 특정 교리에 맹목적으로 헌신하는 방식에 있다.

이것은 내가 이 글 전체를 통해 강조하고자 했던 주제와 맞닿아 있다. 어떤 가르침도, 우리가 그것을 분별력과 식별력으로 적용할 수 있을 때에만 유익하다. 우리는 선생님과 가르침을 성실히 따르되, 동시에 그것이 우리의 몸과 정신, 영혼에 어떤 영향을 미치는지를 계속해서 비판적으로 평가하고 해석해야 한다. 그렇게 하다 보면, 결국 가르침과 기술의 일부는 거부하거나, 조정하거나, 수정하게 될 수도 있다.

내 생각에 이것이야말로 매우 성숙한 수행자이자 자기 자신에 대한 더 깊은 이해를 추구하는 진정한 구도자의 태도다. 나는 이것을 '수련을 자기 것으로 만들기'라고 부르고 싶다.

# 더 깊은 성찰
## 유기적 지성, 애니미즘, 가이아, 그리고 인간 외 존재와의 관계에 대하여
— 2016년 9월 —

토요일 아침은 맑고 상쾌했다. 올해의 건기에는 드물게 찾아온 쾌청한 날씨였고, 발리에서 세 번째로 높은 산인 구눙 아방을 오르기에 완벽한 날이었다. 나는 올해에만 이 산을 세 번이나 올랐다. 자주 찾는 장소가 그렇듯, 이곳과도 점점 어떤 관계가 생겨나고 있다는 느낌이 들었다.

오전 7시쯤 등산로 입구에 도착했고, 하이킹 내내 맑은 날씨가 이어졌다. 예전에는 항상 안개와 구름에 가려 있던 산이었기에, 아침 햇살이 울창한 숲 사이로 밝게 비치는 풍경은 전혀 다른 경험이었다. 마치 처음 찾는 장소처럼, 새로운 느낌과 감각들이 연이어 몰려왔다.

하지만 이번에 달라진 건 날씨뿐만이 아니었다. 이 산행에서 내가 가장 좋아했던 요소 중 하나는 울창하고 밀도 높은 숲이었다. 예전의 트레일은 좁고, 길 양쪽에서 식생이 거의 맞닿아 있었으며, 큰 바위와 나무뿌리들이 길 곳곳에 드러나 있어 기술적으로도 도전적인 하이킹이었다. 이런 요소들은 자연과 더 깊이 상호작용하게 만들었고, 숲과 땅과의 풍부한 관계감을 불러일으켰다. 나에게 하이킹을 하는 가장 중요한 목적은 바로 그런 관계를 느껴보는 것이다.

하지만 이번 산행을 시작하자마자, 트레일이 평탄하게 정비되었다는 걸 바로 알아챘다. 침식된 홈은 사라졌고, 길도 훨씬 넓어 보였다. 처음에는 "와, 발리에서 트레일 관리를 하다니, 인상적이네."라고 생각했다. 그런데 점점 이상하다는 느낌이 들었다. 이 길에서 마주친 사람은 늘 손에 꼽을 정도였고, 누군가 이 정도로 길을 다지고 넓히는 데 엄청난 공을 들였다는 게 분명했다. 얼마 지나지 않아, 길 폭이 예전보다 최소 네다섯 배는 넓어졌고, 예전에 보이던 큰 바위와 나무뿌리도 사라져 있었다. 길가의 초목은 대규모로 제거됐고, 길은 전반적으로 평탄하고 고르게 다듬어져 있었으며, 흙을 계단처럼 깎아낸 구간도 많았다.

아침 산책은 여전히 즐거웠지만, 숲과의 연결감은 확실히 줄어들었다. 길이 너무 넓어져 숲이 멀게만 느껴졌고, 그 존재감을 느끼려면 의식적으로 마음을 써야 했다. 정상까지의 속도는 훨씬 빨라졌고, 구불구불한 길들이 많이 사라졌다는 사실도 체감됐다. 어느 순간부터는 마치 포장된 도로를 걷고 있는 듯한 느낌이 들기 시작했다. 이 길을 정비한 사람은 마치 자동차 도로를 만들 듯 접근한 것처럼 보였다. 주변 환경과 조화를 이루며 길을 만들어나가기보다는, 풍경을 대각선으로 가로지르며 편리함과 속도, 접근성을 최우선으로 고려한 듯했다. "이걸 설계한 사람은 생태학자는 아닐 거야."라는 생각이 들었다. 다가오는 우기에는 이 넓고 노출된 흙길에서 얼마나 많은 침식이 일어날지 걱정되기도 했다.

왜 이렇게까지 바꾼 걸까? 소수의 하이커들을 위해 이렇게 대대적인 작업을 했을 것 같진 않았다. 혹시 대규모 종교 행사를 위한 걸까? 산에는 작은 사원이 세 곳 있는데, 두 곳은 오르막 중간에 있고, 한 곳은 정상에 있다. 모두 소박하고, 특히 정상의 사원은 낡은 대나무 구조물과 허물어진 돌 아치 하나만 덩그러니 놓여 있어, 중요한 사찰로 보이진 않았다.

사진도 찍고 느긋하게 걸었는데도, 예전보다 훨씬 더 빨리 정상에 도착했다. 길이 더 짧고 더 직선적으로 바뀌었다는 게 확실했다. 변화된 길에서도 어느 정도 산책의 즐거움을 느끼긴 했지만, 예전만큼의 만족감은 없었다.

스테판 하딩의 책 'Animate Earth'를 읽고 있다. 그는 데이비드 에이브럼의 동료로, 이 책에서 에이브럼이 인간과 환경 사이의 상호적인 관계를 얼마나 유려하게 묘사하는지를 소개하고 있다. 에이브럼에 따르면, 환경은 현대 세계관에서 흔히 가정하듯이 단지 우리가 관찰하고, 측정하고, 조작하며 지배할 수 있는 정적이고 영혼 없는 대상이 아니다. 환경은 살아 있으며, 상호적으로 참여하고, 우리가 그것을 인지하고 반응하듯 우리를 인지하고 반응한다. 동물, 식물은 물론이고 무생물적 환경의 요소들조차도 나름의 인지 능력을 지니며, 우리와 상호작용한다. 이 관계는 상호적이기에, 우리는 사람과 관계 맺듯 환경과도 존중을 바탕으로 관계해야 한다. 모든 애니미즘 문화와 원주민 전통은 이러한 사실을 그들의 세계관 중심에 두고 살아왔다.

우리의 환경(즉 동물, 식물, 무기물을 포함해서 우리 자신이 아닌 모든 것)이 살아 있고, 의도와 지능, 선호를 지니며, 우리가 그것을 인지하듯 우리를 인지한다는 것, 그리고 우리가 궁극적으로 그 전체와 분리될 수 없는 일부에 지나지 않는다는 것을 이해하는 것, 이런 통찰은 애니미즘의 한 형태로 볼 수 있다. 이러한 이해는 과학과 현대 사회가 주로 의존해온 이성적, 분석적, 대상화 중심의 사고 바깥에서 일어난다. 그것은 감각적이고 직관적인 인간 경험, 곧 우리의 유기적이고 본능적인 동물적 지능에서 비롯된다.

내가 하이킹을 하거나 자연 속에 몸을 담그는 활동에서 가장 즐기는 것은 바로 이런 감각 중심의 상호적 관계, 곧 숲과 지구와 맺는 유대감이다. 나와 가까운 친구는 함께 걷던 길에서 자주 만나는 특정 나무나 바위, 장소들에 이름을 붙이곤 했다. 우리는 어느 나무, 어느 장소를 이번 산책에서 찾을지 미리 이야기하곤 했다. 우리에게 이 나무와 바위, 장소들은 단순한 물체가 아니라, 실제로 관계를 맺는 존재들이었다. 그들을 방문하는 일은 마치 친구를 찾아가는 것과도 같았고, 그들도 우리에게 반응했다. 우리는 그들과 상호적으로 연결되어 있었다.

우리가 특히 좋아하던 나무 친구는 언덕 꼭대기에 자리 잡은 거대하고 오래된 참나무였다. 우리는 그 나무를 '언덕 위의 나무'라고 불렀다. 이 나무는 사람들에게 잘 알려진 존재로, 지나갈 때마다 그 넓은 가지 아래 잠시 멈춰 쉬며 시간을 보내곤 했다. 몇 년 후 내가 이사한 뒤, 친구가 편지를 보내 이렇게 전했다. "언덕 위 나무가 올해 죽었어. 봄이 왔는데도 잎이 하나도 안 났거든. 그러고 나서 사람들이 와서 베어 갔어. 얼마 전 올라가 봤더니, 그 자리에 그저 잘린 나무토막만 쌓여 있더라." 그 말을 읽는 순간 깊은 슬픔이 밀려왔다. 오래된 친구 하나가 세상을 떠난 것만 같았다. 언덕을 올라갔을 때 나무가 반갑게 맞아주는 대신, 잘려나간 나무 조각들만 마주하게 될 모습을 상상하니, 마음 깊숙이 뭔가 불쾌하고 아픈 감정이 솟구쳤다. 친구 역시 그 나무가 죽었을 때 심하게 동요했다고 회상했다. 그 장면은 점점 더 쇠퇴해 가는 그 숲의 한 단면을 상징하는 일처럼 느껴졌다. 우리가 수년 동안 지켜봐 온 그곳은, 점점 깊이 침투해 들어오는 인간 거주지로 인해 서서히 쇠락해 가고 있었다.

나는 때때로 어떤 숲이나 자연이 '지금 어떤 상태인지'를 온몸으로 느끼는 듯한 순간을 경험한다. 그곳이 활기차고 건강한지, 아니면 상처받고 지친 상태인지를. 그런 느낌은 내가 그 숲에서 받은 인상, 그리고 내가 그곳에 존재함으로써 숲이 내게 보내는 반응과 어떻게 연결되어 있는 걸까? 이런 감각은 분석이나 관찰을 통해 생기는 것이 아니다. 그것은 마치 숲 전체가 나에게 말을 걸고 있는 듯한 직접적인 감정이자 직관으로 다가온다.

이 감각을 가장 강하게 경험했던 일로, 내가 20대 초반이던 시절 몇 해 동안 여름철마다 북부 캐나다에서 산림 작업을 한 경험이 있다. 벌목 회사가 나무를 베어낸 지역이나 산불로 황폐해진 곳에 나무를 심는 일이었다. 갓 벌채된 숲에서, 아직 완전히 죽지 않은 채 가지와 줄기, 나무의 흔적이 널브러진 공간에서 일할 때면, 나는 마치 끔찍한 대량 학살 현장을 걷고 있는 것 같은 느낌을 받곤 했다. 죽어가는 존재들의 몸이 여기저기 흩어져 있는 듯했고, 숲의 남은 생명체와 무생물 모두의 고통과 비명이 온몸으로 전해졌다. 때로는 숲이 깊은 분노를 품고 있고, 내가 그 안에 존재하는 것 자체가 그 분노를 건드린다는 느낌마저 들었다. 특히 그런 날에는 모든 일이 엉망이었다. 5분마다 어딘가에서 무언가가 나타나 내 발을 걸어 넘어뜨렸고, 쓰러져 얼굴이 흙바닥에 박히기 일쑤였다. 또는 죽은 나무에서 튀어나온 뾰족한 가지가 갑자기 튀어나와 나를 긁거나 때렸다. 어떤 날은 그날만 해도 백 번쯤은 넘어진 끝에, 결국 허공을 향해 외쳤다. "내 잘못이 아니야! 내가 너희를 이렇게 만든 게 아니라고!" 하지만 숲은 아무런 반응이 없었다. 그저 상처받고, 분노하고, 할 수 있는 모든 방식으로 저항하고 있었을 뿐이다.

반면, 건강하고 살아 숨 쉬는 숲에 있을 때면, 온몸으로 사랑의 에너지가 흘러나오는 걸 느낀다. 마치 그 숲이 나를 따뜻하게 품어주는 듯해, 어떤 위험도 닿지 않을 거란 깊은 안도감에 젖는다. 오래전 내가 살았던 캐나다 북부 유콘 지역에서는 하이킹할 때 곰의 공격에 대비해 곰 스프레이를 휴대하는 것이 일반적이었다. 하지만 나는 그런 필요를 한 번도 느껴본 적이 없었다. 주변 사람들에게 무모하다는 비판을 받기도 했지만, 나는 그럴 때마다 미소 지으며 말하곤 했다. "나는 산을 사랑하는 마음으로 가요. 그러면 숲도 그걸 알아채고, 사랑으로 나를 맞아줘요."

유콘에 사는 내 친구 중 한 명은 인간 외 존재들의 목소리를 듣는 데에 유난히 섬세한 감각을 가진 사람이다. 어느 날 그녀의 집에서 차를 마시던 중, 그녀는 옆 부지에서 진행 중이던 건설 현장에 대한 이야기를 들려주었다. 시공자가 그녀에게 찾아와, 장비 설치에 방해가 된다며 그녀의 땅에 있는 몇 그루의 나무를 베고 공사 후 새 나무를 심으면 어떻겠냐고 제안했다. 그녀는 조용히 이렇게 답했다고 했다. "내가 직접 결정할 수는 없어요. 나무들에게 물어보고 내일 알려드릴게요." 그날 저녁, 그녀는 나무들에게 다가가 조용히 물었고, 나무들로부터 돌아온 명확한 메시지는 "안 돼요."였다. 다음 날 그녀는 이 사실을 시공자에게 전했고, 그는 이해하기보다 설득하려 들었으며, 심지어 흥정을 시도하기도 했다. 그러자 그녀는 단호하게 말했다. "보세요, 나무들이 '안 된다'고 했어요. 이건 제 결정이 아니에요. 여기서 이야기는 끝입니다."

그 주 토요일, 나는 다시 산을 올라가며 숲이 다소 상처받은 듯한 인상을 받앉다. 예전에는 이 길을 걸을 때마다 숲이 먼저 다가와 나를 반겨주고 품어주는 것 같았지만, 이날의 숲은 어딘가 멀게 느껴졌고, 조금은 무뚝뚝했다. 새로 넓어진 길 한가운데를 걷고 있을 때, 숲은 나를 외면하는 듯했다. 사진을 찍거나 무언가를 만지려고 길가로 다가갔을 때만, 숲이 나를 향해 살짝 몸을 기울이는 듯한 반응을 보였다. 분명 내가 먼저 다가가고 마음을 열어야만 관계가 생겨나는 느낌이었다. 숲은 어딘가 서운해하는 듯했고, 예전처럼 자연스럽고 부드럽게 흐르던 관계는 아니었다.

아방산 정상에 도착했을 때, 무슨 일이 있었는지 단번에 알 수 있었다. 내가 예상했던 대로, 숲의 훼손은 종교적 목적 때문이었다. 정상에 있던 작은 공터는 완전히 딴 모습으로 바뀌어 있었다. 대대적으로 조경이 이루어졌고, 기억 속에 있던 크고 오래된 나무들은 모두 베어졌다. 초목은 말끔히 제거되었고, 공터의 형태 자체도 완전히 변해 있었다. 그 자리는 이제 맨흙이 드러난 채로 텅 비어 있었고, 한가운데에는 번쩍이는 콘크리트 사원 단지가 새로 들어서 있었다. 그곳은 그야말로 공사 현장이었다. 실은, 아직도 공사 중인 곳이었다. 다시 한 번 몸 깊숙한 곳에서 강렬하고 불쾌한 감정이 올라왔다. 나무들이 사라진 덕에 시야는 훨씬 트였고 전망도 좋아졌지만, 정작 정상에 있는 것이 전혀 기쁘지 않았다.

그 전주에 올랐던 바뚜까루 산행은 전혀 달랐다. 그곳 숲은 무성했고, 산길 곳곳에 사원과 석상들이 있었다. 그러나 이 모든 인공물들은 숲과 완벽히 융합되어 있었다. 사실 나는 내려오는 길에야 그 구조물들을 발견했을 정도였다. 그만큼 자연스러운 조화 속에 숨어 있었던 것이다.

이 이야기를 친구에게 들려줬을 때, 그는 물었다. "힌두 사원이었어? 아니면 애니미즘 같았어?"

"단연코 애니미즘." 내가 대답했다. 그 석상들에는 생명이 깃든 듯한 느낌이 있었다. 마치 어떤 힘이 그들에게 혼과 생명을 불어넣었고, 숲이 그것들을 받아들여 자기 일부로 품은 것 같았다. 특히 인상 깊었던 것은, 등산로 입구 양쪽에 자리 잡고 있던 돌로 만든 작은 야생 고양이 두 마리였다. 나무와 덤불 사이에

파묻혀 겉으로는 눈에 잘 띄지 않았지만, 자세히 들여다보니 그들이 살아 있는 듯 느껴졌다. 사나운 표정으로 나를 노려보며 으르렁거리는 듯한 모습이었다. 마치 "이 숲에 들어올 자격이 있느냐?"고 묻는 듯했다. 나도 낮게 으르렁대며 응수했다. "하! 난 두렵지 않아. 걱정 마, 난 이 숲에 속한 사람이야." 그러자 그들은 물러났고, 나는 가볍고 기쁜 마음으로 그들을 지나쳤다.

하지만 토요일의 경험은 완전히 반대였다. 아방산 정상에 새로 지어진 사원과, 그곳까지 이어진 도로를 만든 이들은 이 땅과 어떤 관계도 없었고, 이 땅이 느끼는 감정에 대해서도 전혀 감수성이 없었다. 그 모든 인공물에는 생명도, 관계도 없었다. 오직 영혼 없는 구조물만이 자리하고 있었다. 그 사원도, 숲을 가로지른 길도 숲을 위한 것이 아니었고, 숲과의 관계 속에서 만들어진 것도 아니었다. 그것들은 오직 인간의 추상적이고 비물질적인 사고와 환상 속에 존재하는 어떤 것을 위한 것이었다. 지금 세상이 그렇다. 우리가 자본주의와 돈을 숭배하든, 추상적이고 실체 없는 신들을 섬기든, 감정 없는 과학을 맹목적으로 따르든, 우리는 모두 지구(살아 있는 존재로서의 '가이아')와 맺어온 진정한 감각적이고 상호적인 관계로부터 멀어지고 있다. 하지만 이 지구, 가이아는 우리가 그렇게 하고 있다는 사실을 알고 있다. 가이아는 지성과 감정을 지니고 있고, 우리의 행동을 인식한다. 그리고 지금, 그다지 기뻐하지 않는다.

우리와 지구의 관계는 우리 존재의 본질이며, 우리가 누구이고 무엇인지를 규정하는 핵심이다. 우리가 가이아의 형상과 생명 속에 사랑과 존중을 담아 온전히 통합될 때, 우리는 비로소 온전한 존재가 된다. 우리는 가이아와 이야기하고, 가이아도 우리에게 응답한다. 그러나 우리가 가이아의 말을 듣지 않고, 그 관계에 참여하지 않기 시작할 때, 가이아는 병들고 불편해진다.

나는 아방산 정상에서 하산하던 경험을 이전 에세이에서 다룬 적이 있다. 그 글에서 나는 하산 중에 갑자기 달리기 시작했고, 내 몸이 본능적이고 직관적인 움직임에 따라 반응하게 두었다고 적었다. 그 움직임은 유기적인 동물적 지능에서 비롯된 것이었다. 그런데 이번 토요일, 나는 그 유기적 지능이 내 안에서만 나오는 것이 아니라는 사실을 깨달았다. 그것은 내 환경과 맺고 있는 상호적 관계 속에서 발생하는 특성이었다. 유기적 지능은 그 관계에서 생성되는 성질이기에, 관계로부터 분리된 상태에서는 결코 경험될 수 없다.

토요일, 아방산에서 내려오며 몇 번 달려 보기도 했지만, 예전만큼 안정감이나 자신감이 느껴지지 않았다. 이번엔 경사면이 너무 평이하게 느껴졌다. 땅은 단지 드러난 흙뿐이었고, '장애물'은 어디에도 없었다. 발이 디딜 바위도, 손이 잡을 나무 기둥이나 가지도 없었다. 이전 하산에서는 이 '장애물'들(그리고 그들과 맺는 관계)이 내 유기적 지능을 자극하고 촉진하는 역할을 했다. 예를 들어, 곡선길을 돌 때면 내 손은 자연스럽게 가느다란 나무 기둥을 붙잡고 몸을 회전시키며 방향을 틀었다. 아니면 어쩌면, 그 나무 기둥이 먼저 내 손을 향해 "지금이야, 돌자! 내가 도와줄게!" 하고 불렀는지도 모른다. 커다란 바위가 나타날 땐, 내 발이 본능적으로 그 위를 디디며 도약했고, 도랑이나 다른 바위 같은 장애물을 넘었다. 어쩌면 그 바위가 먼저 "여기야, 발을 얹어. 내가 힘이 되어줄게!" 하고 말했는지도 모른다. 급경사 낭떠러지를 앞두고는, 내 손이 자연스레 매달린 가지를 움켜쥐고 속도를 늦췄다. 아마도 그 가지는 "멈춰, 조심해! 내가 잡아줄게." 하고 말했는지도. 하지만 이번 토요일에는 그런 순간들이 전혀 없었다. 평평하고 고르게 깎인 흙길과 인공적인 계단은 환경과 맺는 자발적인 관계를 가로막았다. 나는 몇 번이나 달려보려고 했지만, 곧 통제 불가능한 속도로 내리막에 곤두박질 칠 것 같은 기분이 들었고, 어쩔 수 없이 멈추어 다시 걷기 시작할 수밖에 없었다.

인체 내에서 각 장기나 근육, 세포, 혹은 미생물의 집단은 각각 독립적인 존재다. 이들은 각기 고유한 특성을 지니며, 신체의 다른 부분들과 구별된다. 동시에 이들은 더 큰 전체인 인간이라는 존재의 일부이기도 하다. 인간이라는 전체 안에서 이들이 수행하는 통합된 역할이 바로 그 존재의 본질을 이룬다. 심장을 몸에서 떼어내면, 그것은 더 이상 심장이 아니다. 곧 박동을 멈추고 죽어서 썩고 부패하게 된다. 심장이란, 건강하게 통합된 인간 존재의 일부일 때만 비로소 심장일 수 있다.

마찬가지로, 인간 역시 독립된 존재다. 사람은 서로 다르고, 동물, 식물, 돌, 지구상의 다른 것들과도 구별된다. 하지만 각각의 인간, 그리고 인간이라는 종 전체는, '가이아'라 불리는 더 큰 생명체, 즉 자율적으로 조절되는 유기체인 지구의 일부이기도 하다. 심장이 몸과의 관계 없이 존재할 수 없듯, 인간 또한 가이아와의 관계에서 분리된 채 인간으로 존재할 수 없다.

최근 화성 식민지화에 대한 이야기가 자주 들려온다. 나도 흥미롭게 지켜본다. 화성에서 살아간다는 것이 어떤 것일지 상상해보면, 그건 지옥과도 같을 거라는 생각이 든다. 인공적인 생명 유지 시스템을 만들어, 인간이 일정 기간 동안 화성에서 생존하게 하는 것은 가능할지도 모른다. 마치 실험실 안에서 통제된 조건 속에 심장을 꺼내 놓고 일시적으로 살아있게 할 수 있는 것처럼 말이다. 그리고 나는 이런 실험이 결국 실패할 거라는 확신을 가지고 있다. 화성에 도달한 이들은 결국 육체적 합병증과 정신적 광기로 끔찍한 죽음을 맞이하게 될 것이다. 인간이라는 생명체는 더 큰 전체인 자연 바깥에서는 살아갈 수 없도록 태어났다. 우리가 이 지구에서, 대지 안에서 수행하는 역할은 우리가 누구인지를 정의하는 일부다. 그 정의를 벗어난 존재란 불가능하다.

이 사실은 영적인 차원에서도 큰 의미를 지닌다. 과학은 우리에게 이성에 굴복하라고 요구하고, 감정이나 직관은 '주관적 추측'으로 축소한다. 자본주의는 돈과 무제한의 성장을 향한 굴복을 요구하고, 유일신 종교는 추상적이고 육체 없는 신과, 죽음 이후에 보상받을 천국에 대한 굴복을 요구한다. 우리의 삶은 이 지구에서 시험받는 공간으로 축소되고, 그 시험을 통과해야만 죽음 이후 '더 나은 곳'으로 도달할 수 있다는 논리만이 남는다. 동양의 금욕적 전통은 인간 관계에서 비롯된 집착을 끊고, 자아의 본질을 깨닫길 요구한다. 동양의 수도자는 가능한 한 모든 관계로부터 자신을 고립시켜 윤회의 사슬에서 벗어나고, 고독하고 고립된 명상으로 들어간다. 그리하여 지구와 맺는 모든 관계와 연결성은 환영이자 고통의 원인으로 여겨지고, 결국 초월해야 할 대상으로 간주된다.

지금 이 순간, 73억 명의 고도로 기술화된 인류에게 이러한 세계관이 널리 퍼져 있는 현실을 보면, 가이아가 고통 속에서 신음하고 있는 것이 결코 놀랍지 않다. 이 세계관들 중 그 어느 것도, 인간 존재의 본질이 이 아름답고 살아 있는 행성과의 친밀하고 상호적인 관계 속에 있다는 사실을 인식하지 못한다. 그 어 떤 세계관도 가이아와의 관계가 인간 존재를 규정짓는 본질임을 인정하지 않는 다. 어쩌면 가이아의 건강과 기쁨, 생명력을 회복할 수 있는 유일한 길은 애니 미즘이라는 세계관과 영성의 회복일지 모른다. 인간이 아닌 존재들과 감각적인 상호 관계를 다시 맺고, 그들의 목소리에 귀 기울이는 법을 다시 배우고, 더 큰 전체와의 관계 속에서 인간이 누구인지 다시 발견하는 일 말이다.

인간이 된다는 것은 인간이 아닌 존재들과 관계 맺는 것이며, 가이아라는 더 큰 전체 안에서 균형 잡힌 역할을 수행하는 것이다. 우리는 수백만 년에 걸쳐 가이아의 나머지 존재들과 상호적이고 정교하며 친밀한 관계를 맺으며 함께 진 화해왔다. 자신을 안다는 건, 곧 자신이 가이아와 맺는 다양한 연결 속에서 어 떤 역할을 맡고 있는지를 이해하는 일이다. 인간이 가이아와의 관계를 넘어서 진리나 해방을 얻을 수 있다고 믿는 건, 심장이 몸에서 떨어져 진리를 얻을 수 있다고 믿는 것만큼이나 말이 안 된다.

앞선 에세이에서 나는 '자기 자신에게 항복하기'나 '자기 안의 유기적 지성 에 항복하기'에 관하여 썼다. 아방산에서 두 가지 다른 길을 따라 내려온 경험 은, 자기 안의 유기적 동물 지능이란 결국 환경과 맺는 상호적이고 참여적인 관 계 속에서만 생겨난다는 아름다운 깨달음을 주었다. 자기 자신에게 항복한다는 것, 그리고 내 안의 유기적 지성에 몸을 맡긴다는 것은 결국 가이아, 그리고 그 녀와의 관계에 자신을 내어주는 일이다.

다행히도, 이 행성 전체인 가이아는 우리보다 훨씬 더 크고 넉넉한 존재다. 우리는 그저 아주 작은 일부일 뿐이다. 언젠가 인류는 더 이상 존재하지 않을 것이다. 그들이 만들어낸 모든 신들과 우상들도 함께 사라질 것이다. 그러나 가 이아는 살아남을 것이다. 자연은 우리를 필요로 하지 않는다. 생명은 우리를 필요로 하지 않는다. 우리는 대체 가능한 존재이며, 결국 대체될 것이다. 다른 생명체가 우리의 잔해와 먼지 위에서 진화해 나올 것이고, 그들은 우리의 기념물과 개념들을 덮고 자랄 것이다. 결국 인간의 흔적은 시간의 재 속에 묻히게 될 것이다. 우리가 사라진 뒤에도 가이아는 살아남고, 다시 번성할 것이다. 이 진실은 내게 깊은 위로를 준다.

아쉬탕가 요가,
지혜로운 몸,
그 변화의 원리

# 수카(Sukha)

— 2017년 4월 —

반다(bandha)는 아쉬탕가 요가 수련자가 수카(sukha: 부드러움, 가벼움, 편안함)와 스티라(sthira: 안정감, 견고함, 힘)라는 두 속성을 역동적인 관계 속에서 함께 길러낼 때 자연스럽게 드러난다.

많은 이들이 물라 반다(mula bandha)를 골반기저근(또는 그 주변의 근육)을 의식적으로 조이는 데서 비롯된다고 생각한다. 하지만 내 경험과 관점에 따르면, 이는 정확한 이해는 아니다. 나는 집중 수련과 프라나야마 강의에서 물라 반다를 보다 부드럽고 자연스럽게 체험할 수 있도록 돕는 본질적인 접근을 전하고자 한다.

최근 내가 진행한 집중 수련 과정에서 한 참가자가 반다에 대해 질문한 적이 있었다. 나는 반다의 '스티라' 측면은 근육을 조이거나 움켜쥐는 데에서 나오는 것이 아니라, 대지와의 온전하고 의식적인 연결에서 비롯된다고 설명했다. 몸이 땅에 닿는 부위는 단순히 서있는 것이 아니라, 의도를 담아 관계를 맺으며 연결되어야 한다. 이 접촉은 단단하고 충만하면서도 섬세해야 한다. '물라(mula)'는 흔히 '뿌리'로 번역되는데, 몸을 통해 땅과 깊이 연결되는 이 경험이 바로 진정한 '뿌리 내림'이다.

뿌리가 안정되면, 대지의 에너지가 위로 솟아올라 몸 안으로 흘러들기 시작한다. 이때 우리는 그 에너지가 자연스럽게 확장되도록 '수카'를 찾아야 한다. 다시 말해, 그 흐름을 방해하지 않도록 길을 열어주는 것이다. 이를 위해선 부드러움, 긴장의 해소, 이완을 허용하는 태도가 필요하다. 반대로 어떤 형태로든 움켜쥐거나 조이게 되면, 확장이 방해받는다.

　나는 수련생들에게 후굴을 지도할 때, 많은 이들이 엉덩이와 골반처럼 확장되어야 할 부위에서 큰 막힘을 겪는 모습을 자주 본다. 이는 종종 물라 반다를 너무 힘 주어, 억지로 적용하려는 태도에서 비롯된 것처럼 보인다.

# 반다의 기하학

— 2017년 4월 —

반다(Bandha)는 우리 몸 안에서 반대 방향으로 흐르는 두 에너지가 균형을 이루고 소통하기 시작할 때 자연스럽게 드러난다. 높은 산등성이 한가운데에 서면 양쪽 풍경을 넓게 조망할 수 있는 것처럼, 반다가 균형을 이룬 상태에서는 우리가 경험할 수 있는 가능성의 양 끝을 더욱 분명히 감지할 수 있다. 이 중심에 머무를 때 우리는 시야와 에너지 흐름 모두에서 가장 큰 여유와 자유를 얻게 된다. 중심에서 출발하면 어느 방향으로든 움직일 수 있기에, 가능한 선택의 폭도 그만큼 넓어진다.

아래 사진은 트리코나사나 B 자세를 일상적인 연습 중에 촬영한 것으로, 물라 반다와 우디야나 반다의 작용이 신체 역학 안에서 어떻게 드러나는지를 잘 보여준다. 개인적으로도 반다의 작용을 가장 선명하게 느낄 수 있는 자세 중 하나다.

물라 반다는 골반 주위에 형성되는 반대 방향의 힘들이 동적인 균형을 이룰 때 나타난다. 트리코나사나 B에서 골반과 척추는 지면과 평행을 이루고, 다리는 지구의 축을 따라 골반뼈를 뒤쪽으로 끌어당기는 반면, 오른손과 몸통 속 근육은 척추와 상체를 정수리 방향, 즉 앞쪽으로 당긴다. 이 힘의 흐름은 머리끝까지 이어진다.

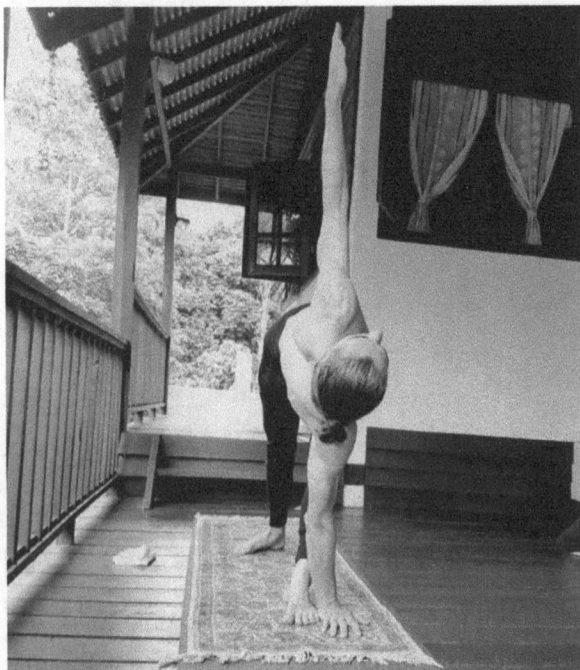

　사진을 자세히 보면, 정수리와 골반뼈가 잘 정렬되어 서로 연결돼 있고, 각각 반대 방향으로 작용하고 있다. 이 흐름은 지구의 축과 평행하게 작용하며, 몸의 중심선을 따라 최대한의 길이와 공간이 확보된다. 이 상태가 바로 물라 반다다.

　이 상태에서 느껴지는 내면의 감각은 중심선을 따라 일어나는 끌어당김과 끌려올림이다. 골반기저부는 의식적인 조임 없이도 자연스럽게 정수리 방향으로 '끌려 올라가는 듯한 감각'을 준다. 이 상태에서는 에너지가 흔히 수슘나 나디(sushumna nadi)라 불리는 중심 에너지 통로를 따라 자유롭게 흐를 수 있다. 특히 호흡이 깊고 충만할 때 이 흐름은 더욱 선명해지며, 미묘한 내면의 감각이 살아난다.

　중요한 것은, 골반기저근의 긴장감이 신체의 기하학적 정렬을 통해 자연스럽게 발생해야 한다는 점이다. 근육을 억지로 조이려 하면, 오히려 에너지와 호흡의 흐름을 막게 된다.

우디야나 반다는 상체 중심에서 서로 반대 방향으로 작용하는 힘이 균형을 이룰 때 드러난다. 사진 속 팔의 움직임을 보면 그 구조가 잘 드러난다. 두 팔은 지구의 축과 수직, 즉 중력 방향을 따라 작용한다. 물라 반다가 수평 평면에서 드러난다면, 우디야나는 그와 직각을 이루는 수직 평면에서 나타난다.

오른팔과 왼팔은 중력 방향을 따라 서로 반대로 작용하며 균형을 이룬다. 오른손은 바닥을 단단히 누르고, 그 반작용의 힘이 팔을 따라 상체 중심으로 전달된 뒤, 왼팔을 통해 위로 뻗는다. 오른손에서 왼손으로 이어지는 이 수직 흐름은 막힘 없이 에너지를 전달한다. 그러나 이는 물라 반다보다 구현하기 어려운 경우가 많다. 대부분의 사람들은 어깨와 등 윗부분에 불필요한 긴장을 가지고 있기 때문에, 이로 인해 에너지 흐름이 종종 막히기도 한다.

결국 물라 반다와 우디야나 반다 모두에서 가장 핵심적인 개념은 '긴장의 해소'다. 많은 이들이 트리코나사나 B에서 상완과 어깨를 억지로 젖히려 하지만, 실제로는 이 부위를 이완시키고 중력 방향으로 자연스럽게 늘어지도록 두는 것이 훨씬 효과적이다. 하단의 손으로 지면을 눌러 그 반작용의 에너지가 위로 흐를 수 있도록 공간을 열어주는 것, 즉 중요한 것은 힘을 주는 것이 아니라 '놓아주는 것'이다. 그럴 때 에너지가 흘러갈 길이 열리는데, 그 느낌은 매우 부드럽고 탁 트여 있는 것 같다.

우디야나 반다가 드러나면 상체는 수직 방향으로 최대한 확장되며, 이는 물라 반다의 수평적 확장과 직각을 이루며 서로 보완한다.

이처럼 물라 반다와 우디야나 반다는 2차원적 관점에서 보면 서로 다른 평면에서 공간과 확장을 이끌어낸다. 이 두 반다는 정확한 신체 정렬, 자연스러운 호흡, 그리고 대지와의 연결을 통해 발생하는 힘을 활용함으로써 형성된다. 서로를 보완하며(물라 반다는 우디야나를, 우디야나는 물라 반다를 강화하고), 깊고 이완된 호흡 속에서 조화를 이룬다.

두 반다가 바른 위치를 찾으면, 우리는 자세를 유지하는 데 꼭 필요한 최소한의 자극만 남기고, 모든 불필요한 긴장에서 벗어날 수 있다. 신경은 안정되고,

호흡은 더욱 자연스럽고 깊어진다. 그때 우리는 유기적 존재로서 지구 위에서 누릴 수 있는 신체적·정신적·에너지적 잠재력의 정점에 다가서게 된다.

# 정렬에 대한 단상들

— 2017년 4월 —

레만 박사(Dr. Lehman)의 강연 영상[1]은, 내가 요가를 가르칠 때 '미세 정렬 (micro-alignment)' 원칙에 집착하지 않는 이유를 잘 설명해준다. 요가에는 여러 분파가 있고, 아쉬탕가 요가 안에서도 자세 정렬에 대해 엄격하고 교조적인 입장을 고수하는 교사들이 있다. 이들 중 일부는 물리치료나 운동역학 분야에서의 전문 지식을 바탕으로, 전통적인 아사나 수행 방식에 대해 자신의 방식이 옳다고 확신한다. 많은 경우 '모든 사람에게 동일하게 적용되는 방식'을 고수하며, 올바른 정렬은 오직 하나뿐이고, 모두가 그것에 맞춰야 한다고 믿는다.

나 역시 그런 교사 중 한 사람과 몇 년간 함께 작업한 적이 있다. 그 시간은 결코 건강하거나 즐거운 경험이 아니었다. 나는 지나치게 딱딱하고 부자연스러운 정렬 패턴에 억지로 자신을 맞추며 깊은 신체적 트라우마를 겪었다. 심지어 나는 다른 수련생들보다 비교적 자유롭게 지도받았음에도 불구하고 말이다.

요가 교사로서 나는 다양한 학생들의 수련을 관찰해왔다. 그중에는 앞서 말한 유형의 교사들과 오랜 시간 함께한 사람들도 있었지만, 그들이 그렇지 않은 학생들보다 통증이 덜한 경우는 거의 없었다. 오히려 더 많은 통증을 호소하고, 움직임은 경직되어 있으며 스트레스를 자주 겪는 경우가 많았다. 유연성이나

1. https://youtu.be/cnLxcEMdjVk

흐름도 부족한 경우가 많았고, 수련의 전반적인 느낌은 몸에서 자연스럽게 우러난 것이라기보다는 머리로 계산한 듯했다. 이들은 종종 자신의 수련이나 몸에 대한 신뢰를 갖지 못한다. 이는 오랜 시간 동안 자신의 몸에 '잘못된 점'이 많다는 이야기를 반복해서 들어왔기 때문일 것이다. 그리고 수련에서 생긴 불신은 삶 전체에도 영향을 미치곤 한다.

사람의 몸은 저마다 다르다. 아쉬탕가 요가 수련에서 내가 가장 아름답다고 느끼는 점 중 하나는, 서로 다른 체형과 신체 조건, 각자의 강점과 약점을 가진 사람들이 정해진 아사나와 빈야사를 자기만의 방식으로 수행해나가는 모습이다. 교사로서 내 역할은 수련생의 몸에서 '고쳐야 할 점'을 찾는 것이 아니라, 그들이 본래 지닌 도구들을 활용해 자신만의 길을 찾을 수 있도록 용기와 자신감을 북돋우는 데 있다.

내가 정렬을 조정할 때는, 학생이 반다를 더 깊이 체험할 수 있도록 돕거나, 비효율적인 움직임 패턴을 보다 효과적인 흐름으로 바꾸기 위해 제안하는 경우가 많다. 나는 이런 조정을 '교정'이라기보다는 "이렇게 한번 움직여보면 어때요?" 하고 건네는 제안에 가깝다고 느낀다. 학생이 통증을 호소할 때는 정렬을 보다 크게 조정할 수도 있다. 그러나 레만 박사가 말했듯, 이것은 어떤 특정한 패턴이 옳거나 그르다는 판단 때문이 아니라, 익숙한 습관에서 벗어나 새로운 가능성을 열어보려는 시도일 뿐이다.

우리는 요가 수련을 할 때뿐 아니라 삶을 살아가는 과정에서도, 자신의 몸이 지닌 고유함을 존중하고, 본능적인 감각을 신뢰하며, 스스로에게 자유를 허락할 때 비로소 가장 건강하고 살아 있음을 느낄 수 있다.

# 아쉬탕가 요가 수련에서 통증
## 해소에 관한 시스템적 사고 관점

— 2017년 5월 —

나는 지난 50년간 허리 통증을 연구해 왔다. 내가 보기에 누군가 자신이 허리 통증의 원인을 안다고 말한다면, 그는 완전히 헛소리를 하고 있는 것이다. —알프 나헴슨

나는 이 영상[1]의 메시지에 전적으로 공감한다. 이 강연을 본 뒤, 특히 아쉬탕가 요가 수련의 맥락에서 통증과 부상, 병리, 그리고 치유에 대해 내 나름의 해석을 좀 더 깊이 나누고 싶다는 생각이 들었다.

아쉬탕가 요가를 올바르고 장기적으로 수련할 때, 신체가 구조적으로 변화하는 과정에서 어느 정도의 불편함은 자연스럽게 동반된다. 그러나 많은 수련자들은 이러한 불편함의 단계가 수련의 일부임을 이해하지 못한 채, 그 불편함을 최대한 빨리 없애려는 데 집중한다. 때로는 이를 위해 외부의 치료법을 찾기도 한다. 다행히도 수술처럼 극단적인 방법을 택하는 경우는 드물지만, 인도와 같은 나라에서는 아쉬탕가 요가 수련인들을 위한 '무릎 통증 의료 관광' 산업이 실제로 존재하기도 한다.

---

1. https://www.youtube.com/watch?v=u3EK9h4JQlo (Mar 1, 2017)

학생이 나에게 통증을 호소하면, 나는 보통 이렇게 말한다.

"수련은 계속하세요. 필요하다면 조금 조절하고, 일시적으로 수정할 수도 있지만, 억지로 통증을 밀어붙이지 말고 꾸준히 수련해보세요."

물론 상황에 따라 더 구체적인 조언을 덧붙이기도 하지만, 대부분은 이 정도면 충분하다. 주의 깊게 수련을 지속했을 때 통증이 악화되지 않거나, 다른 부위로 옮겨가거나, 혹은 서서히 나아진다면, 나는 별도의 조치를 취할 필요가 없다고 자신 있게 말할 수 있다. 굳이 수기 치료를 받거나 병원에서 검사를 받을 필요도 없다. 주의 깊게 의식적인 수련을 지속한다면, 몸은 스스로 치유의 방향을 찾아가기 시작한다.

아쉬탕가 요가의 일상적이고 장기적인 수련 과정에서 발생하는 통증은, 뼈와 조직, 근막에 깃든 긴장과 구조적 패턴을 더 깊은 차원에서 재조직하고 재조율하는 과정일 수 있다. 이 과정은 오히려 올바른 수련이 이루어지고 있다는 신호이며, 장기적으로는 바람직한 결과다. 만약 누군가 진정한 내면의 변화를 원하지 않는다면, 아쉬탕가 요가가 그 사람에게는 맞지 않을 수도 있다.

긴장은 건강한 인간 존재뿐 아니라, 우주의 모든 안정적인 구조가 갖는 본질적인 속성이다. 긴장은 생명 자체에 필수 조건이다. 우주에서 무질서와 붕괴는 '저항이 가장 적은 길', 다시 말해 긴장이 거의 없는 상태다. 그러나 어떤 구조든(분자이든, 인간이든, 사회든, 태양계든) 혼돈 속에서 무너지지 않으려면, 반드시 '조직된 긴장'이 필요하다. 결국 '긴장의 완전한 제거'는 수련의 목표가 될 수 없다. 모든 긴장에서 벗어난 존재란, 이미 죽음을 맞고 해체된 존재일 뿐이다. 죽은 몸은 혼돈 속으로 흩어지며, 다시 다른 안정적인 구조로 흡수될 때까지 분해된다. 진정한 의미에서의 '긴장 없는 상태'는 곧 죽음이다.

우리가 요가 수련을 통해 지향하는 것은, 몸과 마음 안에 존재하는 긴장 패턴을 재조율함으로써, 우리가 살아가는 환경과 보다 안정적이고 기능적인 관계를 맺도록 돕는 일이다. 이때 반다(Bandha)는 인간이 취할 수 있는 가장 이상적인 긴장 상태라 할 수 있다. 반다 안에서는 서로 반대되는 힘들이 균형을 이루고, 그 결과 긴장이 몸의 깊은 구조(예컨대 골반기저나 관절을 지지하는 핵심 근육들)로 이동하게 된다. 이 깊은 구조는 중력장 안에서 우리 몸을 안정적으로 지탱하도록 '설계되어' 있다.

반다 상태에서는 대부분의 겉 근육들, 즉 빠르게 반응하는 표층 근육들이 이완된 상태를 유지할 수 있다. 다시 말해, 반다는 긴장과 이완, 구속과 자유 사이의 살아 있는 균형이며, 이는 건강하고 기능적인 신체의 '긴장과 구조의 조화(tensegrity)'를 가능하게 한다. 나에게 있어 이러한 '기능적 재배열화'는 아사나 수련의 가장 본질적인 목표이기도 하다.

인간은 서로 긴밀히 연결되어 있으면서도, 시간의 흐름에 따라 구분되는 두 가지 자세 상태를 지닌다. 하나는 매 순간 우리가 선택하는 '순간적인 자세 상태'로, 이는 일시적이고 표면적인 움직임(또는 정지 상태)을 반영하며, 감정 상태를 드러내기도 한다. 또 하나는 오랜 시간에 걸쳐 형성된 '장기적인 자세 경향성'으로, 이는 깊은 구조적 습관이나 유전적 특성과도 연결된다.

장기적인 경향성은 인간 시스템 안에서 보다 응고된 긴장 패턴을 형성한다. 물론 이는 고정된 것이 아니라 변화 가능한 유동성을 지닌다. 그리고 이 두 자세 상태는 서로 영향을 주고받으며 상호작용한다. 순간의 자세 상태는 신체 시스템에 입력값으로 작용하여 기존의 장기적 경향을 강화하거나, 새로운 자극을 통해 그 패턴을 서서히 변화시키기도 한다. 반대로, 장기적인 경향성은 우리가 어떤 자세를 선택하느냐에 지속적으로 영향을 미친다.

이처럼 자세는 단순히 형태의 문제가 아니다. 자세는 몸과 마음이 긴장과 이완의 힘을 어떻게 구성하고 조율하느냐에 대한 살아 있는 이야기이며, 그것은 언제나 현재 진행형이다.

내가 생각하는 아사나와 빈야사 수련의 핵심 역할은, 매일의 수련 속에서 각 아사나와 빈야사를 수행할 때마다 그 순간의 자세 상태를 의식적으로 활용해, 기존의 장기적인 생활 습관보다 더 건강하고 기능적인 '긴장과 구조의 조화'를 몸에 '입력'하는 데 있다. 그렇게 될 때, 우리가 연습하는 각 아사나와 빈야사는 신체가 더 안정적이고 조화로운 구조로 변화해 가도록 유도하고 촉진하는 역할을 하게 된다.

이 과정을 하루하루 반복하면서, 근력과 유연성, 그리고 의식의 작용을 통해 우리가 현재 수행 중인 아쉬탕가 요가 시리즈의 특정 긴장-완화 패턴을 꾸준히 몸에 각인시키게 된다. 시간이 흐르면, 인체 깊은 층위에 자리 잡고 있던 구조적 긴장 패턴(즉, 장기적인 자세 경향) 역시 새로운 움직임 패턴을 지지하기 위해 서서히 변화하고 재조정된다.

각 아사나와 빈야사에서 반다의 균형 잡힌 에너지 상태를 일정 수준 이상 유지하며 수련할 경우, 우리의 장기적인 자세 경향은 점점 반다의 특성을 닮아가게 된다. 반다 상태에 있을 때 우리는 중력과 더욱 조화롭고 기능적인 관계를 맺게 된다. 예를 들어, 반다를 유지한 채 사마스티티에 서 있을 때는 무의식적인 자세보다 더 정렬되고, 키가 약간 더 커 보일 만큼 위로 길어지는 경향이 있다. 매일의 수련 속에서 반다를 잘 적용하는 사람은, 시간이 지나면서 실제로 '키가 자란 것 같은 변화'를 경험하기도 한다. 나 또한 그런 변화를 직접 체험했으며, 오랜 수련을 이어온 몇몇 학생들 역시 비슷한 경험을 이야기했다.

이처럼 아사나 수련을 통해 몸의 장기적인 구조적 긴장-완화 패턴이 변화하는 과정에서, 대부분의 숙련된 수련자들은 이른바 '변화의 고통'을 겪는다. 깊은 구조의 변화는 장기적으로 분명 건강하고 유익하지만, 그 전환기의 체험은 때때로 불편하거나 고통스럽게 느껴지기도 한다. 예를 들어, 실제로 키가 자라며 몸의 구조가 재조정된다고 상상해보자. 그런 변화가 아무런 통증 없이 일어나기는 어려울 것이다.

이러한 불편의 시기를 통과하는 데 가장 효과적이면서 때로 유일한 해결책은 '지속적인 수련'이다. 매일 수련을 통해 같은 자세 자극을 반복적으로 몸에 입력하면서, 구조적 경향은 조금씩 진화하고, 결국 새로운 안정된 형태로 정착하게 된다. 이 전환기 동안의 통증은 나름의 '지능'과 기능성을 지닌다. 하지만 만약 이 시기에 수련을 멈추거나, 아사나의 배열을 바꾸고, 수기요법이나 물리

치료, 혹은 수술 같은 외부 개입을 통해 과정을 방해한다면, 변화의 흐름은 중단되거나 왜곡되고, 오히려 통증이 심해지거나 다른 부위로 전이될 수 있다.

반대로, 익숙한 수련을 일관되게 이어간다면, 아쉬탕가 요가 시리즈가 지닌 구조적 지능이 몸에 스며들면서, 장기적인 경향은 자연스럽게 새로운 안정 상태로 재편성된다. 이 지점에 도달하면 변화의 고통은 서서히, 혹은 갑작스럽게 사라지게 된다. 어떤 경우에는 매일 조금씩 통증이 줄어들고, 어떤 경우에는 특정한 움직임 중이나 휴식 중 갑작스럽게 사라지기도 한다.

통증이 점진적으로든 즉각적으로든 사라지는 방식과 상관없이, 그 핵심은 '수련을 멈추지 않고 동일한 구조적 자극을 계속 제공하는 것'이다. 그러나 이런 접근은 많은 수련자들의 직관, 혹은 일반적인 통념과 어긋나기 때문에 쉽게 받아들여지지 않는다. 대부분의 사람은 통증이 생기면 A) 당분간 요가를 멈추거나, B) 병원을 찾으려 한다.

대부분의 의사는 휴식을 권하고, 통증이 사라질 때까지 요가를 삼가라고 조언한다. 그러나 앞서 말했듯이, 이런 접근은 장기적으로는 효과적인 해결책이 되지 못할 가능성이 크다. 현대의학은 종종 X-ray나 MRI 촬영을 권유하고, 그 결과로 디스크의 퇴행이나 탈출, 인대나 힘줄, 연골의 손상 같은 소견이 나올 수 있다. 하지만 영상에서 강조되었듯이, '정상인' 중에서도 이러한 '병리학적' 특징을 가진 사람들은 매우 많으며, 이들 대부분은 실제로 아무런 통증도 경험하지 않는다. 어느 정도의 구조적 '병리'는 사실상 자연스러운 노화나 신체 조건의 일부라고 볼 수 있다.

그러나 통증을 경험한 사람이 검사 결과를 통해 구조적 병리 소견을 확인하게 되면, 그 순간부터 신체적·심리적 꼬리표를 붙이고 스스로를 제약하기 시작한다. 이후에는 몸의 실제 감각이 아니라 '망가진 나'라는 생각을 기준 삼아 행동하게 되는 것이다. 허용된 움직임조차 두려움과 불안 속에서 수행되며, 혹시라도 자신이 '약해진 상태'를 더 악화시키지는 않을까 하는 긴장감이 늘 따라붙는다. 이런 심리 상태와 제한된 움직임은 대부분의 경우, 치유를 돕기보다는 오히려 방해하게 된다.

아쉬탕가 요가는 시스템 기반의 수련이다. 따라서 이 수련이 가져오는 효과 또한 '시스템적 관점'에서 바라보아야 한다. 자연과 우주에 대한 시스템적 이해는 비교적 최근에 자리 잡기 시작했지만, 점점 더 많은 과학자들과 철학자들이 주목하고 있다. 나 역시 이것이 삶과 우주를 이해하는 데 있어 더 정확하고 현실적인 접근 방식이라고 믿는다. 이는 수천 년 동안 동서양을 가리지 않고 지배해 온 환원주의적 사고보다 훨씬 깊은 통찰을 제공해준다.

환원주의란 어떤 개념을 이해하기 위해 그것을 구성하는 부분으로 나눈 뒤, 각각의 특성을 분석하는 방식이다. 이 접근은 전체의 특성이 각 구성 요소의 특성에서 비롯된다고 본다. 수백 년 동안 서양 과학은 이러한 환원주의적 시각을 채택해 왔고, 불교와 같은 동양 철학 전통도 어떤 면에서는 유사한 분석적 시각을 갖고 있다. 물론 이들은 현실에 대한 유용한 통찰을 제공해 왔지만, 우리가 실제로 삶에서 경험하는 모든 차원을 충분히 설명하기엔 부족한 면이 있다.

이러한 환원주의는 아사나 수련과 그것이 인체에 미치는 영향을 분석할 때도 자주 사용된다. 대표적인 예가 B.K.S. 아헹가(B.K.S. Iyengar)다. 그는 크리슈나마차리아(Krishnamacharya)에게 배운 아쉬탕가 요가를 해체하고, 아사나들을 개별적인 기술로 나누어 근육, 뼈, 관절 등 세부 신체 부위의 작용을 정밀하게 분석했다. 빈야사 시스템 안에서 유기적으로 연결되어 있던 아사나들을 분리하여 독립적인 실천으로 접근했고, 각 아사나가 신체의 특정 부위에 어떤 영향을 주는지를 관찰하며, 그것이 전체 건강에 어떤 효과를 내는지를 탐구했다. 이러한 방식은 현대 의학계의 분석적 틀과도 잘 맞아떨어졌고, 실제로 많은 성과를 낳았다.

아헹가는 탁월한 혁신가였다. 그의 방식은 요가에 실질적 통찰을 가져왔고, 나 또한 수련의 초기에 그에게서 많은 것을 배웠다. 그러나 그는 자신만의 독특한 철학을 발전시키기 위해 아쉬탕가 요가가 지닌 '시스템적 관점'은 포기해야만 했다. 나는 요가 여정의 첫 4년을 아헹가 요가 방식으로 수련하고 지도했고,

이후 아쉬탕가 요가로 전향하게 되었다. 그리고 그 전환을 통해 아쉬탕가 요가의 시스템적 체계와 생동 하는 체험이 아헹가 요가의 정렬 중심 수련보다 훨씬 더 깊고 풍부하며 포괄적이라고 느꼈다.

물론 나는 아헹가 요가 수련 시절을 소중히 여긴다. 그 시간이 있었기에 지금까지 14년 넘게 아쉬탕가 요가 수련을 지속할 수 있었다. 어떤 수련인들은 내가 '아헹가 요가 방식'을 경험한 사람이라는 이유로 나에게 끌리고, 정렬 중심의 지도를 기대하기도 한다. 하지만 나는 두 시스템이 실제로 양립하기 어렵고, 함께 수련하기는 더더욱 어렵다고 말한다. 나는 아헹가 요가에서 배운 정렬 원칙이나 도구, 기술을 아쉬탕가 수련이나 지도에 전혀 사용하지 않는다. 아쉬탕가 요가에서의 '정렬'은 그 자체로 독립된 무엇이 아니라, 시스템 속에서 자연스럽게 통합되어 나타나는 특성이기 때문이다.

다시 통증과 병리학 이야기로 돌아가 보자. 환원주의적 관점에서는 아사나 수련 중 발생하는 통증을 MRI, X-ray 등의 영상 검사나 의학적 진단을 통해 특정 부위의 병변으로 연결지으려 한다. 그렇게 병변이 발견되거나 의심되면, 치료는 수술, 조직 이완, 해당 부위에 초점을 맞춘 수기요법 등으로 이어진다. 이런 접근은 수련 방식에 제약을 가하고, 통증을 신체의 한 지점에 고정시키며 전체적 흐름을 놓치게 만든다.

또 다른 환원주의적 사례는, 교사가 학생에게 "무릎 통증은 고관절이 굳어서 입니다"라고 말하며 고관절을 열기 위한 보조 운동을 권하는 경우다. 실제로 많은 수련자들이 "어깨를 더 유연하게 만들어야 한다", "골반을 더 열어야 한다"는 믿음 아래 특정 부위를 '해결의 열쇠'로 간주한다. 특정 아사나에서 어려움을 겪는 학생들은 "어느 부위가 막혀서 동작이 안 되는 건가요?"라고 묻기도 한다.

동양의 환원주의도 존재한다. 이는 모든 신체적 증상이나 통증을 심리적 원인으로 환원시키는 접근이다. 이 관점에서는 마음이 모든 신체적 경험의 근본 원인이라고 보고, 통증은 '내면의 문제'가 몸에 투영된 결과로 간주된다. 이런 방식은 수련자에게 자신의 고통이 '심리적 결함' 때문이라는 느낌을 주지만, 정작 해결책은 불분명하거나 막연하다.

이 모든 접근의 공통점은, 인간이라는 복잡한 시스템을 하나의 원인으로 단순화하고, 그것만 해결하면 전체가 바뀔 수 있다는 전제를 깔고 있다는 데 있다. 이것이 바로 환원주의의 핵심이다.

하지만 인간은 단순한 기계가 아니다. 우리의 몸은 골격계, 근육계, 신경계, 내분비계, 순환계, 피부계, 림프계, 소화계, 호흡계, 비뇨계, 생식계 등 11개의 주요 기관 시스템으로 구성되어 있으며, 여기에 감정, 인지, 에너지 같은 비물질적 층위까지 존재한다. 이들은 모두 긴밀히 연결되어 있으며, 하나의 움직임이나 변화가 전반적인 상태에 영향을 미친다.

이런 관점에서 볼 때, 우리가 아사나나 빈야사의 순간적인 자세 상태에 진입할 때 생기는 변화는 단지 한 부위의 변화가 아니라, 존재 전체의 상태에 영향을 주는 복합적인 재조정이다. 이 변화는 개별 요소만으로 설명할 수 없는 '발현적 특성(emergent property)'이며, 전체 시스템 간 상호작용 속에서만 비로소 드러나는 것이다.

예를 들어, 수리야 나마스카라 A의 첫 구령부터 마지막 동작인 우트플루티히(Utpluthi)까지 이어지는 아쉬탕가 요가 시리즈는 하나의 시스템이다. 이 전체 시리즈를 통해 얻는 변화는 개별 아사나를 따로 분석해서는 결코 이해할 수 없다. 그 변화는 각각의 아사나와 빈야사 간의 역동적 관계, 그리고 그 흐름 안에서 몸과 마음이 만들어내는 전체적 작용의 결과다.

시스템은 안정과 불안정 사이를 끊임없이 오간다. 특히 장기적인 자세 경향이 변화하는 시기에는, 시스템 내부의 역학이 요동치고, 그로 인해 통증이나 불편함이 나타나기도 한다. 이러한 통증은 단순히 한 부위의 병리나 고장의 결과가 아니라, 전체 시스템이 변화하는 과정에서 생기는 자연스러운 반응으로 보아야 한다.

따라서 장기적인 아쉬탕가 요가 수련에서 겪는 통증과 불편함은 선형적인 원인-결과 모델로 이해할 수 없다. 그것은 전체적인 체계의 긴장과 구조의 조화가 변화하는 과정이며, 복잡한 상호작용의 결과다.

이 글 서두에 소개한 알프 나헴슨의 말처럼, 아무리 해부학과 생리학에 정통한 사람이라도 "당신의 통증은 정확히 이 때문이다"라고 단정 지을 수는 없다. 통증은 단지 신체 구조의 병리 때문이 아니라, 전체 시스템 내에서 일어나는 역동적인 재조정의 일면일 수 있다. 그리고 이 재조정이 어떤 원리로 작동하는지를 인간의 인지로 모두 이해하기란 너무나 복잡하다.

통증을 해결하려면, 반드시 시스템적 관점을 유지해야 한다. 특히 '변화의 통증'의 경우, 아쉬탕가 요가라는 시스템을 가능한 한 기존의 역동성을 해치지 않는 범위 내에서 계속 수련해야 한다. 그렇게 해야 수련을 통해 몸에 가해지는 입력값이 일관되게 유지되고, 그로 인해 유도되는 지능적인 재조직화 과정도 안정성을 갖게 된다.

결국 몸과 마음은 매일의 아쉬탕가 수련에서 제공되는 자극을 흡수하고 체화하며, 그것을 점점 더 안정된 장기적 구조로 통합해 나간다. 이 지각적인 움직임의 지속이 통증을 회복으로 이끄는 핵심이며, 오히려 제한하거나 환원주의적인 개입은 효과가 없거나 방해가 되기 쉽다.

나는 18년 동안 매일 요가를 수련했고, 그중 14년은 아쉬탕가 요가에 전념해왔다. 그동안 여러 번 통증을 겪었는데, 며칠만 지속된 경우도 있었고, 거의 1년에 가까웠던 경우도 있었다. 어떤 통증은 매우 심각해서 움직임에 큰 제약을 주기도 했다. 대부분은 이 글에서 설명한 것처럼, 몸이 중력과 맺는 관계를 더 깊이 재조직하거나 재조율하는 과정에서 비롯된 것이었다.

통증은 보통 특정 구조물(근육, 힘줄, 뼈, 관절 등)에 한정되지 않았고, 다소 일반화된 부위에 국소화된 형태로 나타났다. 그런 통증에 대처할 때 내가 택한 방식은 늘 같았다. 일상적인 수련을 보다 기본적인 형태로 조정하는 것. 때로는 더 쉬운 시리즈를 수련하거나, 그중 일부만 수행하기도 했다. 통증이 있어도 에너지상 감당 가능한 범위 내에서는 계속 수련했다. 어떤 시리즈를 '치료적'으로 선택할지, 또 그중 얼마만큼을 수련할지는 거의 항상 직관에 따라 결정했다.

시스템적 사고에 기반한 선택은 종종 더 직관적으로 다가온다. 분석 중심의 환원주의 사고에 익숙한 현대 사회에는 낯설게 느껴질 수 있지만, 시스템적 접근은 전혀 다른 형태의 인지를 요구한다.

내가 선택한 시리즈 안에서 하나나 두 개 이상의 자세 또는 빈야사를 수정해야 할 상황이 생기면, 그 시점에서 수련을 마무리하고 피니싱 시퀀스로 넘어갔다. 그렇게 매일, 매주 수련을 이어가다 보면 늘 점진적인 변화가 있었다. 여기서 말하는 '개선'은 단지 통증이 줄거나 가동 범위가 넓어지는 데 그치지 않는다. 자신감, 정신적 안정성, 에너지의 회복까지 함께 포함된다. 결국 몸과 마음이 함께 안정화되어 가는 방향으로 나아가는 것이 '개선'이다.

상태가 좋아질수록 자세를 하나씩, 시리즈를 하나씩 다시 수련에 추가하면서 결국 본래의 수련 패턴으로 돌아가게 된다. 어떤 날은 특정 자세에서 단 1인치 깊게 들어간 것만으로도 분명한 변화의 기운이 느껴졌다. 그런 신호는 하루 단위로도 있었다. 통증은 자리를 옮기거나 분산되다가 결국 사라졌고, 어떤 경우엔 훨씬 더 극적으로, 순식간에 사라지기도 했다. 한 번은 특정한 자세나 움직임을 수행하던 중, 그간 나를 괴롭히던 심한 통증이 한순간에 완전히 사라진 적도 있었다.

회복의 속도가 느렸든, 급격했든, 방식은 언제나 같았다. 그때 내가 가진 역량 안에서 가능한 만큼, 신중하고 알아차림을 동반한 통합된 움직임을 계속 실천하는 것. 그 움직임이 나를 치유로 이끌었다.

특히 인상 깊었던 경험은 2004년, 아쉬탕가 요가를 처음 시작한 지 몇 달 되었을 때였다. 그 시절 나는 에너지도 넘쳤고, 열정도 가득했으며, 전통적인 스타일의 선생님과 수련하고 있었다. 그 선생님은 수련자가 아직 완전히 수행하지 못하는 아사나라도 멈추게 하지 않았다.

아헹가 요가 수련 배경 덕분에 이미 많은 아사나를 해낼 수 있었고, 아쉬탕가를 시작한 지 몇 달 만에 프라이머리 시리즈와 인터미디어트 시리즈 전체를 하루에 세 시간 반씩 수련하고 있었다. 당연히 몸에는 많은 통증과 구조적 변화가 일어났다. 나는 그 모든 변화와 긴장-완화 패턴을 흥미롭게 관찰하며 따라갔다.

아헹가 요가를 처음 시작했을 때, 고아 북부 해변에서 선 채로 뒤로 젖혀 브릿지 자세로 떨어지는 드롭백을 시도한 적이 있었다. 준비는 안 돼 있었지만, 수업에서 유연한 여학생이 시도하는 걸 보고 나도 덩달아 따라 했다. 선생님도 시도해보라고 격려했고, 나는 순전히 의지로 몸을 젖혀 브릿지로 착지했다. 엄청난 자신감을 느꼈다.

이틀 뒤 다시 시도했을 때, 선생님이 나를 일으켜 세워줬고, 이후 수업을 계속하던 중 척추뼈 사이에서 통증이 느껴졌다. 그 통증은 하루가 갈수록 점점 심해졌고, 고아에 머무는 네 달 내내 이어졌다. 많은 부정적인 감정이 뒤따랐지만, 결국 시간 속에서 자연스레 사라졌다.

2004년, 아쉬탕가 요가를 막 시작했을 때 내게 가장 큰 도전은 카포타사나(Kapotasana)였다. 발뒤꿈치를 잡는 건 매우 어려웠다. 그런데 내가 준비 동작에 들어가면 어김없이 선생님이 나타나, 내 손을 공중에서 발뒤꿈치로 곧장 이끌었다. 매일 반복된 이 과정은 때로 두렵고 고통스러웠지만, 자세를 마치고 나면 강렬한 에너지의 급류가 밀려들었다. 그 에너지는 내가 겪고 있던 전체적인 변화의 중심에 놓여 있는 것처럼 느껴졌다. 어떤 날은 명상 시간에 눈을 감고, 카포타사나에서 느꼈던 그 경험을 머릿속에 반복해 떠올리며, 감각을 다시 내 신경과 몸에 불러오기도 했다. 그건 경험을 온몸의 층위로 통합해가는 과정이었다.

그러던 중, 예전에 고아 해변에서 겪었던 부상처럼, 척추뼈 사이에 통증이 다시 찾아오기 시작했다. 날이 갈수록 통증은 심해졌고, 예전의 감정과 두려움도 함께 되살아났다. 매일 카포타사나 준비를 하면서 점점 불안해졌지만, 수련 후 밀려드는 에너지의 힘이 그 모든 것을 보상해주었다. 어느 날 아침, 나는 심한 통증과 함께 우울한 감정으로 깨어났다. '이제 다시 이 고통을 겪어야 하는 건가. 적어도 앞으로 4개월은 이렇게 가겠네…'라는 생각이 들었다. 나는 억지로 수업에 갔고, 이날만큼은 절대 카포타사나를 하지 않겠다고 다짐했다.

카포타사나를 향해 자세들을 연습하던 중, 나는 선생님의 움직임을 주의 깊게 지켜봤다. 아니나 다를까, 카포타사나를 할 순간이 되자 그가 내 앞에 나타났다. "안 돼요, 오늘은 못 해요." 나는 단호히 말했다. "그냥 해. 숨 쉬고." 그가 대답했다. "허리가 정말 아파요…" 내가 말하자, 그는 기다리지 않고 "어서!" 라고 명령했다. 나는 한숨을 쉬고 몸을 젖히기 시작했다. 익숙한 통증이 척추뼈 사이에서 올라왔고, 그는 내 첫 번째 손을 잡아 발뒤꿈치로 이끌려 했다. 공포에 휩싸인 나는 '안 돼요!'라고 외치며 손을 빼려 했다. "입 다물고 숨 쉬어. 울지 말고." 그가 위에서 속삭이듯이 말했다. 그는 계속 손을 당겼고, 나는 점점 더 공포에 질려 허우적대기 시작했다. 마침내 자세에서 벗어나 그의 손에서 빠져나와 바닥에 주저앉았다. 그 순간은 꽤 극적이었고, 방 안에 있던 모두가 수련을 멈추고 이쪽을 보고있었다. 선생님은 고개를 저으며 내 위에 서 있었고, 근처에서 연습하던 다른 선생님이 말했다. "다리 간격을 좀 더 좁혀야 허리 통증이 생기지 않을 거야." 그러자 내 선생님이 고개를 들고 모두 들으라는 듯 크게 말했다. "하! 허리도 다리도 멀쩡해. 그냥 오늘 애 마음이 약한 거야. 그게 전부야."

그의 방식은 효과가 있었다. 바닥에 주저앉아 몸과 마음이 무기력해진 상태였던 나에게, 갑자기 분노와 에너지가 몰아치듯 솟구쳤다. "어떻게 감히 나더러 마음이 약하다고 해? 좋아, 보여주겠어!" 나는 벌떡 일어나 작게 중얼거렸다. "좋아요, 할게요." 그는 재미있다는 듯 웃으며 한 걸음 물러서 나를 지켜봤다. 나는 주저 없이 준비 자세를 취한 뒤, 곧장 몸을 뒤로 젖혀 다시 카포타사나로 들어갔다. 두려움이나 주저함 대신, 강한 자부심과 자신감이 느껴졌다. 허리 통증은 전혀 없었고, 나는 처음으로 혼자서 첫 번째 손으로 발뒤꿈치를 잡았다. 선생님은 두 번째 손만 아주 살짝 도와주었다. 나는 팔꿈치를 바닥에 내려놓았다. "봤지?" 그가 위에서 말했다. "아까 그 울고짜던 난리는 뭐였어?" 척추뼈 사이에 느껴졌던 통증은 완전히 사라졌고, 다시는 돌아오지 않았다.

위의 사례는 극적인 예이며, 나 역시 일반적으로 이런 방식의 접근을 권하거나 적용하지는 않는다. 그럼에도 불구하고, 이 이야기는 하나의 시스템이 지닌 긴장과 구조의 조화가 얼마나 빠르고 갑작스럽게 변할 수 있는지를 잘 보여준다.

또한 몸-마음 상태 속에서 내부 관계 패턴에 영향을 미치는 요인이 얼마나 다양하고 복합적인지도 드러낸다. 이 경우에는 심리적·에너지적 관점의 전환이 내 몸 안에서 더 건강하고 새로운 구조적 패턴이 형성되는 데 결정적인 기여를 했다.

움직임은 치유한다. 두려움과 제한은 그렇지 않다. 이건 요가 수련 외의 상황에서도 내가 직접 경험한 바다. 20대 초반, 요가를 시작하기 전이었는데, 며칠 간의 배낭여행 중에 왼쪽 서혜부를 다쳤다. 친구와 나는 캐나다 서해안의 험난한 지형을 며칠 동안 걷고 있었고, 그날은 끝이 보이지 않을 만큼 긴 거리와 거친 지형을 통과하고 있었다. 예정 시간보다 몇 시간을 더 걸려 도착해야 할 정도로 생각보다 훨씬 험난한 여정이었다. 내 몸을 계속 앞으로 밀어붙일 수 있는 유일한 방법은, 다리를 마치 땅을 밀어올리는 강력한 피스톤처럼 상상하는 것이었다. 그 이미지 덕분에 한참 전부터 시작된 근육 피로를 어느 정도 무시할 수 있었다. 마침내 해질 무렵, 하룻밤을 보내기로 한 해변에 도착해 무거운 배낭을 벗고 바닥에 털썩 주저앉았다. 우리는 꽤 오랜 시간 말없이 누워 있었고, 온몸에 엔돌핀이 퍼지는 감각을 만끽했다. 시간이 한참 지난 뒤에 일어났는데, 왼쪽 서혜부 깊은 곳에 묵직한 통증이 느껴졌다. 저녁 시간이 지나면서 통증은 점점 심해졌고, 다음 날 아침에도 여전히 남아 있었다. 문명으로 돌아가는 유일한 방법은 다시 걷는 것뿐이었기에, 나는 어쩔 수 없이 배낭을 메고 또다시 걸었다.

이 부상은 꽤 오래 지속되었고, 나는 점점 걱정이 커지기 시작했다. 곧 캐나다 밖으로 떠나는 첫 해외여행이 예정되어 있었고, 몇 주 후에는 인도네시아로 가는 비행기를 예약해 놓은 상태였다. 젊은 시절, 이렇게 오래 지속되는 통증은 처음이었다. 결국 병원을 찾았다. 의사는 별다른 검사 없이 간단한 진찰만 하고는 "6~8주 안에 괜찮아질 겁니다."라고 말했다. 나는 다가올 아시아 여행 계획에 대해 설명하며, 꽤 활동적으로 지낼 예정이라 걱정된다고 했다. 그러자 의사는 활짝 웃으며 이렇게 말했다. "이안, 절대 스스로를 제한하지 마세요. 괜찮을 겁니다." 그 말은 놀라울 만큼 큰 위안을 줬고, 나는 자신감이 생겼다. 기분 좋게 집으로 돌아와 여행 계획을 계속 세웠다. 통증은 여전히 있었지만, 이제는 거기에 집중하지 않았고, 통증 때문에 뭔가를 제한하겠다는 생각도 들지 않았다. 몇 주 후, 나는 발리에 도착했고, 서혜부 통증은 완전히 사라져 있었다.

그 후 몇 달 동안, 나는 여러 인도네시아 섬을 여행했고, 결국 인도로 날아가 인도 대륙 곳곳을 여행하게 되었다. 평소처럼 활발한 신체 활동을 계속했고, 서혜부 통증은 완전히 과거의 일이 되어버렸다. 더는 생각조차 나지 않았다. 그러다 결국 함피(Hampi)에 도착하게 되었고, 어느 날 늦은 오후에 커다란 바위 위에 누워 있었다. 태양은 이미 수평선 너머로 사라졌지만, 햇살에 데워진 바위는 여전히 따뜻했고, 그 열기가 내 몸속으로 스며드는 감각은 정말 좋았다. 나는 완전히 이완되어 깊은 평온 속에 있었다. 그런데 갑자기 서혜부에서 '뽕' 하는 느낌이 들더니, 그때의 통증이 다시 찾아왔다. 깜짝 놀랄 수밖에 없었다. 그날 나는 거의 움직이지도 않았고, 통증이 돌아온 그 순간에도 바위 위에 누운 채 완전히 이완된 상태로 햇볕 마사지를 즐기고 있었기 때문이다. 나는 걱정스러운 마음으로 게스트하우스로 돌아왔고, 며칠이 지나도 통증이 사라지지 않자 불안감은 점점 커져만 갔다.

나는 다시 본능적으로 '활동을 줄이고 쉬는 것이 최선'이라는 기존의 믿음으로 되돌아갔다. 그래서 다음 목적지를 해변으로 정하고, 진짜로 쉬면서 몸을 회복해보기로 했다. 그 후 곧 히말라야로 갈 계획도 있었고, 그곳에서 하이킹을 많이 할 생각이었다. 이후에는 캐나다로 돌아가 몇 달간 나무 심는 일을 하며 다음 여행 자금을 모을 예정이었다. 그 몇 년 동안, 나무심기는 나의 주요 수입원이었고, 꽤 강도 높은 노동이었다. 캐나다 북부의 황야에서 텐트 생활을 하며 매일 10~12시간씩 묘목을 심는 일은 신체적으로나 정신적으로나 매우 힘든 일이었다. 잘하는 사람은 하루에 3,000그루 이상을 심을 수 있었고, 꽤 괜찮은 수입을 올릴 수 있었다. 물론 그만큼 강하고 건강한 몸이 필요했다. 다리를 다친 상태로는 이 계획을 수행하기 어려웠다.

나는 해변에서 정말 아무것도 하지 않고 쉬며 한 달을 보냈다. 가끔 수영을 하거나, 대부분은 누워 있기만 했다. 그런데도 다리 상태는 거의 나아지지 않았다. 오히려 걱정은 점점 커졌고, '내가 거의 돈도 못 벌고, 일도 못 하게 되어 집에 돌아가야 하는 것 아닐까?' 하는 불안한 상상도 들었다. 내가 원하는 삶을 지속하려면 돈도 필요하고, 일을 할 수 있어야 했기 때문이다. 나는 점점 더 불행한 상상에 빠져들었고, 신체 상태에 대한 불안은 더욱 커졌다.

결국 히말라야로 떠나기로 결심했다. 몸 상태가 별로 좋아진 건 아니었지만, 무더운 계절이 시작되려는 시기였고, 좀 더 쾌적한 기후를 원했다. 가는 길에 뉴델리에 잠시 들러 의사를 찾았는데, 그는 완전한 휴식과 진통제를 권하는 전형적인 조언을 했다. 그는 꽤 단호했고, 나는 그 조언을 듣고 오히려 더 우울한 기분으로 병원을 나섰다. 나는 그의 말을 무시하고 다람살라(Dharamsala)로 올라갔고, 다람콧(Dharamkot)이라는 마을까지 도착했다. 나는 그곳에서 이후 2년 가까이 지내게 된다.

당시 다람콧 마을은 가파른 산자락에 있었고, 오솔길로만 접근할 수 있었다. 어디를 가든 이유를 막론하고 가파른 경사를 오르내려려 했다. 놀랍게도, 그렇게 가파른 산길을 오르내리는 날들이 이어졌지만, 다리 상태는 오히려 더 나빠지지 않았다. 산속의 환경은 나에게 신선하고 매혹적이었고, 나는 생기와 에너지가 넘쳤다. 깊은 산속까지 하이킹을 하고 탐험하고 싶은 강한 욕망이 들었다. 나는 주변 트레킹 코스에 대해 정보를 모으기 시작했지만, 아직 그런 활동을 하기엔 부족하다는 생각도 동시에 들었다.

어느 날, 다람살라에서 활동하는 유명한 티베트 의학자 예시 돈덴(Yeshi Dhonden)에 대한 이야기를 들었다. 호기심과 간절한 기대를 안고, 나는 아침 일찍 그의 진료소를 찾았다. 번호표를 받고, 붐비는 대기실에서 기다리다가 내 차례가 되어 진료실로 들어갔다. 통역을 통해 왼쪽 서혜부 부상에 대해 설명하자, 그는 맥을 짚고 직접 손으로 그 부위를 눌러보았다. 그러자 통역사가 말했다. "의사 선생님이 덩어리를 찾으셨습니다." "덩어리요?" 내가 되물었다. "네, 기운 덩어리입니다. 무언가가 막혀 있는 상태예요." 통역사가 설명했다.

그는 작고 둥글게 말린 티베트 약초 알약들을 처방해주며 복용법을 알려주었고, 2주 후에 다시 와서 진찰을 받으라고 했다. 그리고 단호하게 이렇게 덧붙였다. "이 약을 복용하는 동안에는 반드시 '매우 활동적'이어야 합니다!" "활동적이요? 걷는 것도 포함인가요?" 내가 물었다. "그럼요! 많이 걸으셔야 해요. 그래야 상처로 에너지가 흐르고, 약효도 더 좋아집니다." 나는 그 말이 너무도 기뻤다. "산을 올라가는 트레킹도 괜찮을까요?" "아주 좋습니다!" 그는 말했다.

캐나다 의사가 "자신을 제한하지 말라"고 말했을 때처럼, 나는 예시 돈덴의 진료실을 나서며 큰 자신감과 힘을 얻었다. 티베트 약초를 들고 곧바로 산 트레킹 계획을 세웠다. 이후 6주 동안 나는 다람살라에서 하이킹을 하고, 트레킹을 하며, 인생에서 처음으로 요가 수련도 시작했다. 2주마다 진료를 받으며 새 약초를 받았고, 그는 내 상태가 매우 좋아지고 있으며 곧 완전히 회복될 것이라고 했다. 캐나다로 돌아갈 즈음, 나는 한 달 분량의 약초를 챙겼고, 통증은 완전히 사라진 상태였다. 그 후 다시 나무심기 일을 시작했을 때, 통증이 잠시 재발했다. 그런데 이번에는 왼쪽 서혜부가 아닌 오른쪽 엉덩이로 하루 동안 통증이 옮겨갔다가, 이후 완전히 사라졌다. 그리고 다시는 돌아오지 않았다. 나는 계획대로 내 여정을 이어갈 수 있었다.

# 질문에 대한 답변

## ✎ 구조, 시스템, 그리고 환원주의에 대하여

우주는 본질적으로, 하나의 시스템 속에 또 다른 시스템이 중첩된 구조로 이루어져 있다. 각각의 시스템은 더 작은 하위 시스템으로 이루어져 있으면서, 동시에 더 큰 시스템의 일부이기도 하다. 예를 들어, 가이아(Gaia)는 생태지대로 구성되어 있고, 생태지대는 생태계로, 생태계는 생명체로, 생명체는 기관으로, 기관은 세포로 이루어진다. 이런 중첩 구조는 위로도 아래로도 끝없이 확장될 수 있다.

시스템을 전체에서 분리해 그 구성 요소(또는 하위 시스템)를 분석하는 일에도 분명한 가치가 있다. 내가 이해하는 시스템 과학의 핵심은 전체와 부분을 동시에 바라보는 데 있다.

우리는 각기 다른 초점 거리의 렌즈를 지닌 존재처럼 보인다. 어떤 렌즈는 시스템 전체를, 또 어떤 렌즈는 그 안의 하위 시스템을, 더 나아가 그보다 더 작은 하위의 하위 시스템을 바라본다. 이 중 어떤 렌즈가 적절한지는 우리가 던지는 질문이나 다루려는 문제의 성격에 따라 달라진다.

하지만 '변화의 통증'이라는 이 글의 주제 맥락에서는, 전체에서 분리된 하위 시스템만을 분석하는 환원주의적 접근이 그리 효과적이거나 유용하지 않다고 본다. 물론 경우에 따라 환원주의가 도움이 될 때도 있다. 다만 대부분의 사람들은 '근본 원인'을 찾고자 하는 기대 때문에, 무의식적으로 환원주의적 관점으로 기울어지곤 한다. 이들은 전체의 통합적 특성보다 하위 시스템의 속성이 더 실제적이고 중요하다고 믿는다. 내가 여기서 강조하고 싶은 것은, 특히 아쉬탕가 요가 수련 중 나타나는 변화의 통증과 관련해서, 이런 환원주의적 접근이 갖는 근본적인 한계다.

마지막으로 덧붙이고 싶은 점은, 인공적으로 설계된 시스템과 자연적으로 발생한 자기조직적 생명 시스템 사이에는 중요한 차이가 있다는 것이다. 예를 들어, 전자 기기처럼 특정한 목적과 기능을 갖고 만들어진 인공 시스템과, 생태계처럼 스스로 조직되고 자율적으로 생성되는 자연 시스템은 예측 가능성에서 큰 차이를 보인다. 자연계에서 자발적으로 형성되는 시스템은, 아무리 그 구성 요소나 하위 시스템을 잘 안다고 해도 전체 결과를 쉽게 예측하기 어렵다.

예를 들어, 무작위로 선택한 50종의 생명체, 일정한 무기물, 그리고 특정한 환경 조건을 모아 하나의 생태계를 실험한다고 해보자. 각 구성 요소를 완벽히 안다고 해도, 그로 인해 나타날 생태계의 출현적 특성을 과연 예측할 수 있을까? 나는 그렇게 보지 않는다. 훈련된 지식을 바탕으로 추측은 가능하겠지만, 어디까지나 추측일 뿐이다. 왜냐하면 하위 시스템 간의 관계가 어떻게 형성되고, 그것이 시간 속에서 어떤 방식으로 상호작용하고 발전해 나갈지는 본질적으로 예측 불가능한 요소, 즉 무작위성을 품고 있기 때문이다.

## ✎ 식단에 관하여

생활습관은 수련으로 인한 변화와 재구조화 과정을 지지하는 데 매우 중요한 요소다.

나는 지난 10여 년간 항염증 식단으로 전환하면서 많은 이점을 체감했다. 근육 회복에 전반적으로 큰 도움이 되었고, 특히 통증이 심한 시기에는 효과가 더욱 뚜렷했다. 핵심은 보다 알칼리성 식단을 유지하는 데 있으며, 노폐물 배출과 근육 조직의 재생을 돕기 위해 필요한 영양소를 충분히 섭취하는 것도 매우 중요하다.

소금 목욕 역시 큰 도움이 된다. 예전에는 정기적으로 자주 했는데, 바다 소금이나 암염을 사용하는 것도 좋고, 점토 목욕도 유익하다.

치료 마사지에 대해서는 의견이 갈린다. 어떤 수련자들은 도움이 된다고 느끼지만, 나는 대부분의 마사지가 오히려 몸의 긴장 패턴을 혼란스럽게 만든다고 본다. 긴장이 일시적으로 풀리면서 기분은 좋아지지만, 다음 날 아침이면 몸 상태가 흐트러지고 수련의 질도 떨어지는 경우가 많았다. 내 경험상, 마사지는 구조를 지지하는 '건강한 긴장'(기능적이고 유익한 긴장)과 불필요한 '과잉 긴장'을 함께 제거하기 때문에, 결과적으로 내부의 신체 지능이 혼란을 겪고 재조직화가 방해받는다.

샤랏 선생님 역시 마사지를 권하지 않는다. 최근 몇 년간 마이솔에서 수련한 사람이라면, 선생님의 '아프리카 마사지' 이야기 한 번쯤은 들어봤을 것이다. B.K.S. 아헹가 또한 자신의 책에서 "요가 수련 후 마사지를 받으면 다음 날 마치 죽은 사람처럼 일어날 것이다."라고 말하며, 요가와 마사지는 양립하기 어렵다고 언급한 바 있다.

나는 오히려 '아비앙가(Abhyanga, 목욕 전 전신에 오일을 바르는 전통 방식)'가 훨씬 유익하다고 느낀다. 열대 기후가 아닌 곳에서는 거의 매일 실천하고 있다. 오일을 바른 뒤 뜨거운 물로 샤워하거나 목욕을 하면 항염증과 윤활 효과가 함께 나타난다. 토요일 아침에 전통적으로 하는 피마자유 목욕도 효과는 매우 뛰어나지만, 번거로워서 자주는 하지 않는다.

수면도 매우 중요하다. 나는 한 번에 오래 자는 것보다 짧은 수면을 여러 번 나누어 취하는 편이 더 맞는다. 수련 후에는 긴 사바사나(나는 약 30분을 선호한다)를 취하는 것이 좋고, 하루 중 늦은 시간에 한 번 더 사바사나를 하면 매우 효과적이다. 우리는 휴식하는 동안, 몸의 유기적 지능이 수련의 '입력'을 처리하고, 그 내용을 몸 안에 더 깊이 통합해간다. 특히 깊은 전환이 일어나는 시기에는 몸이 평소보다 더 많은 수면을 필요로 하기도 한다. 그럴 때는 몸의 신호에 귀 기울이며, 충분히 쉴 수 있도록 자신에게 허용해주는 것이 중요하다.

## ✎ 직접 만나보았거나 함께 수련하지 않은 수련자의 부상에 대해 의견을 말하는 것

부상에 대해 구체적으로 언급하는 일은 쉽지 않다. 상황마다 너무나 다르기 때문이다. 특히 내가 개인적으로 알지 못하거나, 함께 수련한 적이 없는 수련자가 겪은 부상에 대해 이야기하는 것은 적절하지 않다고 생각한다. 그 사람의 수련을 직접 본 적이 없다면, 어떤 판단도 지나치게 추측에 불과할 뿐 아니라, 자칫 비윤리적으로 흐를 수도 있다. 그래서 이 에세이에서는 가능한 한 일반적인 관점에서 말하고자 했고, 독자 각자가 자신의 상황에 어떻게 적용할지를 스스로 판단하길 바란다.

모든 통증이나 부상을 구조적 재구성 과정의 일부로 보는 것은 옳지 않다. 통증이 항상 '정상적이고 건강한 변화'를 의미하는 것은 아니다. 잘못된 정렬, 무리한 시도, 지나친 수행, 집중력의 결핍, 혹은 몸과 분리된 방식의 수련은 모두 피할 수 있었던 통증을 야기할 수 있다. 이는 건강한 재구조화라기보다는 오히려 왜곡된 접근의 결과다.

아쉬탕가 요가 수련 중 큰 부상을 입고, 그로 인해 수련을 중단했다고 공개적으로 밝히는 이들도 있다. 나 역시 그런 사례들을 접한 적이 있다. 그런데 이들의 수련 방식을 읽어보면, 아쉬탕가 요가의 원리와 방식을 따르지 않았다는 것이 분명히 드러난다. 나는 그들이 아쉬탕가 요가를 실제로 수련했다고 보지 않는다. 그들은 자신만의 방식으로 여러 스타일을 혼합하며 실험했고, 그 결과가 좋지 않았던 것이다. 그러나 그 실패를 스스로 책임지기보다, 수련 자체에 책임을 전가하는 태도를 택했다.

우리는 수련할 때 늘 몸과 신경이 지닌 자연스러운, '동물적인 지능'을 중심에 두고 움직이려 노력해야 한다. 이 지능이야말로 진짜 권위자이자 최종 결정권자다. 몸은 스스로 알고 있다. 무엇이 자신에게 좋은지, 무엇이 해로운지, 무엇이 가능한지, 무엇은 아닌지를. 그래서 동물들은 자연 속에서 거의 실수 없이 움직인다.

우리도 머릿속 지식이나 관념만으로 수련하려 하지 않고, 실제로 몸이 느끼고 경험하는 방식으로 수련할 수 있다면 대부분의 경우 더 현명한 선택을 하게 될 것이다. 나는 사람들이 이런 방식으로 수련해보기를 권한다. 때로는, 이런 신체의 지능에 닿도록 도와줄 수 있는 좋은 선생님이 필요할 수도 있다.

### ✎ 더 심각한 부상을 안고 수련할 때

일반적으로, 심각한 부상이 있을 때는 반드시 한걸음 물러나 쉬는 것이 중요하다. 회복을 위한 시간이 필요하다.

짧고 완화된 형태의 아쉬탕가 요가 수련이 가능할 수도 있지만, 이 경우에도 수련과 부상에 대해 깊이 이해하고 있는 유능한 선생님과 직접 함께 작업할 것을 강력히 권한다.

마지막으로 꼭 전하고 싶은 말이 있다. 어떤 특정한 자세나 수련의 수준에 도달하고자 하는 욕망이 지나치게 강해질 경우, 그 욕망이 오히려 몸의 지능을 흐리게 만들 수 있다는 점이다.

몸이 보내는 신호를 정직하게 듣고, 그 감각을 바탕으로 움직이고 결정하는 것이 훨씬 깊은 지혜에 닿는 길이다.

　우리가 어디까지 도달하고 싶은지에 대한 '시각적인 몽상'보다는, 지금 이 순간 몸이 들려주는 메시지에 귀 기울이는 태도가 필요하다.

　나는 언제나, 몸의 지능을 신뢰하고 따르기를 권한다.

아쉬탕가 요가,
지혜로운 몸,
그 변화의 원리

# 브라마차리야(Brahmacharya)

애니미즘과 시스템적 관점으로 바라보는 '관계'의 의미

— 2017년 10월 —

　브라마차리야는 고대 인도의 산스크리트어와 팔리어에서 사용된 용어로, '요가 수트라'에서 파탄잘리가 언급한 다섯 가지 야마(yama: 금계) 중 하나이며, 불교의 판챠실라(panchasila: 다섯 가지 계율)에도 포함된다. 이 두 전통은 모두 영적 수행에서 윤리적이고 실천적인 측면을 중시한다. 브라마차리야는 일반적으로 성적 에너지의 교환에 있어 절제 또는 통제를 의미하는 것으로 해석된다. 이러한 절제의 구체적인 내용은 전통마다 다르며, 각 문화의 지배적인 가치와 기준에 따라 달라진다.

　우리가 세상을 이해하고 해석하는 방식은 언제나 문화적 필터를 거친다. 그렇지 않다고 주장한다면, 그것은 인간 정신의 본질에 대한 깊은 오해라고 할 수 있다. 나는 경전에 담긴 개념들을 해석할 때, 개인적인 관점을 중시하는 편이다. 나는 경전을 돌에 새겨진 고정된 진리로 보기보다 시대와 맥락에 따라 유연하게 해석되고 재구성될 수 있는 살아 있는 개념으로 받아들인다. 나는 세상을 바라보는 방식이나, 그 안에서 내가 자리하는 방식이 기존 종교나 문화, 영적 전통이 제시하는 세계관과 꼭 맞아떨어지지 않는다. 그래서 내 행동이나 내면의 논리를 타인이 제시한 '진리의 틀'에 끼워 맞추기보다는, 특정한 전통에서 유래한 개념들을 나만의 주관적이고 내면적인 이해에 따라 재해석하는 것을 더 선호한다. 그렇게 할 때, 나는 나 자신과 세상 사이에서 온전함의 감각을 유지할 수 있다.

나는 이런 방식을 '진정성'이라 부른다. 진정성이란, 자기 안에서 자연스럽게 솟아오르는 내면의 논리와 이해를 삶과 관계의 기준으로 삼고, 그에 따라 행동하는 태도를 뜻한다. 진정성은 종종 사회적·문화적 규범과 부딪친다. 왜냐하면 그런 규범은 내면에서 솟아오른 진리가 아니라, 외부의 합의에 따라 만들어진 것이기 때문이다. 자신의 본성과 어긋나는 세계관이나 행동 방식을 억지로 따르려는 것은, 결국 자기 자신에게 폭력을 가하는 일이다. 그 결과 내면의 갈등과 분열이 깊어지고, 존재의 중심이 흔들리게 된다. 나는 자신의 직접적인 경험과 어긋나는 방식으로 삶을 꾸리는 것을 '비진정성'이라고 부른다. 안타깝게도 대부분의 사람들은 문화적, 종교적 소속감과 동조를 위해 이러한 비진정성을 선택한다. 그러나 내가 보기에, 진리를 진심으로 추구하는 사람이라면, 설령 그것이 사회적 어려움을 불러오더라도, 표현되고 실천되는 진정성을 포기해서는 안 된다.

브라마차리야는 내가 의도적으로 재해석한 개념 중 하나다. 일반적으로 브라마차리야는 인간 간의 성적 교류 영역에서의 경계 설정과 절제로 제한된다. 그러나 나는 이 개념을 더 넓게 바라보기를 선호한다. 즉, 인간을 포함해 모든 타자와의 관계 전반에 걸쳐 더 깊은 책임감과 자각적인 감각을 수반하는 것으로 생각한다. 여기서 말하는 타자는 인간일 수도, 아닐 수도 있다. 현대(즉, 신석기 이후) 종교와 영성은 인간, 특히 인간의 성적 에너지에 과도하게 집중하는 경향이 있다. 이는 이상한 일이 아니다. 현대 종교는 본래 대규모 인간 집단을 하나의 세계관, 목적, 도덕 규범 아래 통합하고 조율하기 위한 수단으로 등장했기 때문이다. 인간을 통제하는 가장 효과적인 방법 중 하나는 그들의 성적 에너지를 통제하는 것이다.

브라마차리야의 개념을 확장해 타자와 맺는 모든 상호작용에 더 깊은 자각과 감각, 그리고 그에 따르는 책임감을 부여한다면, 인간 본성에 대한 통찰은 훨씬 깊어질 수 있다. 반대로 이 개념을 단지 성적 에너지 교환의 통제로만 이해한다면, 브라마차리야는 얇고 오해를 부를 수 있는 개념으로 축소되고 만다. 그렇게 되면 인간 본성에 대한 이해 역시 사회적 통제라는 좁은 틀에 갇히게 된다.

인간은 살아 있는 동안 끊임없이 환경과 교류하며 존재한다. 우리는 하루 24시간, 숨 쉬는 매 순간 환경과 '상호작용'을 나누고 있다. 여기서 말하는 환경이란 '나'가 아닌 모든 것(다른 사람, 동물, 다양한 생물뿐 아니라, 바위나 바람, 물 같은 비생명적 존재들까지)을 포괄한다. 다시 말해, 환경은 나를 둘러싼 '타자' 전부다.

생명체와 환경 사이의 정보 교환은 물리적이면서 동시에 에너지적이다. 이교류는 항상 쌍방향이며, 우리는 에너지를 주고받는 존재다. 이런 흐름은 우리가 살아 있는 한 단 한 순간도 멈추지 않는다. 감각이 깨어 있는 상태에서 몸으로 존재할 때, 이 사실은 단순한 개념이 아니라 명확히 '체감'되는 현실이 된다. 애니미즘적 세계관 속에서 살아온 농경 이전의 사람들, 그리고 살아 있는 지구와 깊이 교감하며 살던 이들에게는 이 진실이 굳이 설명될 필요조차 없는, 너무나 자명한 것이었을 것이다. 하지만 오늘날 우리는 인간 중심의 추상화되고 가상화된 세계 속에서 살고 있다. 그 안에서 '환경과 끊임없이 교류하며 살아간다'는 본질은 점점 잊히고 만다.

물론 나 자신과 환경 사이에는 분명 식별 가능한 경계가 있다. 하지만 정보와 물질의 상호작용이 끊임없이 이어진다는 점에서, 우리는 결코 환경과 완전히 분리된 존재로 정의될 수 없다. 우리는 자율적이고 자기조직화된 존재인 동시에, 곧 환경 그 자체이기도 하다. 인간 본성을 제대로 이해하려면, 이처럼 모순되어 보이는 두 관점을 함께 품을 수 있는 변증법적 시각이 필요하다.

안드레아스 웨버는 그의 저서 '경이의 생물학(The Biology of Wonder)'에서, 인간은 환경을 기계처럼 '처리'하지 않는다고 말한다. 예컨대 엔진은 탄소 기반 연료를 태워 피스톤을 움직일 에너지를 추출하고, 그 부산물을 일산화탄소 형태로 배출한다. 하지만 이 과정에서도 엔진 자체는 바뀌지 않는다. 엔진은 환경과 교감하거나 상호작용하는 것이 아니라, 단지 주어진 목적을 수행하기 위해 환경을 '이용'할 뿐이다. 만들어질 때 구성된 원자와 분자는 10년, 20년, 혹은 50년이 지나도 여전히 그대로 남아 있다. 그 구조에는 변화가 없다. 엔진은 특정한 기능을 수행하도록 설계된 후 목적에 따라 환경 속에 배치된 하나의 '도구'일 뿐이다.

현대의 과학과 종교 역시, 인간과 환경의 관계를 종종 기계적인 비유를 통해 설명해 왔다. 하지만 자세히 들여다보면, 생명체와 환경 사이의 관계는 이런 방식으로는 충분히 설명되지 않는다. 우리는 기계처럼 환경에서 에너지를 추출해 움직이는 존재도 아니고, 특정 목적을 위해 정해진 환경에 투입된 기능적 존재도 아니다. 인간은 환경과 훨씬 더 깊고도 섬세한 방식으로 관계를 맺는다.

인간은 환경과 상호작용할 때, 단순히 주고받는 차원을 넘어 실제로 환경과 하나로 융합된다. 예를 들어 세포 호흡 과정을 살펴보면, 세포는 설탕을 엔진처럼 '연료'로 태워 에너지를 얻는 것이 아니다. 대신 세포는 설탕 분자를 자신의 물리적 구조 안에 통합한다. 우리가 섭취한 음식은 신체 구조의 일부가 되며, 존재를 재창조하는 과정에 직접 참여한다. 이 과정은 연소 반응처럼 찌꺼기를 배출하는 방식과는 다르다. 세포는 자기 구조의 일부를 분해해 이산화탄소로 내보낸다. 다시 말해, 생명체의 실제 물질 일부가 환경의 일부로 되며, 반대로 환경도 우리의 일부가 된다.

인간의 몸을 구성하는 원자와 분자는 끊임없이 바뀌고, 비교적 짧은 시간 안에 모두 교체된다. 인간은 환경을 통해 자신을 지속적으로 재창조하며, 환경 역시 인간을 통해 다시 쓰인다. 분명 인간과 환경 사이에는 인지 가능한 구분이 있지만, 이 둘은 매우 밀접하게 얽혀 있으며, 실질적으로는 하나의 통합된 과정이라 할 수 있다. 나는 이처럼 긴밀한 교류와 공동 창조의 과정을 '교류(Intercourse)'라는 말로 표현하는 것이 매우 적절하다고 생각한다. 그래서 나는 이 상호적이고 유기적인 흐름 속에 브라마차리야의 개념을 적용하고자 한 것이다.

인간 자아와 환경 사이의 상호성을 이해하는 또 하나의 방식은, 우리 몸 안에 존재하는 개별 세포의 기능을 들여다보는 것이다. 세포는 반투과성 막을 통해 자신과 주변을 구분 짓는다. 이 막은 경계이자 동시에 통로로서, 세포는 이 막을 통해 주변 환경과 끊임없이 정보와 물질을 주고받는다.

프란시스코 바렐라와 움베르토 마투라나는 자가생성 이론에서 세포를 생명의 가장 근본적인 단위이자 '자아(Self)'의 원형으로 보았다. 세포는 외부 환경과 소통하고 물질을 교환하면서도, 스스로를 끊임없이 재창조하는 자율적 존재다. 그러나 이 세포는 전체 환경과의 관계 맥락 없이는 생존할 수 없다. 실제로, 특정 세포 하나를 신체에서 떼어내면 곧 죽게 된다. 세포는 개별적이고 자율적인 '자아'이면서도, 자신이 속한 전체와의 관계 속에서만 살아 있는 존재로서 기능할 수 있다. 독립된 자아이자 동시에 '전체'의 일부인 것이다.

이와 마찬가지로, 인간 역시 환경 속에서 스스로를 규정짓는 경계, 즉 '막'을 가지고 있다. 우리 또한 반투과적인 존재이며, 환경과의 정보 및 물질 교환을 통해 끊임없이 자신을 새롭게 만들어간다. 우리는 자율적이고 독립적인 자아이지만, 환경과의 관계라는 맥락 없이는 존재하거나 의미를 갖기 어렵다. 우리는 말 그대로 환경과 가장 깊은 차원에서 교류하고 있으며, 궁극적으로는 환경 그 자체이기도 하다.

전통적인 환원주의 과학이 지닌 가장 근본적인 한계 중 하나는, 환경을 고정되고 객체화된 '사물'로 간주한다는 점이다. 이런 관점에서는 우리가 관찰자로서 환경과 분리되어 있는 존재이며, 그 안에 영향을 주지도, 받지도 않는다고 여긴다. 하지만 이는 명백한 오류다. 현대의 주요 종교들 역시 이와 유사한 오류를 반복한다. 신석기 이후의 대부분 주요 종교들은 인간을 '신성한 목적'을 수행하기 위해 객체화된 환경 속에 배치된 존재로 바라본다.

이러한 인간 중심적 종교에서 영적 길의 궁극적인 목표는, 복잡하게 얽힌 환경으로부터 자기 본질을 '추출'하거나 '초월'하는 데 있다. 서구의 일신교 전통에서는 이를 '천국에 도달하는 것'으로, 동양의 일부 일원론적 전통에서는 '환경은 자아의 투영일 뿐이고 본질적으로 비현실적이다'는 깨달음으로 표현하곤 한다. 그러나 이런 해석은 인간을 환경과 분리된 독립적 존재로 설정함으로써, 환원주의 과학과 같은 근본적 오류를 저지르고 만다. 우리는 이 오류를 '인간 중심적 부분-전체 오류'라 부를 수 있을 것이다.

우리는 환경과의 물리적·정보적 상호작용을 통해 환경을 형성하고 정의하며, 동시에 환경도 우리를 형성하고 우리가 누구인지, 어떤 존재인지를 함께 정의한다. '나'와 '환경'을 주체와 객체, 실재와 비실재, 창조자와 피조물 같은 이분법적 관계로 나누기보다는, 인간이 참여하고 있는 하나의 유기적 전체로 환경을 이해하는 것이 훨씬 더 정확하고 온당하다. 우리는 이 세상에 단순히 '투입된 존재'가 아니다. 우리는 이 세계로부터 솟아올라 이 세계와 함께 생성된 존재이며, 환경과 불가분의 관계 안에서 얽혀 살아간다.

시스템적 사고에서는 부분과 전체가 선형적 인과 관계를 넘어서는 순환적 관계 속에서 서로를 만들어낸다고 본다. 각 부분은 상호 간의 관계를 통해 전체를 구성하고, 전체는 그 존재를 가능케 하는 필수적인 부분들을 되돌아 정의하며 생성한다. 시스템 안에서 부분과 전체는 긴밀히 얽혀 있으며, 그 어느 한 요소도 단독으로 존재하거나 이해될 수 없다. 결국 어떤 것의 진정한 본질은 그것이 속한 관계의 맥락 속에서만 드러난다. 관계가 없다면, 존재도 없다. 이 원리는 인간과 환경의 관계에도 그대로 적용된다. 우리가 환경으로부터 스스로를 물리적이든, 개념적이든, 영적이든 추상화하거나 도피하거나 초월하거나 제거하려는 모든 시도는, 우리가 누구이며 무엇인지에 대한 진실을 심각하게 오해하는 것이다.

이러한 시스템적 관점은 오늘날 인간과 환경의 본질을 이해하는 데 있어, 과학적이든 영적·종교적이든 가장 정합적인 접근이라 할 수 있다. 인간 존재는 그 생물학적 신체든, 심리적 구조든, '영혼'이든, 실존적 목적이든 간에 환경과 맺는 다양한 관계들 속에서만 온전히 이해될 수 있다. 인간과 환경은 서로를 함께 정의하고 형성하며, 이 둘은 살아 있는 지구라는 더 큰 존재, 그리고 그 수십억 년에 걸친 유기적 진화의 일부다. 인간에 대해 무언가를 이해하거나 설명하려 한다면, 그는 살아 있는 관계망, 즉 이 지구라는 유기적 터전 전체와 연결되어 있다는 전제를 빠뜨려서는 안 된다. 그렇지 않다면 그것은 의미 없는 시도일 뿐이며, 현실에 대한 중대한 오해이자 오류다. 우리가 누구이며 어떤 존재인지에 대한 가장 근본적인 통찰은, 환경과 맺는 이 역동적이고 유기적인 관계 속에 있다. 바로 이 관계가 우리에게 실존적 의미를 부여한다.

우리의 선사 시대 조상들(현생 인류 사피엔스는 물론, 멸종된 인류의 친족들)이 지녔던 애니미즘적 세계관은 인간 본성에 대한 이 시스템적 관점과 깊이 닮아 있었을 가능성이 크다. 나는 애니미즘의 어떤 측면이 현대 시스템 이론에서 제시되는 개념적 구조를, 더욱 정서적이고 현상학적인 차원에서 '살아 있는 경험'으로 체현한 것이라고 제안하고 싶다. 시스템 이론과 애니미즘은 서로 조화를 이루며, 이 둘이 만날 때 인간 존재에 대한 보다 전체적이고 입체적인 통찰이 가능해진다. 즉, 이 결합은 인간을 보다 깊이 이해할 수 있도록 해주는 개념적·정서적·현상학적 틀을 동시에 제공한다.

우리가 환경으로부터 스스로를 추상화하고 개념적으로 분리하기 시작한 첫 실수는, 약 1만 2천 년 전 농경 사회의 등장에서 비롯된 것으로 보인다. 인간이 직접 설계한 농업 생태계, 그리고 그것에 따라 생겨난 소유권과 재산 개념은 인간 세계와 자연 세계 사이에 분리감을 만들어내기 시작했다. 그 전에는 존재하지 않았던 '인간'과 '환경'이라는 계층적 이분법이 이 시점에서 처음 등장한다. 이후 문명과 기술이 발전하면서 이러한 개념적 단절은 점점 더 심화되었고, 우리는 자연의 유기적 과정 안에 참여하는 존재라는 감각을 상실하게 되었다. 대신 인간은 자연과는 본질적으로 분리된 존재이며, 자연을 통제하고 관리할 권리가 있다고 여기는 세계관이 자리 잡게 되었다.

주요 종교들과 환원주의 과학은 이와 같은 대상화된 자연관을 공유하며, 수천 년에 걸친 인지적 편향의 흐름 속에서 이런 시각을 강화하고 확산시켜 왔다. 그 결과 오늘날 우리는 지구 전체와의 깊은 단절과 소외의 상태에 놓이게 되었고, 기후 위기와 환경 파괴라는 인류 생존의 가장 중대한 위협 앞에 서 있다.

현대의 종교는 공통된 목적을 통해 대규모 인간 집단을 조직하고 결속시키는 데 탁월한 역할을 해왔고, 환원주의 과학은 자연과 생명을 구성하는 요소들의 작동 원리에 대해 경이로운 지식을 밝혀냈다. 이러한 지식은 우리가 상상조차 하지 못했던 기술들을 가능케 했고, 이는 인간 종의 잠재력과 창조 능력을 잘 보여준다. 그러나 아이러니하게도(그리고 어쩌면 바로 그 이유로 인해) 오늘날 인류 문명은 심각한 재앙의 문턱에 서게 되었다. 우리는 앞을 충분히 내다보지 않은 채 기술을 무분별하게 사용했고, 그 결과 환경을 되돌릴 수 없을 정도로 바꿔버렸다. 이제는 수세기 내에 인류가 이 지구에서 살아갈 수 없게 될 가능성마저 제기되고 있다. 이러한 현실은 이제 폭넓게 받아들여지고 있으며, 기후 변화와 환경 파괴의 과학적 예측을 부정하는 목소리도 거의 사라졌다.

그럼에도 우리는 여전히 과거와 다름없는 방식으로 살아가고 있으며, 이 재앙을 막기 위해 필요한 환경과의 관계 전환에 대해 진지하게 고민하지 않는다. 내게 이것은 본질적으로 브라마차리야의 문제다. 우리는 우리 외부의 모든 '타자(환경)'와 책임 있고 적절한 방식으로 교류하지 못하고 있다.

지금 우리가 가고 있는 이 길을 되돌릴 수 있는 유일한 방법은 세계관의 근본적 전환이다. 더 많은 과학적 기적이나 신석기 이후 종교에 대한 더 깊은 신앙만으로는, 이 시스템이 무너지는 것을 막을 수 없다. 우리는 이미 이 시스템과 기능적으로 조화를 이루지 못할 만큼 멀어진 상태다. 현대 세계관은 인간 존재의 의미와 목적을 근본적으로 오해하고 왜곡하고 있다. 인간과 '환경'을 계층적으로 분리하는 인식이 지속되는 한, 우리는 현실로부터 어긋난 채 살아갈 수밖에 없으며, 이 지구라는 살아 있는 유기체 속에서 다른 존재들과 건강하고 지속 가능한 관계를 회복하는 일도 불가능할 것이다.

우리는 새로운 세계관이 필요하다. 인간은 실재하고 자율적인 존재이지만, 동시에 '자연' 또는 '가이아'라 불리는 더 큰 전체에 깊이 얽혀 있으며, 결국 우리는 자연 그 자체이기도 하다. 우리는 다른 어떤 구성 요소들보다 더 고귀하거나 특별한 존재가 아니다. 다른 동물들, 나무들, 바위들, 강들, 그리고 바람까지도 생명력을 지닌 존재들이며, 우리 모두는 서로 연결되어 있고, 모두가 우리 자신과 정체성의 일부다. 이 모든 존재들과의 역동적인 상호작용이 생명의 그물을 짜고 있으며, 우리 또한 그 그물 안에서 생성된다.

애니미즘 문화를 가진 이들은, 자신이 더 큰 전체의 일부라는 자각을 바탕으로 환경과 맺는 관계를 조율하며 살아간다. 그들은 스스로를 전체의 일부로 인식하고, 모든 구성 요소들과의 연결성을 염두에 두며, 그 관계들이 건강하고 지속 가능하도록 유지할 책임이 있다고 느낀다. 그들에게 환경은 조작하거나 착취하거나 소비할 대상이 아니라, 자신이 참여하고 결코 분리될 수 없는 존재다. 환경의 모든 요소는 깊은 존중의 대상이다. 식물 한 송이, 동물 한 마리, 바위 하나, 공기의 숨결 하나까지도 신성한 존재로 여겨지며, 자신의 몸이나 사랑하는 이의 몸을 대하듯 세심하고 경외심 있는 태도로 다루어야 한다. 나에게 이것이 바로 애니미즘의 핵심이자, 브라마차리야의 본질이다.

브라마차리야를 애니미즘적 관점에서 다시 바라본다는 것은, '자기'와 '타자' 사이의 경계를 다룰 때 존중과 자각, 그리고 경외심을 갖는다는 뜻이다. 브라마차리야는 단지 성적인 관계에서의 절제만을 말하지 않는다. 우리가 '타자'로 만나는 모든 존재와 나누는 모든 상호작용 속에서 어떻게 행동하는가를 포함한다. 우리는 분리된 자율적 존재로 존재하지만, 동시에 우리 존재 자체가 타자와의 관계성과 상호작용 그 자체라는 사실을 잊지 말아야 한다. 자아를 이해한다는 것은 곧, 자아가 전체 속에서 어떤 역할을 하며 존재하고 있는지를 이해하는 것이다.

브라마차리야의 가장 높은 형태는, 인간 간의 성적 결합 안에서 나타나는 연결성의 본질을 체험하는 것일 수도 있다. 하지만 우리는 환경과 맺는 수많은 관계 속에서도 이 연결성을 체험할 수 있다. 우리가 주고받는 모든 교류(입의 음식, 한 번의 호흡, 타인이나 동물, 바람이나 나무로부터 받아들이는 모든 정보)는 브라마차리야의 일부다. 우리가 세상에 끼치는 모든 영향, 우리가 환경에 되돌려주는 모든 것, 땅을 딛는 방식, 숨을 내쉬는 방식, 말 한마디와 그 진동에 담긴 정보까지 이 모든 것이 브라마차리야의 실천이다.

나에게 브라마차리야를 실천한다는 것은, 우리가 하는 모든 상호작용과 교환에 대해 책임감을 갖는 것이며, 이러한 교환이 하루 24시간 내내 끊임없이 이어진다는 사실을 자각하는 것이다. 우리는 환경을 만들어내고, 환경은 우리를 만들어낸다. 우리는 환경과 분리되지 않는다. 환경은 곧 우리이며, 우리 존재의 반영이다. 이 진실을 이해하고, 몸으로 경험하며, 그것을 존중하는 방식으로 살아가는 것, 바로 그것이 브라마차리야의 가장 깊은 실천이다.

이런 통찰에 이르게 되면, 우리는 환경과 맺는 모든 상호작용을 다시 돌아보게 된다. 그 관계가 상호적이고 기능적이며 전체에 도움이 되는 건강한 방식인지, 아니면 일방적이고 소비적이며 착취적인 방식(결국 전체에 해를 끼치고, 나아가 우리 자신을 소외시키고 상처 입히는 방식)인지 묻게 된다. 현대의 농업, 산업, 기술 기반 사회가 착취와 훼손, 소외의 길을 걸어왔다는 사실을 직면하는 일은 결코 쉽지 않다. 오늘날 우리가 살아가는 사회 구조 안에서, 지난 1만 2천 년간 인류가 쌓아온 궤적에서 벗어나기란 거의 불가능해 보인다. 그러나 자각이야말로 첫걸음이다.

일상의 순간, 작고 개인적인 상호작용부터 더 큰 자각과 책임의식으로 임할 때, 우리의 영성과 세계관은 점차 지구와의 불가분한 관계성으로 되돌아올 수 있다. 그럴 때 우리는 내면과 외면의 일관성과 온전함을 회복시키는 윤리적 추진력을 얻게 된다. 우리가 환경과 나누는 모든 행동은 전체에 감지되며, 그 전체의 형태와 질에 영향을 미친다. 동시에 그것은 우리가 누구인지, 어떤 존재인지를 규정하는 데에도 작용한다. 비록 개인의 영향은 우주의 관점에서 미미할지라도, 우리는 모든 상호작용에 주의를 기울여야 할 윤리적 책임이 있다. 이런 태도가 바로 브라마차리야의 정신이다.

모든 관계는 우리의 몸을 통해 일어난다. 우리는 감각기관과 행위기관을 통해 세상과 '교류'한다. 브라마차리야를 실천하며 환경과의 정보 및 물질 교환, 그리고 관계에 더 깊은 자각을 갖기 위해서는 몸으로 느끼고 반응하는 능력, 즉 체화된 민감성과 감수성이 반드시 필요하다.

인간은 지난 1만 2천 년 동안 점차 살아 있는 유기적 지구로부터 자신을 분리시키고 대상화해왔다. 그리고 이는 우리 자신의 신체(본래 유기적이고 살아 있는 생명체로서의 몸)으로부터도 스스로를 추상화하려 했다는 사실과 결코 무관하지 않다. 현대 과학은 신체를 무기력하고 생명 없는 물질적 인과성의 산물로 바라봤고, 현대 종교는 신체와 그것의 자연스러운 본능과 감정을 '해방의 방해물' 또는 '유혹'으로 간주해왔다. 심지어 요가, 명상, 영적 수행의 전통 속에서도 신체는 종종 초월하거나 극복해야 할 대상으로 여겨진다. 몸은 '낮은 자아'의 영역에 속하며, 여기에 집착하는 것은 해방과 자유에서 멀어지는 일로 여겨지곤 한다. 인간이 자연을 위협적이고 통제해야 할 대상으로 보기 시작한 것과 마찬가지로, 우리는 우리 자신의 신체조차도 적대적이고 부정적인 대상으로 인식하게 되었다.

그러나 자연을 욕망과 이기심으로 통제하려는 모든 시도는 결국 우리 자신에게 되돌아온다. 살아 있는 지구는, 필요하다면 인간 생명이 머무를 수 없을 방식으로라도 스스로 균형을 회복할 것이다. 마찬가지로, 자기 몸과 싸우는 사람은 결코 진정한 건강, 자유, 평화를 얻을 수 없다.

지구로 되돌아가는 길은 우리의 몸으로부터 시작되어야 한다. 우리가 살아 있는 지구와 더 깊이 연결되고, 다시금 그 감수성을 회복하며 건강하고 상호적으로 유익한 관계를 맺기 위해서는, 먼저 우리 자신의 몸과 그런 관계를 맺는 법을 배워야 한다. 지구와 그 구성 요소들이 애니미즘적 세계관에서 그러하듯 신성한 존재로 여겨진다면, 우리 자신의 몸 역시 동일한 경외심과 존중의 대상으로 여겨져야 한다. 이는 신체성을 우리 존재의 본질적인 측면으로 받아들이는 것을 뜻한다. 우리의 유기적 신체성에 대한 이런 경외감, 바로 그것이 체득이다.

체득은 단순히 몸에 더 많은 주의를 기울이거나, 몸을 돌보는 것을 뜻하지 않는다. '몸 안에 머문다'는 개념도 충분치 않다. 우리는 몸을 소유하지 않는다. 몸은 우리가 타고 다니는 도구나 수단이 아니다. 이런 개념들은 선의에서 비롯되었을지 몰라도, 여전히 몸을 본질과는 분리된 '대상'으로 바라보는 한계를 지닌다. 이는 인간을 자연의 '관리자'나 '돌보는 자'로 설정하는 세계관과 유사하다. 이 역시 좋은 의도를 지녔지만, 인간과 다른 생명체 사이에 분리감과 타자성을 강화할 뿐이다.

진정한 체득은 우리가 몸 그 자체라는 사실을 인정하고 경험하는 것이다. 인간 존재의 본질은 신체화된 생명이라는 사실에 있다. 신체성을 부정하거나 그로부터 벗어나려는 영적 접근은 내적 갈등과 고통을 초래한다. 인간으로서 우리가 경험하는 모든 경이로움과 마법은 바로 이 신체적 삶을 통해서만 일어난다. 몸, 마음, 영혼은 분리된 세 요소가 아니라, 하나의 생명 흐름 안에 존재하는 다양한 양상들일 뿐이다. 이처럼 인간이 환경과 분리될 수 없는 것처럼, 우리는 자연의 창조적 충동이 드러난 하나의 표현이다. 우리는 곧 지구이며, 자연이고, 환경이다.

자기 몸에 대한 온전한 인식과 감각이 자리 잡게 되면, 살아 있는 지구와의 지속적인 교감 또한 자연스럽고 유연하게 흐르기 시작한다.

이것이 내가 요가와 명상에서 말하는 '통합'의 의미다. 나는 해탈이나 천국과 같은 추상적 개념을 믿지 않는다. 고통은 살아 있다는 것의 일부다. 그것을 두려워하거나 피하려 하기보다는, 고통과 화해하는 일이 오히려 더 현실적이고 효과적인 삶의 방식이다. 인간이 경험할 수 있는 기쁨과 고통, 무수한 감정의 스펙트럼을 끌어안는 것은 삶 그 자체에 참여하는 일이다. 우리 자신 안에서 온전히 체득된다는 것은 곧, 이 흐름 속에서 삶을 체득하는 것이며, 감정의 전체적 스펙트럼을 있는 그대로 경험하는 것이다. 우리는 이런 상태 안에서만 브라마차리야, 즉 관계의 윤리를 진정한 민감성과 책임감으로 실천할 수 있다.

수십억 년에 걸친 유기적 진화의 지혜는 지금 이 지구와 몸 안에 고스란히 담겨 있다. 인간의 개념과 이론은 비교적 최근에 등장한 것이다. 삶의 더 깊고 오래된 지혜는, 살아 있는 지구의 울림에 귀 기울일 때, 그리고 우리의 섬세한 몸을 통해서만 들리고 느껴질 수 있다. 우리의 몸은 이 지혜를 듣고 받아들일 수 있는 능력을 지닌 유일한 수단이다. 관계는 머리로 이해되는 것이 아니라, 몸을 통해 느껴져야 하는 것이다. 그리고 우리는 오직 이 몸을 통해서만 그것을 느낄 수 있다.

나는 요가 수련자들이 아사나를 단순한 신체적 수련으로 여기는 이들을 깔보듯 말하는 것을 종종 들었다. "그 사람에게 요가는 그냥 몸만 쓰는 운동일 뿐이야"라는 말은 요가 세계에서 흔히 들을 수 있는 가장 모욕적인 말 중 하나다. 그러나 나는, 우리 본성을 향한 모든 진실한 수련은 결국 신체적일 수밖에 없다고 믿는다. 아쉬탕가 요가의 아사나 수련과 위빠사나 명상은 감각을 섬세하게 깨우고 체득을 일으키는 데 있어 가장 강력한 기술 중 둘이다. 나는 이 두 수련을 20년 가까이 실천해왔고, 지금의 나에게 이 둘은 동일한 유기적 흐름 안에서 발현되는 두 가지 방식일 뿐이다.

이 수련을 오랜 시간 이어오며 길러진 민감성과 직관적 이해는 나로 하여금 결국 모든 수련이 신체적이라는 사실을 깨닫게 했다. 브라마차리야 또한 신체적 수련이다. 그것은 단지 의지로 몸을 억누르기 때문이 아니라, 진실하고 책임 있는 관계는 오직 섬세하게 조율된 몸을 통해서만 가능하기 때문이다.

동물들은 이를 본능적으로 알고 있다. 자연 속을 움직이며 환경과 교감하는 동물의 모습은 그 자체로 순수한 요가다. 그들에게는 개념적 분리가 없다. 오직 체득된 지혜가 행동으로 드러날 뿐이다. 요가나 명상에서 우리가 경험하는 가장 깊은 순간들도 이와 다르지 않다. 몸과 호흡이 지닌 유기적 지혜 속으로 완전히 녹아들고, 단순히 그 흐름 안에 머물 때, 우리는 마음이 만들어낸 고통의 분리감으로부터 벗어나게 된다.

자연은 이미 깨어 있다. 우리의 몸과 호흡 또한 깨어 있다.

우리는 그 깨어 있는 존재의 상태로, 그리고 유기적 지혜의 흐름으로 돌아가는 길을 다시 찾아야 한다.

# 질문에 대한 답변

✎ '브라마(Brahma)'라는 용어에 대하여

'브라마(Brahma)'와 그 파생어(예: 브라마차리야)는 빠알리(Pāli) 경전은 물론 현대 불교 담론에서도 널리 사용된다. 불교 우주론에 따르면, 존재에는 총 31개의 차원이 있으며, 이 중 20개는 '브라마 차원'으로 알려져 있다. 이 차원에는 '브라마'라고 불리는 존재들이 거주한다. 이러한 차원은 다양한 자나(jhāna) 단계(이는 파탄잘리의 삼매(samādhi) 단계와 유사하다)를 발전시킴으로써 접근할 수 있다. 경전에 따르면, 부처님은 많은 브라마 존재들에게 열반(nibbāna)에 이르는 수행법을 가르쳤다고 전해진다.

## ✎ 분리와 다양성이라는 숙제 앞에서

동양적 수행을 하거나 동양적 세계관에 공감하는 사람들 사이에서는 '일체성(Onenness)', '우주적 의식(Universal Consciousness)', '통합(Unity)' 같은 개념을 현실의 궁극적 본질로 여기고, 반대로 '다양성(Diversity)', '분리(Separateness)', '차이(Differentiation)'는 환상이자 고통의 원인으로 간주하는 경향이 있다. 실제로 어떤 평론가는 내가 현실의 다양성과 차이를 받아들이고 인정하는 태도 때문에 고통을 겪고 있다고 해석하기도 했다.

하지만 나는 이러한 '일체성' 이데올로기에 동의하지 않는다. 조엘 크레이머와 다이애나 알스태드가 지적했듯, '일체성'은 추상화의 궁극적 형태다. 너무 포괄적인 개념이어서, 결국 우리가 실제로 경험하는 모든 것을 무차별적으로 흡수해버리고 만다.

물론, 모든 존재가 하나로 연결되어 있다는 것을 직접 체험하는 의식 상태는 분명 존재한다. 그것은 매우 귀하고, 때로는 삶 전체를 바꾸어놓는 깊은 체험이 되기도 한다. 현실을 바라보는 시야에 깊이를 더해주는 통찰일 수 있으며, 그 자체로 충분한 가치가 있다.

하지만 내게는 이러한 '일체성'의 관점이나 체험이 다른 현실 인식 방식보다 더 우월하거나 더 진실하다고 여겨지지 않는다. 인간의 마음은 사과와 오렌지를 구분할 수 있다. 그것은 착각이 아니다. 사과와 오렌지는 분명 서로 다른 성질과 특성을 지닌다. 적어도 현실의 어떤 층위에서는 그렇다.

예를 들어, 내가 길을 건널 때, '빠르게 달려오는 버스'와 내가 분명히 구별되는 존재임을 인식한다. 그 순간 나는 그 버스와 '하나'가 되고 싶지 않다. 앞서 언급한 그 평론가 역시 이 대화 안에서는 나와 서로 다른 생각을 가진 개별 존재라는 사실을 인정했다. 우리는 하나가 아니다. 적어도 이 상황의 틀 안에서는.

'일체성'의 체험이 '분리감'의 체험보다 더 깊거나 우월하다는 합리적 근거는 없다. 둘은 단지 서로 다른 방식의 현실 인식일 뿐이다. 각자 나름의 맥락과 유효성을 지니고 있으며, 모두 의미 있다.

동양의 우주론은 의식을 실재의 근원으로 본다. 의식에서 지성, 자아, 육체, 비생명 물질이 차례로 진화한다고 여긴다. 반면 서양의 우주론은 비생명 물질을 실재의 출발점으로 보고, 그로부터 생명, 자아(자기참조), 지성, 의식, 자기 인식이 차례로 진화한다고 본다. 두 관점은 정반대의 방향에서 출발하지만, 모두 세계와 실재를 이해하려는 진지한 시도다.

나는 이 두 관점 중 어느 하나를 옳거나 그르다고 단정할 필요는 없다고 생각한다. 그것들은 단지 서로 다른 렌즈일 뿐이며, 각기 다른 위치와 시야를 가진다. 오히려 이러한 변증법적 태도를 수용하는 것이 더 건강한 접근 아닐까. 우리가 놓인 상황과, 그 속에서 추구하는 목적이나 경험에 따라 세계관과 관점을 유연하게 조율할 수 있다면 말이다.

## ✎ 요가가 육체를 초월하는 것이라는 관점에 대하여

'일체성(Oneness)'이 우리가 추구해야 할 궁극적 실재라는 세계관에서 출발한다면, 요가 역시 결국 육체를 초월하는 길이라고 여기는 건 어쩌면 자연스러운 흐름일지 모른다. 하지만 나는 '육체를 초월하는 것'을 요가의 목표로 삼지 않으며, 그것이 요가의 본질이라고도 믿지 않는다. 오히려 그런 추구는 때로 위험할 수 있다고 느낀다. 실제로 많은 사람들이 그 과정에서 자신을 다양한 방식으로 해치고 있다고 생각한다.

나에게 요가가 '통합'에 관한 것이라면, 그것은 존재의 모든 차원을 아우르는 조화로운 통합을 뜻한다. 당연히 육체도 그 일부다. 나는 많은 수행자들이 자신의 몸과 음식, 성, 그리고 다양한 욕망들을 불편한 장애물처럼 여기고 그것을 초월하려 애쓰는 모습을 자주 본다. 그들은 분노나 욕망처럼 '낮은 것' 혹은 '분리의 속성'이라 여겨지는 감정들 역시 억누르고 거부한다.

하지만 이런 태도야말로 자신이 인간이라는 사실을 부정하는 것이며, 결국 깊은 내적 갈등과 고통을 낳게 된다고 나는 생각한다. 이런 갈등 속에 있는 사람들은 '일체성'이라는 이상적 상태를 구현하려 애쓰면서, 동시에 그와 대비되는 인간적 특성들(분리, 감정, 육체성)을 억압하거나 부정한다.

그러나 심리학자들, 그리고 부처님조차도 오래전부터 말해왔다. 자기 안의 어떤 부분을 억누르거나 부정하려 하면, 그것은 병리적 현상과 심각한 문제로 이어질 수밖에 없다고. 아마도 그래서일까. 이른바 '영적 공동체' 안에서는, 일반 사회라면 용납되지 않을 행동들이 때로는 너그럽게 수용되곤 한다.

내가 걸어온 길은, 나 자신을 '육체 그 자체'로 받아들이는 여정이었다. 나는 살아 숨 쉬는 유기적 존재이며, 그 자체로 삶은 충분히 아름답다. 모든 것이 조화를 이룰 때, 깊은 평화와 기쁨, 생명력이 느껴진다. 내가 때로 물리적 세계를 넘어서는 어떤 체험을 하더라도, 그것은 다시 일상이라는 유기적 현실 속으로 자연스럽게 통합된다. 나는 그런 체험을 따로 떼어 '고차원적'이거나 '우월한' 것으로 구분하지 않는다. 나는 그저, 정교한 신경계를 가진 놀라운 동물일 뿐이다. 나는 이 몸을 최대한 잘 활용해 살아가고 싶다. 그리고 그것을 부정하거나 초월하고 싶지는 않다. 나는 오늘날의 기술 시대가 인류를 그 어느 때보다 현실과 동떨어진 존재로 몰아가고 있다고 믿는다. 그리고 이 현상은, 우리가 지구라는 생명 기반을 급속히 파괴하고 있는 것과도 깊이 연결되어 있다고 생각한다. 육체는 환상이거나 열등하며 초월되어야 할 대상이라는 식의 영적 수행이나 철학은, 지금 우리가 마주한 위기를 해결하는 데 아무런 도움이 되지 않는다.

개인적으로 나는, 자신만의 영적 거품 속에 둥둥 떠다니며 "나는 내 수행 덕분에 다음 생에는 천상계나 브라마의 차원에 태어날 테니, 이 지구가 인간의 자기파괴로 무너지든 말든 상관없다" 라고 믿는 삶이 옳다고 느껴지지 않는다.

나는 '체득'을 실천하고, 그것을 가르치는 데 집중하고자 한다. 내게 거룩한 것이 있다면, 그것은 바로 이 육체이며, 함께 진화해온 지구라는 물리적 행성과의 연결과 관계다. 어쩌면 나는 범신론자일지도 모른다.

지금 이 시대, 인류에게 가장 절실한 영적 '치유제'가 있다면, 그것은 초월이 아니라, 오히려 우리의 몸과 이 땅, 지구라는 물리적 현실로 다시 깊이 들어가는 일이 아닐까. 나는 J.R.R. 톨킨이 진정한 예지자였다고 생각한다. 그의 '엘프들'은 인간이 자신의 잠재력을 충실히 살아갈 때 어떤 존재가 될 수 있는지를 상징적으로 보여주는 존재였다.

### ✎ 판단적 태도에 대하여

내가 글로 다루는 개념들에 대해 일부 사람들이 위협을 느낀다는 사실이 흥미롭다. 사실 어떤 면에서는, 그것이 내가 의도한 바이기도 하다. 사람들의 관점을 흔들고, 스스로 생각해볼 거리나 성찰의 실마리를 건네고 싶었다. 나는 모두가 내 의견에 동의하리라 기대하지 않는다. 오히려 많은 이들이 내 생각에 반박하거나 거부감을 느끼는 것은 자연스럽다고 본다.

그럼에도 나는, 내 아이디어에 대한 논의가 '나라는 사람'이 아니라 '내가 제시한 개념'에 초점을 맞추길 바란다. 몇 페이지의 글만으로 누군가의 존재 전체를 파악할 수는 없지 않은가?

내 생각에 대한 건설적인 비판이나 토론은 언제든 환영이다. 나는 그런 교류를 오히려 즐기는 편이다.

예를 들어, 나는 '판단을 한다'라는 비판을 받은 적이 있다. 맞다, 나는 판단적이다. 그리고 그 점을 부끄러워하지 않는다. 오히려 꽤 자랑스럽게 생각한다.

내가 처음 'judgment'라는 단어를 사전에서 찾아본 정의는 이렇다:

judg·ment

명사

1. 신중하게 결정하거나 이성적인 결론에 도달하는 능력.

요가나 일부 영적 공동체에서는 '비판단'의 태도를 추구해야 한다는 분위기가 유행처럼 퍼져 있다. 하지만 위 사전 정의를 기준으로 보면, 그런 태도는 우리가 신중한 판단과 이성적 분별 자체를 멈추길 바라는 셈이 된다.

나는 실제로, 합리 이전의 상태를 더 고차원적인 의식으로 여기는 영적 구도자들을 많이 보아왔다. 하지만 나는 그런 철학에 동의하지 않는다.

나는 분별력 있게 판단하고 이성적으로 결론에 도달하는 능력을 매우 가치 있게 여긴다. 그리고 내가 존경하는 사람들 역시 이 능력을 중요하게 생각한다.

내 제안은 이렇다. 우리는 '판단하는 능력'을 더 현명하고 적절한 방식으로 훈련시킬 필요가 있다. 이성적이고 숙고에 기반한 판단은 매우 유익하며, 우리는 이를 통해 매일의 선택을 더 지혜롭게 해나갈 수 있다. 우리가 유보해야 할 것은, 감정적이거나 비합리적인 편견에 따른 결정이지, 합리적인 판단 그 자체가 아니다. 그리고 앞서 본 사전 정의에 비추어볼 때, 그런 감정적 반응은 사실 '판단'이라 부를 수조차 없다.

# 자연의 정신

— 2018년 1월 —

정신은 자연이 스스로를 조직하면서 진화하는 과정 속에서 나타나는 현상이다. 어떤 존재도 고립된 섬처럼 따로 떨어져 있을 수 없다. 모든 생명체는 다른 존재들과의 관계 속에서만 존재할 수 있고, 그 관계는 그 존재의 본질을 이루는 일부다.

자연은 살아 있는 지능이다. 끊임없이 움직이고, 변화하고, 진화한다. 한 자리에 머물거나 정지된 상태로 있지 않는다. 자연은 고정된 사물이 아니라, 살아 있고 느끼며 생각하는 존재다. 이 지능은 복잡한 시스템들이 서로 얽혀 만들어내는 패턴 속에서 저절로 드러난다.

영혼, 정신, 자기 인식은 인간에게만 있는 것이 아니다. 자연의 복잡한 자기 조직적 구조 속에서 드러나는 속성들이다. 감지할 수 있고, 실재하며, 구체적인 현상이다. 시스템 안의 시스템으로 겹겹이 얽힌 계층 구조 전체에 걸쳐 존재한다.

그런데 현대 과학은 이걸 환상이라고 치부하고, 종교는 물질과 완전히 분리된 신성한 무언가로만 설명하려고 한다. 둘 다 중요한 걸 놓치고 있다. 이 두 시각은 모두, 인간이 자연과 직접 체감하며 연결되어 있던 관계(몸으로 느끼는 관계)를 잃어버리면서 생겨난 오해다. 사람은 자연이라는 더 큰 생명 시스템 안에서 하나의 관계망으로 존재하는데, 그 사실을 자꾸 잊는다.

자연과 직접 연결된 채 살아가는 이들은 다르게 본다. 그들은 영혼이나 자아가 뭔지를 훨씬 더 정확하게 이해한다. 다른 존재들과의 관계를 몸으로 느끼고 체험하는 그 감각, 바로 그 체험 속에서 현실의 본질이 드러난다.

모든 존재는 하나의 인격이다. 지구 역시 하나의 살아 있는 존재이고, 어떤 이들은 그것을 '가이아(Gaia)'라고 부른다. 산과 강, 숲과 생태계도 그렇다. 때로는 이들을 '자연정령(Nature Spirits)'이라고 부르기도 한다. 이끼나 지의류가 자라는 바위, 쓰러진 나무도 그렇다. 누가 이끼를 올려두거나, 통나무가 이끼를 받아준 게 아니다. 둘은 서로 연결된 관계 속에서 함께 존재하게 된 것이다. 그렇게 함께 만들어진 존재는 정신을 가지고 있다.

자연은 멈추지 않는다. 언제나 앞으로 나아가며, 더 복잡하고 새로운 형태의 존재들을 끊임없이 만들어낸다. 인간 중심의 시야를 벗어나, 비인간 존재들과도 깊이 연결되어 있는 사람들에게는 이 세계가 조금씩 다르게 보인다. 감각을 열고, 들어보고, 느끼고, 연결되어 보면 알 수 있다. 자연은 실제로 말을 걸어온다.

물질은 결코 죽어 있는 게 아니다. 그 안에는 정신과 생명, 마법이 들어 있다. 그 마법은 외부에서 주입된 게 아니라, 물질 자체에서 나온다. 신이나 외부의 초월적 존재가 개입하지 않아도, 자연은 그 자체로 충분히 신비롭고 살아 있다.

이런 관점은 새로운 물질주의, 그리고 새로운 애니미즘이다. 우리가 수많은 존재들 사이에서 함께 살아가고 있다는 인식이다. 이 삶의 방식은 우리가 다시 지속 가능한 삶으로 돌아가게 해준다. 그리고 그것은 하나의 방향이자, 세계를 보는 눈이다.

# 가르침 vs. 설교

진정한 이해와 통합에 이르는 길로서의 실천

— 2018년 12월 —

내가 좋아하는 허구 캐릭터 중 하나는 영화 'The Man from Earth' 시리즈에 나오는 존 올드맨(John Oldman)이다. 두 번째 편에서 그는 종교학 교수로 등장하는데, 14,000년에 걸친 삶을 살아온 인물이다. 오랜 세월 동안 쌓은 통찰과 경험 덕분에 그는 학생들 사이에서 꽤 인기 있는 선생이 된다. 그런데 몇몇 학생이 그의 정체를 눈치채면서, 그가 숨겨온 진실이 서서히 드러난다. 그중 한 학생은 그를 새로운 메시아처럼 여기며 세상에 메시지를 전해달라고 부탁한다. 그때 존이 이렇게 답한다. "나는 선생이지, 설교자가 아니야."

이 말이 오래도록 마음에 남았다. 정보와 통찰을 전달하는 두 방식, '가르침'과 '설교' 사이의 중요한 차이를 간결하게 보여주는 말이기 때문이다. 이 차이는 나 역시 지난 20년 동안 요가를 가르치며 점점 더 깊이 깨닫게 된 부분이다.

요가를 처음 가르치기 시작했을 때, 나는 내가 발견한 진리가 다른 사람들에게도 똑같이 유효할 거라고 생각했다. 그래서 이 진리를 전하려는 열정이 넘쳤고, 어떻게 살아야 하는지, 무엇이 맞고 틀린지를 자주 말하곤 했다. 솔직히 말하면, 그때는 설교를 많이 했다.

내가 생각하는 '설교'는 이런 것이다. 어떤 사람에 대해 내가 더 잘 안다고 가정하고, 그 사람 대신 삶의 결정을 내려주려는 태도. 설교는 요청받지 않은 '권고'를 동반한다. 종교나 정치 신념, 생각이나 감정, 연애 방식, 요가 스타일, 먹는 것, 입는 것, 사는 방식까지, 삶의 아주 구체적인 영역에 개입한다.

젊었을 때, 나는 많은 사람들이 스스로 결정을 내리는 대신 그 권한을 외부의 '권위자'에게 넘기는 모습을 자주 봤다. 의사, 부모, 성직자, 경전, 신, 스승… 형태만 다를 뿐 본질은 같다. 그걸 볼 때마다 놀라움과 답답함이 동시에 밀려왔다. 나는 전문가들의 조언을 참고하긴 했지만, 그들의 말을 무조건 따르지는 않았다. 분석의 오류나 오판이 너무 많았기 때문이다. 결국 내 감각, 내 경험, 내 분별력이 가장 중요한 기준이 되어야 한다는 걸 몸으로 익혀갔다. 내 삶을 결정할 때, 누군가의 말만 듣고 행동한 적은 거의 없었다.

그리고 이 권위 의존에는 여러 가지 부작용이 따라온다는 걸 점점 더 자주 목격하게 됐다. 사람들은 자신의 판단을 잃어버리고, 관계는 왜곡되며, 사회와 문화 전반이 분열되고 파편화된다. 이건 단순한 개인의 문제가 아니라, 지금 우리가 살고 있는 문화의 깊은 병리다. 조엘 크레이머와 다이애나 알스타드는 '구루 보고서(*The Guru Papers*)'에서 이런 현상을 '집단적 사춘기'라고 표현한다. 인류가 진정한 성숙으로 나아가지 못하고, 여전히 누군가에게 '어떻게 살아야 할지' 지시받기를 바라는 상태에 머물러 있다는 뜻이다.

나 역시 이런 상황에 빠지지 않기 위해 비판적 사고와 체득의 태도를 길러왔지만, 되돌아보면 나도 때때로 설교를 했다는 걸 부인할 수 없다. 내 통찰과 경험을 나눈다고 하면서, 그것이 결국 타인의 자율성을 약화시키는 방식이었음을 나중에서야 깨달았다. 내 말이 누군가에게 도움이 되기보다, 또 다른 의존을 낳았을 수도 있다는 사실을 마주했을 때, 나는 큰 전환을 경험하게 된다.

이 전환은 갑자기 찾아온 게 아니었다. 하지만 '구루 보고서'를 읽은 것은 분명한 계기였다. 이 책은 내 사고의 틀을 근본적으로 흔들었고, 곧 내 삶의 방향과 실천 전반에 큰 영향을 미쳤다. 그때를 계기로 나는 오랫동안 나의 정체성이었던 불교적 세계관과도 거리를 두게 됐다. 그리고 어떤 절대적인 진리, 보편적인 도덕 기준, '특별한 통로'를 가진 사람이나 조직, 경전은 존재하지 않는다는 사실을 받아들이게 되었다.

이후 나는 요가 수업뿐 아니라 개인적 관계 속에서도 훨씬 더 조심스럽게 말하고 행동하기 시작했다. 마이솔 스타일 아쉬탕가 요가, 프라나야마, 요가 철학, 불교 사상, 그리고 '체득'을 가르치는 지금의 일들 속에서도 마찬가지다. 무엇보다 설교하지 않기 위해 노력하고 있다.

이제는, 나의 경험을 나눌 때 결정해주는 사람이 아니라, 그 사람이 자기 삶에 대한 감각을 회복하고, 더 깊은 결정을 스스로 내릴 수 있도록 돕는 역할을 지향한다. 교사로서 나는 수련의 기술적인 측면에 집중하며, 내 의견을 사실인 양 전달하지 않으려고 늘 의식한다. 내가 제시하는 방법들은 결국, 자율성과 자기 신뢰를 회복하기 위한 도구일 뿐이다.

외부의 스승이나 경전이 아닌, 지금 이 몸 안에서 경험되는 진실로부터 삶의 방향을 찾아갈 수 있도록. 그게 지금 내가 믿고 따르는 가르침의 방식이다.

내가 말하는 '가르침'이란, 누군가가 자신의 삶에 대해 스스로 충분히 숙고하고 결정할 수 있도록 돕는 일이다. 이를 위해 우리는 함께 기술과 정보를 나눈다.

'가르침'과 '설교'의 중요한 차이 중 하나는, 정보가 수신자의 자기 신뢰(자신의 주관적 감각과 경험, 때로 내가 '동물적 직관' 혹은 '직관적 지능'이라고 부르는 그것)에 어떤 영향을 미치느냐는 점이다. '가르침'을 통해 정보가 전달되면, 수신자의 자기 신뢰가 강화된다. 반면 '설교'는 그 반대의 효과를 낳을 수 있다.

마음을 통제하는 핵심 전략은, 사람이 자신의 주관적 경험을 신뢰하지 못하도록 만드는 것이다. 지각을 믿지 못하게 훈련받은 사람은 결국 자신의 결정도 의심하게 되고, 그 마음은 통제당하기 쉬운 상태가 된다. 이런 방식은 수천 년 동안 권력자들이 써온 고전적인 통제 기술이다.

설교는 이와 비슷한 결과를 가져온다. 설교자의 메시지가 한 사람이 감각적으로 체험한 것과 충돌하면, 그는 내면에서 불협화음을 느끼게 된다. 그 불협을 해결하려면 두 가지 중 하나를 선택해야 한다. 설교자의 말을 거부하거나, 자신의 직관적 경험을 억눌러야 한다.

설령 후자의 선택을 하더라도, 억눌린 체험은 사라지지 않는다. 단지 무의식 속으로 밀려나 있을 뿐이며, 거기서 여전히 영향을 미친다. 이때 자아는 분열되고, 의식적으로 받아들인 메시지와 무의식 속의 주관적 진실 사이에서 지속적인 내적 갈등이 생긴다. 이것이 바로 칼 융(Carl G. Jung)이 말한 '그림자'가 형성되는 방식이다.

흔히 그림자는 우리가 인정하고 싶지 않은 부정적 특성으로만 이해되지만, 실제로는 긍정적이고 건강한 측면들까지 포함한다. 그저 그것들이 가족, 스승, 문화, 종교, 또래 집단으로부터 받은 설교와 일치하지 않기에, 우리는 그것들을 무의식 깊은 곳으로 밀어넣고 억압할 뿐이다.

요가 수행의 주요 목표 중 하나는 '통합'이다. 그렇기에 요가는 자아의 어떤 측면도 분리하거나 거부해서는 안 된다. 특정한 수행이나 설교가 자아의 일부를 불신하게 만든다면, 그것은 요가의 통합을 방해할 뿐이다.

하지만 요가 교사나 사회적 리더들이 가르치기보다 설교하려 들 때, 그들은 오히려 자아의 분열을 심화시키고, 그림자를 더욱 강화하는 결과를 낳는다. 이는 안타깝게도 오늘날의 요가나 영적 공동체에서 자주 목격되는 현상이다. 수행자나 지도자가 마치 이상적인 존재처럼 보이지만, 실제로는 내면의 억압된 감정과 충돌하고 있는 경우를 우리는 종종 본다. 그로 인해 진정성이 사라지고, 대인관계의 왜곡된 양상으로 이어진다.

지식과 이해를 진정으로 내면화하려면, 반드시 '몸으로 느끼는 경험'이 수반되어야 한다. 신체 감각을 기반으로 경험하지 못한 '진리'는 진정한 것이 될 수 없다. 또한 특정 감정만을 선호하고, 다른 감정을 억누르는 방식으로는 결코 통합이 일어나지 않는다.

체득이란, 우리가 신체적으로 감지하는 모든 것을 자각하고, 그 안에 깊이 몰입하는 것이다. 체득된다는 것은 단순히 감각을 경험하는 단계를 넘어, 그것이 되는 것을 뜻한다. 우리는 단절된 관찰자가 아니라, 살아 숨 쉬며 느끼는 주체로 존재해야 한다.

불교 수행에서 흔히 저지르는 오류 중 하나는, 자각이나 의식이 감각이나 느낌의 경험에서 분리될 수 있다고 전제하는 것이다. 불교는 자주 '전쟁'의 은유로 묘사되곤 한다. 감각적 형성(샹카라/삼스카라)은 적이 되고, 의식은 그것과 싸우는 전사가 된다. 나는 수행 경력이 긴 불교도들이 오히려 신체로부터 단절된 삶을 살며, 때로는 깊은 자기혐오를 감추고 있는 모습을 많이 보아왔다. 불교의 이원론적 세계관은 종종 자아를 부정하도록 유도하며, 그 결과 더욱 분열되고 상처 입은 자아를 만들어낸다.

이 점에서 현대 과학도 비슷한 함정에 빠져 있다. 우리는 자연과의 연결성을 부정하고, 자신을 '관찰자'의 위치에 놓는다. 이는 자연과 함께하는 것이 아니라, 자연을 지배하고 싸우는 방식으로 이어졌다. 불교 수행자의 자아 부정은, 오늘날 인간이 지구와 맺고 있는 단절된 관계와 다르지 않다.

설교는 우리가 자신의 감각 기반의 경험을 부정하라고 말한다. 이로 인해 자아는 진실로부터, 진정성으로부터 점점 멀어지고, 분열은 심화된다. 이 단절은 개인의 내면뿐 아니라, 우리가 속한 지구와의 관계 속에서도 반복된다.

사람들은 역사 속 집단 학살이나 반인륜적 범죄에 대해 자주 묻는다. "그들은 어째서 그런 명령을 거부하지 못했을까?"라는 질문. 그 이유는 간단하다. 그들은 '느끼는 것'을 스스로 차단했기 때문이다. 신체적 감각과 자각으로부터 단절되어 있었기에, 명령을 따를 수 있었던 것이다. 실제로 그런 범죄자들과의 인터뷰에서도 이 사실은 확인된다.

오늘날 인간은 외부 세계와의 관계 속에서도 같은 일을 반복하고 있다. 지구라는 생명체를 파괴하는 행위는, 인간을 향한 범죄와 본질적으로 다르지 않다. 문화가 강조하는 '경제 성장' 같은 가치는, 우리로 하여금 파괴의 실제 경험으로부터 자신을 분리하게 만든다.

하지만 만약 누군가가 모든 것을 온전히 느낄 수 있다면, 그는 이 지구의 고통을 자신의 몸 깊숙한 곳에서 감지하게 될 것이다. 그렇게 되면, 그 파괴에 가

담하는 것은 불가능해진다.

'녹색 기술'이나 '지속 가능한 성장'을 말하는 이들조차, 생명 너머의 세계를 여전히 '객관화된 자원'으로 본다. 숲과 생명종, 생태계를 경제적 가치로 환산하는 언어는 인간과 자연의 감각적 관계를 회복하는 데 도움이 되지 않는다. 진정한 치유는 이원적 분리를 해체하고, 살아 있는 지구의 체득된 경험에 주관적으로 참여할 때 가능하다.

과거의 원주민 공동체는 환경과 감각적으로 깊이 연결되어 있었다. 그들은 자신의 환경을 가족처럼 여겼기에, 파괴한다는 개념조차 존재하지 않았다. 우리가 이 지구에서 존중받는 삶을 회복하고자 한다면, 먼저 스스로 살아 있음을 느끼는 체득된 감각과 다시 연결되어야 한다. 그리고 이를 통해 다른 존재들과 감각 기반의 관계를 새롭게 맺어야 한다.

그때서야 우리는 이 생명 시스템 안에서 '어떻게 존재하고 행동해야 하는가'라는 질문에 진심 어린 대답을 할 수 있을 것이다.

실천은 이원론적 함정이 초래하는 분열을 피할 수 있는 하나의 길이다. 살아 있음에 대한 체득된 감각(지금 이 순간, 이 몸 안에서 느껴지는 감정과 지각)은 우리가 접근할 수 있는 가장 가까운 '진리'다. 그 체득된 경험 안에서 느껴지는 모든 것을 거부하지 않고 받아들일 때, 진정한 통합의 과정이 시작된다.

이러한 경험은 오직 지금, 여기에서만 가능하다. 그곳이 바로 우리의 가장 깊은 지능(유기적이며 동물적인, 체득된 지혜)이 깃든 자리다. 어떤 가르침이 진정 살아 있는 진리로 전환되려면, 반드시 이 체득된 수준에서 흡수되고 통합되어야 한다. 지식과 행동이 이 감각 기반의 차원에서 하나로 만날 때, 우리는 보다 온전한 존재 상태에 가까워진다. 진정한 이해와 깊은 통합은, 결국 이 살아 있는 주관적 상태 안에서만 가능하다.

나는 파탄잘리의 야마와 니야마, 또는 불교의 오계를 가르칠 때도, 수련자가 스스로의 체득된 경험을 통해 판단하고 결정할 수 있도록 돕고자 한다. 대부분의 종교나 영적 전통은 '하지 말 것'과 '해야 할 것'을 명령처럼 전달하며, 종종 설교의 형식을 띤다. 예를 들어 '살생하지 말라', '도둑질하지 말라'는 말은 표면적으로 타당해 보이지만, 그것이 체득되지 않은 채 맹목적으로 받아들여질 경우, 오히려 자아의 분열을 초래할 수 있다.

윤리적 가르침은 항상 해석을 수반하며, 그 해석은 해석자의 문화적·철학적 배경에 깊이 뿌리내리고 있다. 겉보기엔 명확해 보이는 '살생하지 말라'는 계율도, 실제 삶에서는 복잡하고 모호한 질문들을 동반한다. 우리는 생명을 유지하기 위해 필연적으로 다른 생명을 소비하고 죽인다. 동물을 먹기 위해 죽이는 일은 정당한가? 식물은 괜찮은가? 미생물은? 나무를 베어 집을 짓고 화장지를 만드는 일은? 이처럼 윤리적 판단의 경계는 자의적일 수 있으며, 누가 그 경계를 정하는가 하는 문제는 매우 중요하다.

그렇다면 우리는 도덕적 판단의 권한을 문화나 경전, 설교자에게 넘겨야 할까? 아니면, 자신의 감각 기반 지능(체득된 지혜)을 통해 스스로 판단해야 할까?

생태철학자 아르네 네스(Arne Naess)는 '지혜의 생태학(The Ecology of Wisdom)'에서 이러한 딜레마를 흥미롭게 풀어낸다. 그는 문화적으로는 '잘못된' 행동이지만, 자신의 감각적 지능은 그것을 원할 때 생기는 내적 갈등을 이야기한다. 갈등 끝에 그는 그 행동을 하지 않기로 결정하며 스스로를 위로한다. "나는 옳은 일을 했으니, 편히 잘 수 있어." 하지만 진정 옳은 일이었을까? 자신의 내면적 진실을 억누른 채, 문화적 윤리를 따랐다는 이유로 그것이 좋은 선택이었다고 말할 수 있을까?

네스는 여기서 '윤리적으로 행동하기'와 '아름답게 행동하기'를 구분한다. 전자는 사회적 윤리를 따르되, 자신의 체득된 지혜는 무시하는 방식이다. 반면 후자는 자신의 감각기반 지혜에 따라 행동하되, 그것이 사회의 윤리 기준에 부합하든 아니든 상관하지 않는다. 결국 우리에게 던져진 질문은 이렇다.

"당신은 윤리적으로 행동했습니까? 그래서 자신의 체득된 지혜의 가르침을 억누르고 부정하는 대가로, 자신이 속한 문화의 설교를 지키는 쪽을 선택했습니까? 아니면 아름답게 행동했습니까? 문화로부터 그 행동에 대한 승인을 받았는지 여부와는 상관없이, 자신의 체득된 지혜를 따랐습니까?"

설교는 사회적 기준이나 문화의 명령을 개인의 주관적 지능보다 우위에 둔다. 반면 가르침은 개인의 체득된 지혜를 사회나 문화의 규범 위에 둔다. 이상적인 상태란, 이 둘이 어느 정도 조화를 이루는 것이다. 하지만 만약 개인의 체득된 지각과 사회적 기준 사이에 심각한 불협이 있다면, 이는 그 사람이 관계 방식에서 근본적인 전환을 해야 함을 시사한다.

이럴 때 우리는 내면의 체득된 지혜와 사회적 기대 사이의 새로운 균형점을 찾아야 한다. 동시에 사회 역시 구성원의 감각적 현실을 더 섬세하게 반영해야 한다. 그래야 설교가 아닌 '가르치는 사회'가 가능해진다.

나는 야마와 니야마를 하나의 '체득의 도구'로 보고 가르친다. 그것들은 누군가의 해석에 따라 일방적으로 설교되어야 할 규칙이 아니다. 오히려 우리 각자가 관계의 맥락 속에서 마주하는 구체적 상황들에 대한 하나의 제안이며, 그때마다 자기 내면에서 무엇이 진실로 느껴지는지를 스스로 인식하고 선택할 수 있어야 한다.

나는 흑백논리나 정답 중심의 윤리보다, 보다 깊고 섬세한 감수성을 통해 체득된 경험이 우리의 판단과 행동을 이끌어가도록 제안한다. 그렇게 할 때, 우리는 자신의 내면과 끊임없이 연결된 상태에서 살아갈 수 있다. 스스로의 감각 기반 지혜를 신뢰하고, 그 피드백을 바탕으로 행동을 조정할 수 있을 때, 비로소 우리는 주체로서 존재하게 된다.

야마와 니야마는 언제나 상황과 맥락 속에서 새롭게 살아나는 살아 있는 가르침이다. 그리고 우리는 그 살아 있는 가르침을, 각자의 몸과 마음을 통해 체득해가야 한다.

결국 '가르침'이란 자아의 여러 층위를 통합하는 일이며, 새로운 지식이 우리의 감각 기반 경험 속에서 주관적 지혜로 소화되도록 돕는 것이다. 이는 자아의 온전함과 권한 회복을 가능하게 하며, 세상과 더 건강하고 조화로운 관계를 맺도록 해준다.

반면 '설교'는 우리의 체득된 느낌과 경험을 억누르고, 자아의 분열을 낳으며, 현대 사회의 비기능적인 구조를 더욱 강화한다. 지금 우리에게 필요한 것은 더 많은 설교가 아니라, 더 살아 있는 가르침이다.

아쉬탕가 요가,
지혜로운 몸,
그 변화의 원리

# 경계에서의 웰빙

아쉬탕가 요가 마이솔 방식으로부터 배우기

— 2019년 3월 —

다음 글은 테네시주 내슈빌의 벨몬트 대학교(Belmont University) 철학과 부교수 앤디 데이비스(Andy Davis)가 제25회 전미 아시아학 발전 프로그램 학술대회에서 발표한 논문의 원고다. 해당 학회의 주제는 '아시아 전통 사상과 실천에서의 웰빙(Wellbeing in Asian Traditions of Thought and Practice)'이었다.

이 논문은 부분적으로, 2018년 11월 앤디가 내가 진행한 마이솔 수업과 프라나야마 강좌에 참여하며 나눈 인터뷰 내용을 바탕으로 작성되었다.

\* \* \* \* \*

## 경계를 소개하며

'웰빙(Wellbeing)'이라는 단어는 흔히 편안함, 안락함, 쾌적함, 만족 같은 감각을 떠올리게 한다. 하지만 이 발표에서는 웰빙을 추구하는 과정이 때로 불편함과 씨름하는 일이 될 수 있음을 이야기해보고자 한다. 웰빙은 지금의 능력과 한계를 시험하는 강도 높은 노력을 요구하기 때문이다.

나는 웰빙이 학습과 어떻게 연결되는지, 학습이 성장을 어떻게 이끌며, 성장이 어떤 방식으로 일정 수준의 불편함과 도전을 수반하는지를 설명해보려 한다. 이를 위해 아쉬탕가 요가의 마이솔 수업 전통에서 교수-학습 방식이 이 불편한 과정을 어떻게 지지하는지를 살펴보고자 한다. 이후 마이솔 수련에서 얻은 통찰을 대학 강의실이라는 또 다른 도전과 위험의 공간에도 적용해보려 한다.

이 논문의 기본 아이디어는 내 요가 교사 이안 그리삭의 몇몇 발언에서 영감을 얻었다. 아쉬탕가 요가의 마이솔 방식에 대해 인터뷰하는 자리에서 그는, 교사의 주된 역할은 학생들이 '자신의 경계'에 도달하도록 돕는 '에너지 그릇'을 만드는 것이라고 말했다.[1] 이 말은 교사가 물리적인 교정을 제공한다는 일반적인 기대와는 다소 대조된다.[2] 그리삭은 학습의 맥락과 환경을 더 넓게 바라보며, 물리적 교정은 단지 수련자가 자신의 경계에 도달하도록 돕는 수많은 방법 중 하나일 뿐이라고 설명했다.

그렇다면 '자신의 경계에 도달한다'는 것은 무슨 의미일까? 요가에서 '경계(Edge)'는 수련자가 신체적으로 감당할 수 있는 한계를 가리킨다. 내가 후굴 자세에서 가능한 만큼 밀어 올리되, 너무 큰 통증은 느끼지 않는 지점까지 간다면, 나는 지금 내 경계에서 수련하고 있는 것이다.

이 설명은 겉보기에는 단순하다. 하지만 같은 자세가 어떤 학생에게는 극도로 도전적인 경험일 수 있고, 다른 학생에게는 비교적 쉽게 수행될 수 있다. 그 학생이 자신의 경계에 도달하려면, 예컨대 카포타사나(Kapotasana)와 같은 더 깊은 후굴 동작이 필요할 수도 있다. 이는 요가 교육이 갖는 본질적인 난점을 보여준다. 사람마다 경계는 서로 다르고, 심지어 같은 사람도 날마다 다른 경계를 경험하기 때문이다. 그렇다면 초보자는 어떻게 자신의 경계에 도달했음을 알아차릴 수 있을까? 그 감각은 어떤 것이며, 어느 정도의 불편함이나 통

---

1. 2018년 11월 9일 기록한 인터뷰 내용 중에서
2. 교정(Adjustment)은 일반적으로 학생의 몸을 특정 자세로 더 깊이 이끌어 넣는 것을 포함한다 (예: 등을 눌러 깊은 전굴 자세로 이끌거나, 앉아서 비트는 자세에서 양손이 엮일 수 있도록 돕는 등)

증이 허용되는 걸까? 우르드바 다누라사나를 하기 위해, 나는 내 몸을 어디까지 밀어붙여야 할까?

요가 수련생은 몸의 한계를 다루는 데 더 많은 경험과 통찰을 가진 요가 교사를 찾는다. 하지만 교사는 수련자의 몸 안으로 들어가 직접 그 감각을 느낄 수 없다. 교사가 파악할 수 있는 것은 수련자의 신체적 반응이나 외부에서 관찰되는 정보에 한정된다. 반면, 한 사람이 몸속에서 감지하는 감각은 전혀 다른 차원의 것이다. 교사이 그 한계의 본질을 대략 파악하고 해결의 실마리를 짐작할 수는 있을지라도, 그 과정을 수련자 대신해 수행해줄 수는 없다. 외부의 압력이나 보조를 통해 자세를 교정받는 것과, 스스로 안에서부터 몸을 밀고 지지해 나가는 일은 본질적으로 다르다.

이 불편한 진실은 교정 중심의 지도 방식에 대해 이안 그리삭이 우려하는 이유이기도 하다. 물리적 교정만으로는 수련자가 자신의 '경계'를 인식하고, 그 지점에서 작업할 수 있는 충분한 도구가 되지 못한다. 수련자가 일정 수준의 신체 자각을 얻게 되면, 자신의 경계를 더 정확하게 인식할 수 있다.

그렇다면 요가 교사의 역할은 도대체 무엇일까? 이 지점에서 다시 한번 그리삭의 제안이 중요해진다. 그는 교사의 역할을 '에너지 그릇(Energetic Container)'을 마련하는 일로 본다. 교사는 진지한 태도, 세밀한 집중, 도덕적 지지, 인내심, 침착함, 그리고 공동체적인 헌신이 깃든 공간을 제공한다. 이는 곧 수련자들이 안심하고 몰입할 수 있는 물리적·심리적 환경을 조성하는 일이다. 이때 교사의 핵심 역할은 무언가를 '행동'하는 것이 아니라, 수련자들이 가능한 경험을 하도록 '허용하고 가능하게 하는' 것이다.

수련자는 자신이 혼자만의 힘으로 수련한 것도, 교사의 도움만으로 이뤄낸 것도 아니라고 느낀다. 오히려 수련은 자신의 몫이되, 그 환경과 관계들 덕분에 가능해졌다고 여길 것이다.

'에너지 그릇'은 다양한 미묘한 요소들이 함께 작용하면서 형성된다. 벽의 색감, 공간에 놓인 구루나 신의 이미지, 교사의 목소리 톤과 몸짓, 복장까지도 모두 그 분위기를 구성한다. 이러한 조건들은 나중에 대학 강의실 환경과도 비교될 수 있을 것이다. 특히 이 개념은 자신을 '말하는 사람'이라기보다는 '듣는 사람'으로 규정하며, 교사의 역할이 정보를 전달하는 것이 아니라 학생이 자기 경계에서 스스로 작업할 수 있도록 돕는 데 있다고 여기는 교사들에게 적절하게 적용된다. 여기서 말하는 '경계'는 단지 신체적 한계를 넘어서 더 넓은 의미를 가진다.

요가 아사나 수련에서 말하는 경계는 단지 몸이 어떤 형태를 취할 수 있는 능력의 한계만이 아니다. 그것은 동시에 수련자가 스스로를 인식하는 방식, 자아의 형태, '나는 누구이며 무엇을 할 수 있는가'라는 자기 이미지의 경계이기도 하다. 예컨대, 오늘 나는 후굴 자세에서 더 나아갈 수 있을 거라고 믿을 수 있다. 나는 의연하고 확신에 찬 마음으로 다리와 팔을 곧게 펴고, 손을 발 가까이까지 움직일 수 있으리라 여긴다. 그러나 막상 수련에 들어가 보면, 오늘은 그게 불가능하다는 걸 깨닫게 된다. 나는 불편함과 탈진이라는 경계에 맞닥뜨린다.

이럴 때 나는 어떻게 반응할까? 좌절하고 억지로 내 몸을 더 밀어붙일까? 아니면 가능한 범위보다 훨씬 적은 수준에서 만족하며 곧장 물러날까? 혹은 지금 드러난 이 한계에 흥미를 가지고, 그 주변을 탐색해볼 수 있을까?

요가 수련의 성격은 바로 이러한 자기 인식과 신체 감각의 상호작용을 어떻게 조율하느냐에 따라 드러난다. 그 상호작용은 전투가 될 수도 있고, 우호적인 대화가 될 수도 있다. 요가 수련은 결국 감각과 상상 사이, 몸과 몸에 대한 관념 사이에서 지속되는 만남을 시도하는 과정이다.

## 감각과 상상

감각과 상상이 만나는 지점을 탐색하는 일은 단지 유연한 자세를 완성하기 위한 것이 아니라, 동물로서 우리가 지닌 가장 근본적인 능력과도 연결된다. 동물이 무언가를 감각할 때(눈, 귀, 피부 등을 통해), 그 감각은 상상 속에 남아 있는 이미지들과 연결된다. 즉, 가까운 과거나 먼 과거의 감각이 현재의 감각과 상상 속에서 다시 만나는 것이다.[1] 예를 들어 어떤 것이 '무거워 보인다'는 느낌은, 과거에 그 물체나 유사한 물체를 들어본 촉각적 경험이 현재의 시각적 감각과 결합하면서 생기는 인식이다. 실제로 '무게'라는 특성은 감각 자체에 존재하지 않지만, 상상의 작용을 통해 현재의 감각 속으로 호출된다. 상상은 언제나 부분적으로만 주어지는 감각의 단서를 수없이 다양한 방식으로 보완하고 완성해 준다. 이 상상의 작용은 대체로 무의식적으로 일어나며, 감각의 흐름과 매끄럽게 통합된다.

이처럼 상상은, 본래는 부재하던 경험의 요소들을 현재로 불러옴으로써 동물이 방향을 잡고 이동할 수 있도록 돕는다.[2] 감각 이미지를 보존하고 재현함으로써, 상상은 동물에게 자기 자신과 주변 세계의 연속성에 대한 직관적인 이해를 제공한다. 움직임이 가능하려면, 몸이 동작을 단계별로 수행하는 동안에도 상상은 그 전체를 하나로 이어야 한다. 동물은 아직 목표에 도달하지 않았더라도, 그것이 여전히 앞에 있다는 믿음을 가지고 있어야 한다. 우리의 웰빙은 상상과 감각, 기억과 현재, 하나의 움직임을 이루는 다양한 부분, 욕망과 또 다른 욕망 사이에서 매일 벌어지는 이 만남을 얼마나 잘 탐색하느냐에 달려 있다.

상상은 때때로 단순한 환상이나 허구적 개념의 원천으로 오해되며, 마땅히 제거되어야 할 것으로 여겨지기도 한다. 일부 요가 이론가들은 고전 인도 철학을 근거로, 요가 수행이 인간 삶의 일반적인 조건을 벗어나 모든 자아 개념(아함카라: ahaṃkāra)과 과거의 습관(삼스카라: saṃskāra)으로부터 '해방되는 것'이라고 설명한다.[3] 만약 인간이 단지 우연히 동물의 육체를 지닌 영적 존재라면, 이런 설명도 이해할 수 있을 것이다. 그러나 우리가 인간을 철저히 '동물

---

1. 여기서 '이미지'는 지금은 없지만 감각적으로 떠오르는 것들을 의미한다. 예를 들면, 소리나 그림처럼 떠오르는 장면, 손끝으로 느껴지는 감각 같은 것들이다.
2. 이런 이유로 아리스토텔레스는, 움직일 수 있는 모든 동물은 반드시 상상, 기억, 욕구를 갖고 있어야 한다고 말한다. 반면 식물이나 산호처럼 움직이지 않는 생물은 상상이나 기억, 욕구 없이 '순수한' 감각만을 가질 수 있다고 본다.
(참고: 아리스토텔레스, 『영혼에 관하여(On the Soul)』 제3권, 제9~11장)
3. 『바가바드 기타』 3장 27절과 『요가 수트라』 2장 15~17절은 이 문제적인 관점을 뒷받침하는 데 사용될 수 있는 대표적인 경전들이지만, 반드시 그런 방식으로 해석해야 하는 것은 아니다.

적인 존재'로 본다면, 기억과 상상, 욕망, 습관은 단순히 제거하거나 버릴 수 있는 것이 아니라 훈련되고 길들여져야 할 대상이 된다. 명상적 몰입이란 물질적 껍질을 벗는 번개의 순간이 아니라, 감각과 상상의 관계를 오랜 시간에 걸쳐 조율하고 다시 배우는 과정임을 시사한다.

대부분의 경우, 감각과 상상은 조화를 이루며 잘 작동한다. 우리가 세상을 경험하는 과정이 순조롭게 느껴질 때는, 상상 속 이미지들이 새롭게 들어오는 감각에 맞춰 구조를 바꿀 필요가 없다. 하지만 삶에서 진정한 변화를 원할 때는, 뿌리부터 달라져야 하며, 세상을 다른 방식으로 느끼고, 다르게 욕망해야 한다.[1] 이러한 변화는 생각만으로는 일어나지 않는다. 건강에 해로운 음식을 먹을 때 느끼는 즐거운 맛과 그에 따르는 감각, 기억은 단지 머리로 생각한다고 쉽게 바뀌지 않는다. 그러나 자신을 어떤 경계, 한계, 혹은 인식의 위기 지점으로 데려가면, 우리는 더 이상 기존의 이미지에만 의존하지 않게 되고, 새로운 감각들을 받아들일 준비가 된다. 이 새로운 감각은 곧 상상의 목록에 추가된다. 낯선 환경에서 습관을 바꾸기 쉬운 이유도 여기에 있다. 경계에 도달했을 때, 우리는 감각과 그것을 둘러싼 이미지 사이에 새로운 관계를 형성하게 된다. 그래서 헌신적으로 요가 수련을 하는 사람들 중에는, 별다른 의지나 노력 없이도 식습관, 수면, 위생 습관 등이 급격히 변화하는 경우가 종종 있다. 이는 단지 자신이 자신의 경계에 더욱 집중하게 되었기 때문이다.

이처럼 경계를 찾고, 그 경계에서 작업하는 일은 극단적인 도전을 즐기는 소수의 사람들만의 일이 아니다. 오히려 이것은 모든 사람에게 필요한 웰빙의 정의에 가깝다. 건강하게 산다는 것은 변화하는 환경에 민감하게 반응하고, 추구할 것과 피해야 할 것을 분별할 수 있는 능력을 의미한다. 우리가 감각의 새로운 면을 주의 깊게 받아들이지 않고, 예상과 어긋난 경험을 거부하거나 무시한다면, 삶은 점점 둔하고 기계적이며 무감각해질 것이다. 상상과 기억에만 의존

---

1. 아리스토텔레스는 「니코마코스 윤리학」 제7권 3장(1147 a25–1147 b5)에서 이와 비슷한 내용을 암시한다.

하게 되면, 몸에 대한 우리의 인식은 환상으로 고착되고, 실제 경험과는 멀어지게 된다. 어떤 사람은 여전히 자신이 10년 전처럼 달리거나 점프할 수 있다고 상상할 수도 있다. 또는 정반대로, 그는 의자에서 일어나는 일조차 고통스럽다고 느낄 수도 있다. 그러나 연습을 통해 그의 몸은 실제로 훨씬 더 많은 것을 해낼 수 있다.

마이솔 방식의 아쉬탕가 요가는 일주일에 여섯 번, 상당한 강도의 수련을 요구하는 방식이다. 이 방식에 성실히 임하는 수련자들은 끊임없이 '내가 누구인지'에 대한 이미지와 감각을 갱신하며 살아간다. 자기 능력의 경계에서 수행하는 일상적인 명상적 움직임 없이 살아가게 되면, 우리는 자신의 몸에 대한 오래된 이미지 속에 머무르게 된다. 마찬가지로 지속적이고 의식적인 자기 탐구와 배움이 없다면, 자기 자신에 대해서도 낡은 인식에 갇혀 살아가게 된다.

마이솔 방식의 요가 수련은 이러한 경계에서의 작업을 강력하면서도 지속 가능한 방식으로 가능하게 해준다. 이 학습 환경이 효과적인 이유를 면밀히 분석하고 성찰한다면, 우리는 이 방식의 통찰을 다른 배움의 장에도 적용해볼 수 있을 것이다.

## 아쉬탕가 요가의 마이솔 방식

아쉬탕가 요가의 마이솔은 K. 파타비 조이스(K. Pattabhi Jois)가 전수한 요가 수련 전통을 일컫는 명칭이다.[1] 이 이름은 이 수련법이 인도 카르나타카주의 도시 마이솔(Mysore)에서 발전한 데서 유래했다. 아쉬탕가 요가에는 몇 가지 주목할 만한 특징이 있다. 첫째, 아쉬탕가 수련은 매번 동일한 순서로 진행되는 고정된 시퀀스의 아사나(asana: 자세)들로 구성된다. 둘째, 각 자세는 빈야사(vinyasa)라 불리는 유기적인 전환 동작을 통해 서로 연결된다. 셋째, 수

---

1. 조이스(Jois)의 수련법을 설명한 공식 출간 문헌은 그의 저서 『요가 말라(Yoga Mala)』다. 이 수련법은 조이스의 스승인 T. 크리슈나마차리아(T. Krishnamacharya)가 1930~40년대에 조이스에게 가르쳤던 방식에 기반한 것으로 보인다(참고: 싱글턴, 『요가 바디』, p.176). 이후 크리슈나마차리아는 또 다른 방식들로 가르침을 이어갔다(참고: 데시카차르, 『요가의 마음(The Heart of Yoga)』, pp.28-29).

련자는 각 자세에서 호흡의 흐름, 내적 에너지의 조절(반다: bandha), 시선의 위치(drishti)에 세심한 주의를 기울여야 한다. 마지막으로, 이 수련은 일요일과 보름, 초하룻날을 제외하고는 매일 실천하는 것을 원칙으로 삼는다. 이러한 지침들이 어우러지며, 마이솔 스타일의 아쉬탕가 요가는 강한 신체적 집중력을 요구하면서도 깊은 내면의 몰입을 가능하게 하는 명상적인 아사나 수련으로 자리매김하게 되었다.

　마이솔 수업은 일반적인 요가 수업과는 형태가 사뭇 다르다. 이 방식에서는 각 수련자가 자신의 속도와 숙련도에 맞춰 독립적으로 수련하고, 시퀀스를 숙지한 교사가 이를 관찰한다. 한 수련자는 프라이머리 시리즈를, 다른 수련자는 그 시리즈의 절반만을, 또 다른 수련자는 인터미디어트 시리즈를 수행할 수 있다. 이처럼 프라이머리, 인터미디어트, 어드밴스드 시리즈 등은 정해진 순서대로 구성되어 있으며, 수련자는 이전 자세에서 일정 수준 이상의 숙련도를 보이면 그다음 자세를 배울 수 있다. 보통 개인 수련 시간은 1~2시간 정도다.

　수련이 진행되는 동안 교사는 공간을 돌아다니며 수련자들의 자세를 관찰하고, 필요할 경우 신체 위치나 움직임에 대해 짧은 언어적 지침을 제공하거나, 직접 손으로 자세를 조정해주기도 한다. 앞서 언급했듯이, 이안 그리삭은 물리적인 교정은 최소한으로 이뤄져야 한다고 강조한다. 그는 "숙련된 교사는 수련자가 어디로 가야 하는지를 이해하도록 돕기 위해 꼭 필요한 최소한의 입력만 제공하고, 나머지는 스스로 탐색하게 해야 한다"고 말한다. 이어 그는 "이 방식은 학생들에게 강력하면서도 안정적이고 통합된 결과를 이끌어내며, 장기적으로는 더 큰 힘과 자신감, 역량을 길러준다"고 덧붙인다.[1] 이러한 교육 철학은 마이솔 방식에 내재된 자율성과 독립성을 더욱 강화한다. 이 방식에서는 보통 스스로 수행하기 매우 어려운 동작들(예: 서서 뒤로 넘어가며 후굴 자세를 연습하는 것)에서만 교사의 개입이 이루어진다.

---

1. 3장 "거기까지만 하렴."을 참고

마이솔 수련법에서 특히 주목할 만한 점은 '정해진 구조'와 '개인의 자율성'이 절묘하게 조화를 이룬다는 것이다. 자세의 순서가 미리 정해져 있기 때문에 수련자는 교사의 지시 없이도 매일 샬라에 와서 곧바로 수련을 시작할 수 있다. 반면, 일반적인 요가 수업에서는 교사가 매 수업마다 새로운 흐름을 구성하고, 수련자는 이를 처음 접하면서 따라가야 하기에 교사에게 의존할 수밖에 없다. 마이솔 방식은 이러한 권위를 교사로부터 시퀀스 자체로 이양한다. 수련자는 교사의 의도를 해석하거나 통찰을 얻으려 애쓰기보다는, 이미 주어진 시퀀스를 자기 경험을 통해 점차 깊이 있게 익혀나간다. 때로는 교사의 손을 빌릴 수도 있지만, 대부분의 시간 동안 수련자는 자기 힘으로 자신의 수련을 이어간다.

## 경계를 끌어내기

마이솔 방식은 자신의 경계를 발견하고 그 경계에서 수련하고자 하는 사람에게 여러 가지 뚜렷한 이점을 제공한다.

매일 같은 시퀀스를 수련하는 것은 여러모로 유익하다. 인간의 몸은 태어날 때부터 반복되는 움직임을 통해 형태가 만들어지기 시작한다. 유아가 서고 걷는 방식이 척추의 구조를 형성하고, 성인이 스마트폰을 보며 구부정한 자세를 지속할 때 어깨와 머리가 앞으로 굽는 모습, 우리가 웃거나 찡그릴 때 얼굴에 주름이 생기는 과정 모두가 그렇다. 반복되는 움직임은 몸의 형태를 만들어낸다. 그리고 이미 몸을 그렇게 만들어낸 반복이야말로, 그것을 다시 재구성하는 가장 효과적인 방식이 될 수 있다. 수십 년 동안(그리고 지금도) 철학책을 읽느라 구부정하게 앉아 있었던 자세를 되돌리기 위해서는, 얼마나 많은 후굴 자세가 필요할지 상상해보라.

반복적인 움직임은 수련자가 변화와 편차를 감지하고 비교할 수 있는 일종의 기준점도 제공한다. 매일의 수련에서 감각에 주의를 기울임으로써, 수련자는 자신의 내면에서 나타나는 미세한 차이를 구분하는 법을 배운다. 만약 수련이 매번 다른 조건에서 이루어진다면, 이러한 감각의 패턴이나 변화를 인식하기는 훨씬 더 어려울 것이다. 고정된 시퀀스를 반복함으로써 몸의 변화를 관찰하는 감각이 길러지고, 자기 관찰 능력이 향상된다. 이는 자기 주도적 학습을 가능하게 하는 중요한 전제 조건이다.

마이솔 방식의 또 하나의 장점은, 수련 지침이 매우 구체적이고 추상적인 개념화가 거의 없다는 점이다. 수련실 안에서는 언어적 지시가 최소화되며, 대부분 신체의 주요한 움직임에만 초점이 맞춰진다. 특정 자세를 어떻게 하면 '완벽하게' 수행할 수 있는지에 대한 설명은 거의 없고, 자세에 대칭이나 기하학적 기준 같은 외적인 평가 기준이 적용되는 일도 드물다. 이러한 외부 기준은 몸에 대해 '이래야 한다'는 상상 속 이상적인 형태를 강요하는 경향이 있기 때문이다. 수련자가 열성적인 교사의 지침을 충실히 따를 경우 특정 목표에는 도달할 수 있을지 모르지만, 그 과정에서 감각에 대한 민감성이 무뎌지거나, 조직을 과도하게 늘려 부상을 유발할 위험도 있다. 교사의 설명에 기반해 이상적인 이미지만 좇게 되면, 자신의 몸이 실제로 보내는 신호를 무시하기 쉬워진다. 그러나 수련자의 몸이 무엇을 느끼고 있는지는 그 누구도 대신 감지할 수 없다. 그렇기 때문에 어느 지점에서 긴장을 유지하고, 어디서 이완해야 할지를 타인이 정확히 판단할 수는 없다. 다른 사람의 설명에 지나치게 의존할수록, 자기 감각과 멀어지고, 그만큼 스스로를 다치게 할 가능성도 커진다.[1]

물론 아쉬탕가 요가 수련에서는 호흡이 중요함을 강조한다. 빈야사 시퀀스는 들숨과 날숨이 쌍을 이루도록 설계되어 있다. 들숨과 함께 수련자는 한 자세로 이동하고(대개는 척추를 뻗는 동작), 날숨과 함께 다음 자세로 전환한다(대개는 척추를 구부리는 동작). 마이솔 수련실에서는 수련자가 자신의 속도에 맞춰 호흡과 함께 자유롭게 수련할 수 있다. 정적인 상태에 머무를 때에도 보통 다섯 번의 호흡을 유지하며, 이 시점에는 이미 신체의 움직임과 호흡의 흐름 사이에 자연스러운 연결이 이루어져 있다. 겉으로는 정지된 듯 보이는 자세라도, 더 깊

---

1. 「가르침 vs. 설교: 진정한 이해와 통합에 이르는 길로서의 실천」 장을 참고.

고 미묘한 차원에서는 호흡과 함께 끊임없이 변화하고 있는 것이다.[1] 들숨은 확장되고 풀어지는 감각을, 날숨은 안정되고 가라앉는 감각을 동반할 수 있다. 호흡의 주기는 자세를 조금씩 빚어내며 신체 안의 새로운 공간을 만들어낸다. 이 지점에서 호흡은 수련자의 '경계'에서 작용하며, 수련 전반에 걸쳐 새로운 지점을 탐색하게 된다. 호흡은 의식적인 행위와 무의식적인 생리적 과정 사이를 잇는 본질적인 자기 움직임이다. 우리는 호흡을 조절하면서도 완전히 통제할 수는 없다. 이는 마치 우리가 살아 있다는 사실을 의식적으로 유지할 수 없듯, 동시에 통제하지도 못하는 것과 같다. 아쉬탕가 요가 수련에서 호흡은 개척자가 되어 경계를 탐험하고, 육체와 수련자는 그 호흡을 따라간다.

호흡은 신경계의 작용과도 깊이 연결되어 있다. 호흡을 섬세하게 다루는 수련은 신경계에 대한 인식을 높이고, 그 과정에서 드러나는 흥분 상태와 이완 상태를 더 잘 감지하게 해준다. 이렇게 호흡은 상상 속의 신체 이미지와 실제 감각을 이어주는 다리 역할을 한다. 수련자가 갖는 몸에 대한 인식은 반복된 과자극이나 과소자극에 의해 쉽게 왜곡된다. 지나치게 흥분된 신경계는 감각 자극에 둔감해질 수 있고, 반대로 무기력한 신경계는 감각에 과민하게 반응할 수 있다. 그러나 호흡을 통해 신경계의 자극을 균형 있게 조절할 수 있다면, 우리는 지금 이 순간의 감각에 대해 이전과는 다른 태도를 가질 수 있다. 그것은 불안이나 우울 같은 자동 반응에 휘말리지 않고, 보다 균형 잡힌 방식으로 감각을 받아들이는 태도다.

신체를 격렬하게 움직이면서도 부드럽고 무리 없는 호흡을 유지하는 것은 쉬운 일이 아니다. 그러나 연습을 거듭하면 가능하다. 신체는 점차 심폐 지구력을 갖추게 되고, 수련자는 자세가 불편하거나 불가능하게 느껴질 때에도 당황하거나 숨을 헐떡이지 않고 차분하게 호흡할 수 있게 된다. 도전적인 시퀀스를 따라가며 느리고 고른 호흡을 유지하는 동안, 수련자는 차분하고 집중된 마음 상태

1. 이 통찰은 2018년 11월에 열린 프라나야마 워크숍에서 이안 그리삭(Iain Grysak)이 한 발언을 바탕으로 한다..

를 유지하는 법을 익히게 된다. 이 상태에서는 몸의 감각을 더 명확하게 인식할 수 있고, 그것은 두려움이나 야망으로 왜곡되지 않는다. 이렇게 호흡에 집중하는 것은 감정의 혼란이나 외부 자극을 꿰뚫고 나아가게 하며, 어디에서 멈춰야 하는지를 스스로 인식하게 해준다.

마이솔 방식의 또 다른 중요한 이점은 교사와 수련자 간의 일대일 상호작용에 있다. 일반적인 요가 수업에서는 한 교사가 여러 수련자에게 동일한 지시를 내린다. 그러나 각자의 신체는 모두 다르다. 마이솔 수련실에서는 각 교사-수련자 간의 상호작용이 개별적으로 이루어진다. 그 결과, 지시는 지금 이 순간 특정한 몸을 위한 구체적인 소통이 되며, 즉각적이고 실제적인 의미를 갖는다. 이 과정에서 이론은 거의 개입되지 않는다. 교사의 조정이나 언어적 안내는 지식 전달이 아니라 '주의의 환기' 역할을 한다. 교사가 가볍게 몸에 손을 대거나 작은 수정을 제안할 때, 수련자는 스스로 자세의 정렬이나 긴장을 놓치고 있었다는 사실을 자각하게 된다. 주의가 흐트러지면 몸도 흐트러지게 되며, 이는 몸에 대한 관념과 실제 감각 사이의 간극이 벌어졌다는 신호일 수 있다. 이는 수련 외의 삶에서도 자신을 무심히 다루는 방식과 연결된다. 매일 반복적으로 이런 주의의 이탈을 마주하다 보면, 점차 그 간격이 줄어들고 집중력은 향상된다.

집중이 존재하는 순간, 감각과 상상은 일어나는 경험의 최전선에서 함께 작동한다. 집중된 수련자는 감각 하나하나를 추상적인 기준이 아닌, 현재의 동작과 흐름 속 맥락에서 받아들인다. 따라서 집중은 능력의 한계점, 즉 '경계'에서 가장 강하게 발현된다. 이 경계에서 감각 하나하나가 더 큰 의미를 지니고, 그때그때 내리는 결정이 곧바로 수련 중 또는 이후의 결과로 이어진다. 경계에서 수련자는 떠오르는 감각을 따라가며, 자기 자신에 대한 더 깊은 이해로 나아간다.

시간이 흐르면서 수련자는 특정 신체 부위나 행동에 대해 자신이 반복적으로 주의를 회피하고 있었음을 인식하게 된다. 반복된 동작과 조정을 통해 수련자는 자신의 '어두운 영역'이나 '맹점', 즉 습관적으로 피하고 있던 모든 지점들을 추적하게 된다. 수련은 이 습관들을 하나의 지도로 드러내며, 그 지도 속에는 수련자가 평소 선택해온 태도와 가치들이 담겨 있다. 이것은 우리가 겉으로 말하는 가치("나는 스트레스를 받지 않아", "나는 친절하고 자비로워", "나는 분노나 두려움을 억누르고 있지 않아" 등)가 아니라, 실제로 매일 몸으로 살아내고 있는, 몸이 들려주는 이야기다.

## 불편함과 웰빙

매일 마이솔 방식으로 수련하는 것은 상당히 강도가 높은 훈련이다. 이는 신체에 지속적이고 체계적인 요구를 가한다. 몸이 수련에 더 잘 적응하도록 재구조화되기 시작하면서, 수련자는 종종 통증이나 뻣뻣함, 때로는 가벼운 염좌 같은 증상을 겪기도 한다. 하지만 이는 수련을 멈춰야 할 경고가 아니라, 오히려 긍정적인 신호로 볼 수 있다. 이런 불편함은 수련자가 현재 자신의 한계에 도달해 있으며, 몸이 스스로와 새로운 관계를 맺고 있다는 표시이기도 하다.

요가의 목적이 '기분 좋게' 하기 위한 것이라고 당연하게 여겨지는 경우가 많다. 요가는 흔히 균형을 잡아주고, 중심을 되찾게 하며, 마음을 진정시키는 운동으로 소개된다. 하지만 사실 아사나 수행의 목적은 꼭 기분을 좋게 만드는 데 있는 것이 아니라, 더 깊이 자각하는 데 있다. 단순히 '기분 좋게'가 아니라, '더욱 깊이' 느껴보는 것이다. 아사나 수련은 고통, 분노, 긴장, 의심, 자만심, 수치심, 강인함, 안정감, 부드러움, 균형감, 불안, 우울, 불편함 등, 몸과 마음 깊은 곳에서 올라오는 다양한 감정과 상태들을 민감하게 자각하는 데 매우 강력한 도구가 될 수 있다. 이 길은 쉽지 않다. 누구에게나 어렵다. 수련이 드러내는 진실은 종종 좌절, 절망, 두려움, 혹은 혼란으로 다가온다. 결국 요가 수련은 매일 자신의 한계와 마주하고, 불가능해 보이는 것(그리고 실제로 그렇게 느껴지는 것)에 조금씩 다가가는 일이다. 수련이 진정한 변화의 길이 되려면, 과거의 나를 놓아주어야 한다. 다시 태어남을 위한 자기 소멸은 결코 쉽거나 즐거운 일이 아니다. 하지만, 자신을 이해하는 것이 심신의 습관에 무지한 채로 살아가는 것보다는 낫다.

아쉬탕가 요가는 일관성을 유지하면서도 다양한 방식으로 신체를 자극하기 때문에, 체화된 경험을 매일 점검할 수 있는 신뢰할 만한 기준이 되어준다. 이러한 명확한 기준이 없다면, 우리는 몸과 마음을 단지 기분이나 생각, 혹은 실체 없는 이미지에 따라 인식하게 된다. 인간은 흔히 이런 방식으로 자신을 속인다. 모든 것이 괜찮다고 믿으며 살아가다가, 어느 날 갑자기 억눌린 분노가 폭발하기도 한다. 혹은 누군가를 사랑한다고 말하면서도, 오랜 세월 동안 진짜 자신을 드러내지 않은 채 살아오기도 한다. 사회적 인정을 받기 위한 선택을 하면서도, 그것이 자신에게 얼마나 깊은 불편함을 주고 있는지는 자각하지 못한다. 익숙함을 택하고, 그 너머에 있을 수 있는 진정한 행복의 가능성은 외면한다. 이러한 삶에서 벗어나기 위해서는, 자신의 가능성의 경계에서 방향을 탐색하는 연습이 필요하다. 자기 주도적이며 자기 감각에 기반한 실천 없이는, 우리는 자기 자신을 이해하지 못한 채 머무르게 되고, 떠오르는 감정 앞에서 준비되지 않은 상태로 남게 된다.

반면, 일상적인 수련을 실천한다면 그날그날 몸에 깃든 삶의 감각을 면밀히 살필 수 있다. 자신에 대한 부정적인 감정, 뻣뻣함, 긴장된 부위와 마주하고, 불편함 속에서도 관찰하고 인내하는 연습을 하게 된다. 이러한 자각은 수행 이후의 일상으로도 이어질 수 있다. 요가가 개인의 변화와 웰빙에 어떤 영향을 주는지를 명확히 평가하기는 어렵다. 수행 중 발견한 통찰을 수련자가 어떻게 받아들이고 활용하느냐에 따라 그 결과는 달라지기 때문이다. 그러나 수행이 자기 주도적이고 자기 적용적인 방식일수록, 자기 성찰의 습관은 더 깊이 뿌리내리게 된다.

이 수련은 결코 고립된 자기 몰입이 아니다. 마이솔 수련실에서는 수행이 자기 주도적으로 이루어지지만, 동시에 교사의 관찰 속에서 진행된다. 이 공간은 통찰이 자라나는 인큐베이터가 되는 동시에, 그 통찰을 실천하도록 상기시켜주는 공간이기도 하다. 교사가 말로만 설명할 때, 학생은 자신의 방식으로 통찰을 발견할 기회를 놓치기 쉽다. 흥미를 잃거나, 의무감에 의해 수련하게 되기 때문이다. 반대로, 교사 없이 혼자 수련할 때에는 일관성과 규율을 유지할 동력이 약해질 수 있다. 통증이나 피로를 핑계로 수련을 미루게 되고, 수련에 대한 신뢰는 흔들릴 수 있다.

여기서 우리는 '고통'의 문제와 마주하게 된다. 작은 불편함부터 만성적인 통증, 조직의 손상까지, 고통은 가장 통찰력 있는 수련자에게조차 장애물이며 수수께끼다. 동물은 본능적으로 고통에서 물러난다. 이는 생존을 위한 자연스러운 반응이다. 그러나 자기 이해나 진정한 웰빙을 추구하는 과정에서는, 고통을 피하려는 반응이 오히려 방해가 될 수 있다. 때로는 고통과 함께 머무는 것이 필요하다. 고통이 항상 해로움을 의미하는 것은 아니다. 우리는 종종 그렇게 해석하지만, 실제로는 반드시 그렇지 않다. 한편으로는 '내 몸이 내 스승'이어야 하지만, 다른 한편으로는 몸 역시 고유한 편견을 갖고 있다. 이미 많은 고통을 경험한 몸은, 경계에 다다를 때 혼란에 빠지기도 한다. 그런 길을 먼저 지나온 교사는, 그 혼란 속에서 길을 찾을 수 있도록 도와주는 역할을 한다. 우리가 몸의 신호를 정확히 인식하지 못할 때, 그 인식을 중재해주는 존재가 되어준다.

## 경계에서의 배움

마이솔 수업과 그 수련 방식을 살펴보면, 몇 가지 일반적인 결론에 도달하게 된다. 학습 환경은 학생들이 스스로의 경계, 즉 각자의 한계를 찾아갈 수 있도록 돕는 역할을 해야 하며, 교사가 미리 설정한 추상적 목표를 강요해서는 안 된다. 이를 위해서는 일관성과 도전, 성찰과 독립성을 키울 수 있는 환경이 필요하다.

이러한 요소들은 현대 대학의 교양 과목에서도 충분히 적용 가능하며, 학생들이 현재 자신의 능력 한계에 도달할 수 있도록 이끌 수 있다. 예를 들어, 수업 토론이나 세미나는 다양한 수준의 학생들이 각자의 방식으로 의미 있게 참여할 수 있는 유연한 환경을 제공한다. 반면, 일반적인 강의는 교수의 사고방식과 유사한 접근을 택한 학생에게만 유리하게 작동한다. 잘 구성된 세미나는 독자이자 사상가, 발표자로서 학생 스스로의 역량과 한계를 시험해 볼 수 있는 기회를 제공한다.

마이솔 수련실처럼, 일관성 있는 학습 환경은 학생들이 수업을 위한 준비를 제대로 할 수 있게 한다. 교사의 즉흥적 변화에 따라 수업이 좌우되면, 학생은 어떤 준비가 유의미한지 알 수 없고 결국 준비 자체를 포기하게 된다. 수업의 일관성이 무너지면, 학생은 학습의 흐름을 스스로 조율할 수 없고, 교사의 통제 아래 놓였다고 느끼게 된다. 동시에, 교사는 학생들에게 도전의 여지를 제공할 수 있어야 한다. 교사가 쉽게 만족하거나 예상 가능한 대답에 안주하면, 학생들은 더 깊이 탐구하려는 동기를 잃는다.

성찰이 일어나는 세미나는 침묵이 자연스럽게 허용되는 분위기 속에서 가능하다. 교사가 침묵을 불안해하며 말로 메우려 한다면, 교실은 아이디어를 발견하고 실험하는 공간이 아니라, 이미 준비된 생각을 반복하는 장소로 전락할 수 있다. 마지막으로, 교실에서 독립성이 발현되려면, 교사가 미리 정해놓은 정답이나 의제를 따르지 않아도 된다는 분위기가 필요하다. 학생들은 자신의 결정과 기여가 매일 수업의 질에 영향을 미친다는 사실을 인식하면서, 자연스럽게 책임감과 독립성을 키워 나간다.

이 모든 내용이 다소 '공식'처럼 들릴 수도 있지만, 흔히 간과되는 전제들을 넘어서는 데 도움이 될 수 있다. 요가 교육이든 교양 교육이든, 교육을 교사로부터 학생에게 지식을 '전달'하는 방식으로만 보는 경향이 여전히 지배적이다. 그러나 교육은 진정한 자기 탐구를 촉진하고, 전인적 웰빙을 향한 내면의 여정을 가능하게 하는 '촉매'여야 한다. 학생들은 어떤 주제를 추상적으로 배우지 않는다. 이미 알고 믿고 있는 것들과의 구체적인 관계 속에서 배운다. 그렇기 때문에, 배운 내용을 자신의 몸과 삶에 통합하는 데 있어 학생 스스로가 교사보다 더 유리한 위치에 있을 수 있다. 교사는 특정 기술이나 책에 대해 더 많은 전문성을 가질 수는 있지만, 그 기술이 내 몸과 어떻게 연결되는지, 그 책이 내 삶과 어떤 관계를 맺는지는 나만이 알 수 있다.

한계에서 배운다는 것은, 결국 교사와 학생 모두가 혼란을 견딜 수 있어야 한다는 의미다. 익숙한 영역의 경계를 밀어붙일수록 우리는 필연적으로 방향 감각을 잃게 된다. 따라서 경계에서의 교육은 신뢰를 필요로 한다. 학생은 일시적으로 뒤로 물러나는 길이 결국 다시 앞으로 나아가는 길로 이어질 것임을 믿어야 하고, 교사 또한 학생과 함께 한계를 탐색하며, 때로는 함께 물러설 줄 알아야 한다. 방향을 잃는 순간이 반드시 절망으로 이어지는 것은 아니라는 점을, 교사는 자신의 태도를 통해 보여줄 수 있어야 한다. 아쉬탕가 요가 교육에서 이러한 신뢰의 필요성을 가장 잘 보여주는 장면은, 학생이 이미 터득했다고 믿는 자세에서 교사가 진도를 멈추게 할 때다. 시간이 흐른 뒤, 학생은 자신이 간과했던 지점에서 다시 한계를 발견할 수 있도록 도와준 이 멈춤이 얼마나 의미 있었는지 깨닫게 될지도 모른다. 마찬가지로 세미나에서는 종종 어디로 이어질지 알 수 없는 대화의 곁길들이 생기곤 한다. 하지만 집단적인 신뢰와 미지에 대한 감수성을 가지고 그 곁길을 따라가다 보면, 전혀 예상하지 못한 곳에서 새로운 통찰을 마주하게 된다.

이 두 접근 모두, 진정한 통찰은 사람이 사전에 머릿속으로 정리하고 표현할 수 있는 능력을 초월한다는 믿음에 뿌리를 두고 있다. 경계에서 웰빙을 추구한다는 것은, 자아에 대한 집착을 느슨하게 풀고, 예상치 못한 자아, 아직 형성되지 않은 자아가 드러날 수 있는 공간을 마련해 주는 일이다. 이런 방식으로 웰빙을 추구할 때, 자아는 더 이상 정적인 이미지나 환상이 아니다. 나는 나 자신의 작업이 된다.1 이 작업 속에서 몸과 삶은 분리되지 않으며, 자아와 웰빙 또한 더 이상 나뉘지 않는다.

감사의 말: 이 글을 준비하며 큰 영감을 준 이안 그리삭과 그의 발리 우붓 'Spacious Yoga' 공간에 깊이 감사한다. 글의 여러 제안을 아낌없이 주고 폭

---

1. '무엇이 되는 것(to-be-something)'은 수동적으로 물려받는 것이 아니라 능동적인 행위라는 통찰은 아리스토텔레스의 『자연학(Physics)』과 『형이상학(Metaphysics)』, 특히 『형이상학』 제9권(Metaphysics Theta)에서 탐구될 수 있다. 이와 관련된 최근의 유익한 해석으로는 아리예 코스만(Aryeh Kosman)의 『존재의 활동(The Activity of Being)』과 조너선 비어(Jonathan Beere)의 『행함과 존재(Doing and Being)』가 있다.

넓은 수정 작업을 함께해준 엘리자베스 헤이틀만칙(Elizabeth Hejtmancik)
에게도 고마움을 전한다.

앤디 데이비스
미국 테네시주 내슈빌, 벨몬트 대학교
철학과 부교수

# 반다의 나무

몸으로 지구와 연결되어 움직이기

— 2019년 6월 —

내가 진행하는 몰입 프로그램과 프라나야마 과정에서 숨과 반다(bandha)를 주제로 다룰 때, 나는 먼저 세 가지 층의 내적 감각과 경험에 대해 설명하며 이야기를 시작하곤 한다. 이 세 층은 바로 몸, 숨, 반다다. 우리는 연습 중 이세 층 각각에 주의를 기울이고, 그 안에서 감각하고 움직일 수 있다. 하지만 이들은 서로 기능적으로 얽혀 있으며 독립적인 것이 아니라, 자세와 움직임의 전체 경험을 구성하는 통합된 요소들이다. 따라서 이들을 따로따로 보기보다는, 동일한 경험을 바라보는 서로 다른 관점이자 렌즈로 이해하는 것이 더 적절하다.

각각의 아사나와 움직임 패턴은, 우리가 몸을 그 안으로 빚어 넣으려 시도하게 되는 하나의 '틀'로 볼 수 있다. 뒤로 젖히기, 앞으로 굽히기, 비틀기, 거꾸로서기 같은 자세들은 각각 고유한 형태를 지닌다. 움직임에 익숙하지 않은 초보자는 처음 아사나를 시도할 때 본능적으로 눈으로 본 그 형태를 그대로 따라 하려 한다. 몸을 의식적으로 사용하는 데 익숙하지 않은 이들에게 외형적 형태는 아사나 수행의 기준이 되기 쉽다. 이러한 외형 중심의 접근은 연습의 가장 표면적인 층에서 시작하는 셈이다.

아사나를 건물에 비유하자면, 이 표면적인 층은 건물의 외형(예를 들어 낮고 평평한 구조인지, 높고 좁은 탑인지, 곡선의 아치인지)에 해당한다. 건물의 겉모습이 나무인지, 콘크리트인지, 금속인지와 같은 재질도 마찬가지로 이 층에 속한다.

초보자의 아사나는 보통 숙련자의 것보다 다소 투박하고 세련되지 않아 보인다. 겉으로는 특정 아사나의 전형적인 모습을 흉내내고 있지만, 편안함(sukha)과 견고함(sthira)이 부족하다. 정렬, 지구력, 탄력이 부족해 쉽게 피로를 느끼고, 작은 조정에도 균형을 잃기 쉽다.

반면 숙련자의 아사나는 같은 외형을 유지하면서도 정렬과 안정감, 편안함이 함께 느껴진다. 더 오랜 시간 자세를 유지하거나 긴 연습을 지속해도 무리없이 버틸 수 있으며, 자세의 요소나 세부 사항을 변경해도 그 본질을 잃지 않는다. 이런 자세는 롤핑 요법사 윌 존슨(Will Johnson)이 그의 책 'Aligned, Relaxed and Resilient'에서 묘사한 것처럼 '정렬되어 있고, 이완되어 있으며, 탄력적'이다.

그렇다면 초보자의 불안정하고 긴장된 자세가 어떻게 정렬되고 이완되며 탄력적인 숙련자의 자세로 발전하게 될까?

초보자가 아쉬탕가 요가의 기술(특히 몸과 호흡을 조화롭고 집중적으로 연결하는 빈야사의 원칙)을 꾸준히 적용하면, 점차 자세의 외적인 형태를 넘어 더 깊은 층위의 감각으로 나아가게 된다. 그는 시간이 지나며 자신의 움직임과 외형을 지지하는 어떤 내적인 힘을 감지하기 시작한다. 교사의 말에 의존하는 대신, 자신의 몸 안에서 방향을 잡고 움직이게 해주는 내면의 지능과 직관을 따르게 된다.

어떤 숙련자들은 이 내면의 힘을 바로 '호흡'이라고 말한다. 아쉬탕가 요가의 수련이 성숙해질수록, 호흡은 자세와 빈야사를 이끌고 빚어내는 핵심 에너지로 작용하게 된다. 이 말은 분명 일리가 있으며, 실제로 호흡은 외적인 자세의 층을 넘어서는 두 번째 층에 해당한다. 호흡은 외형보다 더 깊고 미묘한 층이며, 부드럽고 길며 깊게 흐르는 호흡의 소리와 감각은 수련자를 내면으로 더 깊이 이끈다. 이는 아쉬탕가 요가 수련의 체득된 경험에서 가장 두드러지는 특징이기도 하다. 수련이 성숙할수록, 살과 뼈로 이루어진 외적 구조는 오히려 호흡이라는 미묘한 형태를 위한 '받침대'로 작용하게 된다.

이 층에서 수련자가 자주 발견하게 되는 중요한 통찰은, 호흡 역시 나름의 고유한 형태와 구조를 지닌다는 점이다. 특히 올바르게 수련하면, 몸의 외형적 형태(예: 뒤로 젖히기, 비틀기, 거꾸로 서기 등)가 달라지더라도 호흡의 기본 구조는 일관되게 유지된다는 것이다. 나는 이 구조를 '호흡의 나무'라고 부르며, 이에 대해서는 뒤에서 더 자세히 설명할 것이다.

다시 건물의 비유로 돌아가 보자. 이 경우 호흡의 층은 건물의 외형을 지탱하는 내부 골조, 즉 기둥과 들보에 해당한다. 완성된 건물에서는 보이지 않을 수 있지만, 전체 구조를 안정적으로 떠받치는 핵심 요소다. 그리고 우리는 여기에서 한 층 더 깊이 들어갈 수 있다. 외적인 형태를 호흡이 지지하듯, 어떤 수련자들은 다시 호흡을 지탱해주는 더 근본적인 무언가가 있음을 발견하게 된다. 나는 이를 '반다의 층'이라고 부른다. 이는 자세와 빈야사의 구조를 가능하게 만드는 가장 깊고 미묘한 차원의 기반이다.

여기에서 나는 반다를, 우리와 환경 사이의 관계를 이루는 에너지적 작용이라 정의한다. 다소 추상적일 수 있지만, 건물의 비유를 다시 떠올려보자. 건물의 내부 구조가 효과적으로 작동하려면, 중력과 지형이라는 환경과 어떻게 관계를 맺느냐가 결정적인 요소가 된다. 건물과 땅, 건물과 공간의 관계 설정은 설계의 출발점이 된다. 중력과 조화를 이루며 설계된 구조물은 오랜 세월에도 안정성을 유지하며, 외부의 충격에 잘 견딘다. 예를 들어 중심에서부터 힘을 자연스럽게 분산하도록 설계된 아치형 다리는, 긴 세월 동안 안전하게 사람과 물자를 실어 나를 수 있을 것이다.

우리가 취하는 자세나 움직임 안에서 드러나는 반다의 에너지적 형태는, 나무가 주변 환경과 상호작용하는 방식 속에서도 찾아볼 수 있다. 우리는 흔히 나무를 정적인 존재로 생각하지만, 실제로는 나무도 환경과 끊임없이 교류하며 다양한 방식으로 반응하고 움직인다. 놀랍게도 인간은 나무와 절반 이상의 유전자를 공유한다. 생명의 계통수에서 보아도, 나무와 인간은 비교적 가까운 공통 조상을 갖고 있다. 아래의 도표가 이를 보여준다. 물론 나무와 인간은 지구의 중력에 대응하며 전혀 다른 방식으로 진화해왔지만, '반다의 역동성'이라는 본질적인 요소는 우리가 공유하는 공통의 생명 표현 방식이다.

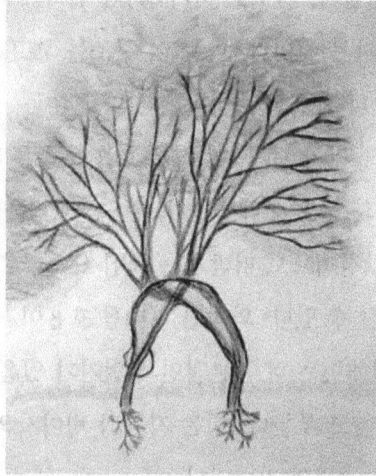

우르드바 다누라사나, Allen Enrique 사진

나무의 움직임 패턴을 온전히 관찰하려면, 시간의 흐름을 압축한 타임랩스 영상이 필요하고, 동시에 땅속에서 벌어지는 일들을 투명하게 들여다볼 수 있어야 한다. 또한, 나무들 사이 또는 나무와 동물, 다른 생명체들 사이에 오가는 화학적 신호까지도 감지할 수 있어야 한다. 나무는 뿌리를 통해 지하의 균사 네트워크에 연결되며, 이를 통해 방대한 상호 연결망을 형성한다. 몇몇 현대 생태학자들은 이 시스템을 포유류 뇌의 신경망, 즉 뉴런과 수상돌기의 연결에 비유하기도 한다. 나무는 잎을 통해서도 화학적 신호를 주고받으며, 주변의 다른 나무들과 다양한 생명체들과 지속적으로 소통한다. 이런 이유로 어떤 생태학자들은 나무를 하나의 개별적 존재로 보기보다는, 숲과 지구적 네트워크의 일부로 작동하는 존재로 본다. 나무는 마치 전체 숲이라는 유기체 안에서 기능하는 하나의 세포처럼 움직이며, 이런 관점에서 보면 그들의 '행동'은 더욱 분명하게 이해된다. 인간 또한 생명의 그물망 속에 놓인 존재이며, 환경과의 연결성을 지니고 있다. 하지만 수세기에 걸쳐 형성된 데카르트적 이분법과 분리의 환상은, 이러한 인간 본성의 기본적 연결 감각을 억압하고 무시하게 만들었다. 반다는, 우리가 몸의 감각 속으로 깊이 들어가 더 큰 전체성과 관계를 맺을 때, 비로소 경험될 수 있다. 그 연결은 이론이 아니라 체험이다.

반다의 근본적인 작용은 두 가지 상보적이거나 대조적인 에너지의 움직임이 함께 작동한다는 데 있다. 이 문맥에서는, 땅으로 내려가는 힘과 그로부터 멀어지며 위로 상승하고 바깥으로 확장하는 힘이라는 두 흐름을 말할 수 있다.

예를 들어, 뿌리가 아래로 뻗는 힘은 나무의 움직임 가운데 눈에 잘 보이지 않는 부분이다. 사실 씨앗이 발아할 때도, 줄기가 위로 자라나기 이전에 뿌리가 먼저 땅속으로 자리 잡기 시작한다. 뿌리가 충분히 자리 잡지 않으면, 줄기의 위로 향하는 성장은 불안정하고 제한적일 수밖에 없다. 화분이나 밀폐된 공간처럼 뿌리를 뻗을 공간이 부족한 환경에서 자라는 나무는, 충분한 성장과 성숙을 이루기 어렵다. 뿌리는 느리지만 강력하게 움직인다. 우리 감각에는 느려 보일 수 있지만, 지질학적 시간의 눈으로 보면 뿌리의 움직임은 대단히 장대한 흐름이다. 나무의 뿌리는 바위, 건물의 기초, 도로 같은 인공 구조물도 갈라뜨릴 수 있으며, 그 범위는 눈으로 보이는 줄기에서 훨씬 멀리까지 퍼져나간다. 만약 지금 인류가 지구에서 사라진다면, 나무 뿌리는 곧장 확산되기 시작해 수십 년 안에 문명의 콘크리트를 잔해로 만들 것이다. 이처럼 강력한 지하의 움직임은 나무의 안정성과 강인함, 그리고 장수를 가능하게 해주는 핵심이다. 앞서 언급한 균사 네트워크도 이러한 뿌리의 연결 방식을 통해 형성된다.

인간도 마찬가지로 땅으로 뻗는 움직임을 수행할 수 있다. 어떤 행위를 하든, 먼저 지면에 닿은 신체 부위가 안정적으로 뿌리를 내릴 때, 밀기·당기기·들어올리기 같은 동작이 훨씬 더 효과적으로 수행된다. 예를 들어 커다란 바위를 밀고자 할 때, 우리는 본능적으로 약간 뒤로 물러서서 무릎을 굽히고, 발을 단단히 디뎌 지면과 접촉한다. 그렇게 뿌리를 내린 후, 땅은 우리 몸짓에 반응하고, 그 반작용의 힘이 전신으로 퍼지면서 팔과 손을 통해 바위를 밀 수 있게 된다.

만약 이러한 초기의 '뿌리 내림' 없이 동작을 시도한다면, 훨씬 덜 효과적일 것이다. 이러한 뿌리 내림과 그에 대한 땅의 반응을 받아들이는 과정, 바로 이것이 반다의 본질이다. 이 예시에서 반다는 바위와 땅, 즉 우리를 둘러싼 환경과의 관계 속에서만 이해될 수 있다.

인간 역시 나무처럼 땅을 통해 생명 그물망과 연결될 수 있는 민감성과 감수성을 키울 수 있다. 심리학자 칼 융은 이렇게 말했다.

"어쩌면 인도가 진짜 세계일 수도 있고, 백인은 추상적 광기의 감옥에서 살고 있을지도 모른다. 인도의 삶은 아직 머리라는 작은 용기 속으로 물러서지 않았다. 아직도 몸 전체가 살아내는 것이다. 유럽인이 몽상 속에서 사는 것처럼 느끼는 것도 이상한 일이 아니다. 인도인이 온몸으로 살아내는 삶이 유럽인에게는 피상적인 꿈처럼 보일 수도 있다. 맨발로 걷는다면, 어떻게 땅을 잊을 수 있겠는가?"

이 말은 융이 살았던 시대와, 그가 인도 문화를 바라본 관점에서는 진실이었을지 모른다. 그러나 내 경험상 오늘날의 인도 역시 서구 세계와 마찬가지로 '추상의 혼란' 속에 있다. 내가 이 인용문을 소개하는 이유는, 문화나 지리적 위치와 상관없이, 맨발로 땅과 접촉하며 체득된 주의 상태에 들어가는 것만이 우리가 지구와 생명의 그물망에 진짜로 연결될 수 있는 길이기 때문이다. 체득된 감각 없이 진정한 연결은 없다. 지구상의 생명체들이 서로 연결되어 있다는 사실을 알려주는 과학적 발견이나 생태 운동은 매우 중요하다. 하지만 우리가 이 연결을 살아 있는 몸으로 느끼고, 애니미즘 문화들이 그러했듯 몸을 통해 직접 체험하지 않는다면, 생명과의 관계도, 반다의 경험도 결국 관념에 머무를 수밖에 없다.

나는 한 번, 세계적으로 유명한 생태학자가 공개 강연에서 연설하는 모습을 본 적이 있다. 그는 지구상의 생명 그물망에 대해 지성적으로 누구보다 깊이 이해하고 있었고, 인류의 역할과 위치를 재정립하는 데 크게 기여한 인물이었다. 그러나 요가 교사로서 내가 그의 몸을 바라보았을 때, 그는 전신에 긴장을 안고 있었고, 자신이 서 있는 땅과 연결되어 있지 않았다. 적어도 그 연설하는 순간만큼은, 그의 몸 안에 '반다'는 존재하지 않았다.

현대인은 지난 수천 년 동안 지구와 점점 단절되면서, 우리가 잃어버린 소통 능력의 범위조차 인식하지 못한 채 살아간다. 오늘날 인간은 인간끼리의 소통에만 집중하는 추상적 기술 문명 속에서, 인간 이상의 세계와 나누는 지각의 교환 대부분을 단절한 상태로 존재한다. 여전히 우리는 인간 이상의 지구 생명들과 상호 의존하고 있음에도 불구하고, 마치 그 연결에서 벗어난 듯한 착각 속에 살아간다. 그 결과 삶의 깊은 의미는 점점 희미해지고, 인간 문명을 포함한 지구 생명 시스템 전체가 실제로 붕괴할 수 있는 위기에 처해 있다. 현존하는 소수의 원주민 공동체들은 식물, 동물, 조상들과 쉽게 그리고 자주 소통한다고 말한다. 현대 문명은 이를 원시적이고 비과학적인 이야기로 간주하지만, 몸의 민감성을 길러온 이들은 인간과 인간 이상의 존재들 사이에 실제로 풍부한 지각 교환의 가능성이 존재함을 경험적으로 알고 있다. 이 교환의 흐름을 감각적으로 살아내는 것, 그것이야말로 인간 본성을 온전히 경험하는 데 필수적인 요소다.

예컨대 코끼리는 대지의 진동을 발을 통해 감지하고, 이를 통해 서로 소통하는 것으로 알려져 있다. 내가 읽은 연구에 따르면, 코끼리는 저주파의 음성을 내고, 다른 코끼리들은 발의 민감한 수용기를 통해 최대 10킬로미터 떨어진 거리에서도 그 진동을 감지할 수 있다고 한다! 이렇게 거대하고 육중한 동물이 그토록 정교한 감각을 지닌다면, 인간이라고 왜 못 하겠는가? 실제로 우리 조상인 '숲의 인간'들도 발을 통해 환경과 깊이 교감했으리라는 데 의심의 여지가 없다.

나 역시 가능한 한 발이 늘 땅과 연결된 상태를 유지하려 한다. 따뜻한 지역에 살고 있다 보니, 하루 대부분을 맨발로 보내며 신발은 거의 신지 않는다. 길을 걷거나 운전할 때 정도만 신는다. 몇 년 전부터는 '비브람(Vibram)'이라는 맨발 신발을 신기 시작했는데, 이 신발은 놀라울 정도로 땅과의 촉각 감각을 잘 유지시켜 준다. 이 신발에 익숙해지고 나서는 일반 신발로 돌아가기 어렵게 되었다. 일반 신발을 신는 순간, 땅과의 접촉이 얼마나 단절되는지 즉각적으로 느껴지기 때문이다. 지금은 추운 날씨나 10~15킬로그램 이상의 배낭을 메고 하이킹할 때를 제외하면 일반 신발을 신지 않는다. 다음 트레킹도 맨발 신발로 해볼까 고민 중이다. 나는 이 신발을 신고 발리의 가장 높은 산도 올랐고, 여러 험한 지형도 걸어 다녔다. 왜 그렇게까지 하느냐고? 가능한 한 자주, 반다의 연결감을 살아 있는 현실로 느끼고 싶기 때문이다.

내 첫 요가 선생님은 아헹가 요가를 가르쳤다. '반다'라는 단어를 단 한 번도 사용하지 않았지만, 자세의 뿌리와 기반을 다지는 훈련에 매우 집중하셨다. 3~4시간에 이르는 수업 대부분은 요가 매트 없이, 얇게 카펫만 깔린 바닥에서 선 자세 중심으로 이루어졌고, 선생님은 수업 내내(아마도 50번쯤은)이렇게 말했다. "발뒤꿈치를 바닥에 단단히 눌러!" 우리는 그렇게 발을 통해 땅과 연결되는 법을 배웠다. 나는 1년 넘게 그 선생님과 집중적으로 수련하면서, 어떤 동작이든 땅을 먼저 누르며 시작하는 감각을 몸속 깊이 체득하게 되었다. 지금까지도 그 감각은 내 몸 안에 살아 있다. 요가 매트 없이 아쉬탕가 전 시퀀스를 수련한 적도 여러 번 있다. 매트의 미끄럼 방지가 꼭 필요한 것은 아니기 때문이다. 매트의 진짜 역할은 몸을 굴리거나 민감한 부위가 바닥에 눌릴 때 생길 수 있는 타박을 완화해주는 데 있다. 처음엔 내가 반다를 익히고 있다는 사실조차 몰랐지만, 어느 날 선생님께 물었더니 이렇게 웃으며 대답했다. "이미 일어나고 있어. 단지 네가 아직 모를 뿐이지."

반다는 몸으로 땅 깊이 뿌리를 내리려고 시도하고, 그 과정에서 땅과 교감하게 될 때 비로소 발생한다. 반다의 나무 형태 에너지 패턴에서, 아래로 뿌리내리는 힘에 대응하는 상호보완적 에너지는 위로 끌어올려지는 상승 에너지와 바깥으로 퍼져나가는 확장 에너지다. 이 에너지는 우리가 땅으로 자신을 내리고 교감할 때, 지구가 우리에게 되돌려주는 응답이다. 이 에너지가 어떻게 드러나는지 이해하려면, 땅에서 곧게 솟아올라 어느 지점에서 가지가 사방으로 퍼져나가는 나무의 형상을 떠올려보면 된다. 간혹 뿌리 근처에서 줄기가 두 갈래로 갈라진 나무를 볼 수 있다. 다양한 이유로 이런 구조가 생길 수 있겠지만, 일반적으로 이런 나무는 중심 줄기가 곧게 자란 나무보다 안정성이 떨어지고, 수명도 짧은 경향이 있다.

내가 살고 있는 발리 집의 현관 양옆에는 같은 종의 나무 두 그루가 자라고 있다. 그중 하나는 집주인이 몇 차례 가지치기를 하며 가지를 짧게 잘랐다. 나는 그것이 줄기가 갈라지게 된 원인이라고 생각한다. 반면 다른 나무는 내가 알기로 한 번도 가지치기를 당한 적이 없고, 중심 줄기가 훨씬 튼튼하고 안정적이다. 비가 많이 온 후 나무들은 빗물의 무게에 눌려 휘어지곤 하는데, 갈라진 줄기를 가진 나무는 무게를 제대로 견디지 못하고 형태가 크게 흐트러지며, 원래의 상태로 회복되는 데도 시간이 오래 걸린다. 반면 중심 줄기가 잘 발달된 나무는 훨씬 더 빠르게 본래의 균형을 되찾는다. 어느 나무가 더 강한 반다를 지녔는지는 분명하다. 흥미로운 점은 동물들도 이 차이를 알아차린다는 것이다. 내가 이곳에 살게 된 이후로 매년, 흰허리참새 무리가 둥지를 트는데, 그들은 언제나 더 튼튼한 나무를 선택한다. 이 새들은 늘 더 강한 반다가 형성된 나무에 둥지를 튼다.

중심 줄기가 강하고 잘 정렬된 나무는, 가지와 잎을 사방으로 더 멀리 확장할 수 있는 능력도 크다. 중심이 단단히 버텨주기 때문에 가지는 더욱 길게 뻗어나갈 수 있고, 그 과정에서 전체 구조의 안정성이 흐트러지지 않는다.

나는 앞서 나무들이 뿌리를 통해 지하에서 어떻게 연결되고 움직이는지를 이야기했다. 그런데 이 유연성과 연결성은 지상에서도 뚜렷하게 드러난다. 나무는 오랜 세월에 걸쳐, 잎을 통해 햇빛을 가장 잘 받을 수 있는 방향과 자세로 성장해 나간다. 햇빛의 조건이 바뀌면 나무는 이에 맞게 자신의 성장 방향을 조정한다. 숲속에서 함께 자라는 다양한 나무 종들은 서로 협력하며, 햇빛을 받을 수 있는 작은 틈마저도 나누어 가진다.

약간의 바람에도 나무는 전체 잎이 흔들리고, 굵은 가지조차도 유연하게 앞뒤로 움직인다. 폭풍우처럼 거센 바람이 불면, 줄기 윗부분과 가지들이 크게 휘청거리지만, 나무는 저항하기보다는 유연하게 휘어진다. 그 움직임은 언제나 여유롭고 부드럽다. 그것은, 나무가 자신의 뿌리(자신 안의 반다)를 신뢰하고 있기 때문이다. 나무는 자신을 긴장시켜 고정하려 하지 않는다. 오히려, 구조의 주변부에서 이완되고 탄력적인 움직임을 허용하는 것이 외부 세계와 조화를 이루는 가장 자연스러운 방식임을 '본능적으로' 알고 있는 듯하다.

인간 역시 나무처럼 반다의 상승적이고 확장적인 에너지를 구현할 수 있다. 땅으로 확고하고 섬세하게 뿌리내리는 과정이 이루어진 다음, 중력의 힘을 활용해 몸 전체에 걸쳐 위로 들어올리고 바깥으로 퍼져나가는 움직임이 자연스럽게 흐르기 시작한다. 여기서 '활용(harnessing)'과 '허용(allowing)'이라는 표현은 매우 신중히 선택된 말이다. 반다는 골반이나 아랫배 주변의 근육을 의도적으로 움켜쥐거나 조이는 행위가 아니다. 이러한 방식으로 접근하는 수련자들은 실제로는 반다를 전혀 경험하지 못하고 있다. 이들은 지구 중력과의 체득된 관계를 맺지 않은 채 복부와 골반 근육만을 조이려 하면서, 오히려 과도한 긴장을 유발하고, 그로 인해 지구의 에너지가 자유롭게 흐르는 것을 방해한다. 그 결과는 연결이 아니라 단절, 긴장이지, 결코 '반다의 상태'가 아니다.

나무가 바람에 맞춰 가지를 부드럽게 이완시키듯, 인간 역시 지구의 힘이 우리 안에서 온전히 드러나고 흐를 수 있도록 하려면 이완과 해방이 필수적이다. 중력이라는 에너지 원천에 제대로 연결된 이후, 우리는 지구로부터 되돌아오는 에너지 흐름을 몸을 통해 받아들이며 순환시킬 수 있는 '수용적인 공간'을 마련해야 한다. 이렇게 할 수 있을 때, 우리는 뿌리 깊은 안정감과 견고함 속에서도, 이완되고 탄력적인 확장적 움직임을 구현할 수 있게 된다. 이는 인간이 지구와 중력과 맺을 수 있는 가장 조화롭고 균형 잡힌 상태이며 반다가 작동하는 상태를 뜻한다.

바르게 작동하는 반다는 거의 무노력처럼 느껴지고, 직관적이며 명상적인 상태에 가깝다. 체득을 통해 우리의 본능적인 동물 지능에 몸을 맡기면, 자세와 움직임의 본질이 '자연과의 살아 있는 관계'임을 몸으로 이해하게 된다. 이 층위에서 수련할 때, '중심축' 또는 '중심선'과 관련된 감각은 지구의 장(場)과의 상호 소통 지점이 된다. 이 감각은 모든 자세와 빈야사를 관통하는 명상적 초점으로 작용할 수 있다. 만약 우리가 '내려가는 힘'과 '뿌리내리는 힘'이, 중심축을 따라 '들어올리고 퍼지는 힘'과 조화를 이루는 것을 느낄 수 있고, 이러한 코어 정렬(core alignment)이 연속적으로 작동하며 자세와 호흡 안에 살아 있다면, 우리는 수련 내내 반다의 형태를 성공적으로 유지하고 있는 것이다.

　다시 강조하자면, '반다를 유지한다'는 것은 회음부, 골반기저근, 또는 하복부 근육을 의도적으로 수축된 상태로 유지하는 것과 거의 관계가 없다. 그렇다면 왜 이 특정 근육들이 자주 '반다'와 연결되어 설명될까? 그 이유는, 우리가 중심축을 중력과 정렬시키고, 반다의 나무 형태(내려가기/뿌리내리기와 들어올리기/퍼지기) 에너지를 활성화할 때, 일부 코어 근육들이 자연스럽고 본능적으로 이에 반응하기 때문이다. 즉, 근육의 수축은 반다의 에너지 정렬에서 비롯된 결과이지, 그 원인이 아니다. 이 점은 반드시 명확히 구분되어야 할 중요한 차이다.

　나는 일반적으로 수련자들에게, 요가에서는 해부학이나 생리학 중심의 접근보다는 체득된 감각과 현상학적 경험에 더 집중하라고 권한다. 해부학과 생리학을 관계성 없이 따로 탐구할 경우, 우리는 분리된 자아라는 환상에 빠지기 쉽고, 그것은 현대 인류가 만들어낸 추상 개념의 미로 속에서 길을 잃게 만든다. 지구와의 체득된 관계 속에서 움직이는 것은, 수십만 년 동안 우리 종이 실천해온 일이고, 수백만 년 전 우리의 조상들 또한 그렇게 살아왔다. 나는 우리 수렵채집 조상들이 숲과 초원을 자신 몸의 연장처럼 직관적으로 이동하며, 오늘날 대부분의 사람들보다 훨씬 더 능숙하게 움직였을 것이라고 확신한다. 부상회복도 그들에게는 본능적이고 숙련된 과정이었을 것이다. 당연하게도, 이 세계관에서는 해부학적 지식이 중심이 아니었다. 환경과의 체득된 민감성과 감각적 관계야말로, 반다를 이해하고, 안전하고 효율적으로 움직일 수 있는 자신감과 지혜, 감각을 길러주는 핵심 열쇠다. 실제로 대부분의 부상은 해부학이나 생리학의 부족이 아니라, 감각적 민감성과 환경과의 조율 부족에서 비롯된다.

　반다의 나무 형태는 호흡의 층과 외부 신체의 층에서도 드러난다.

　앞서 서두에서 언급했듯이, 반다, 호흡, 몸이라는 세 층은 기능적으로 분리되지 않는다. 나무의 형태는 이 세 층 모두에서 동시에 의식적으로 계발되어야 한다. 나는 이 세 층의 관계를 나무의 줄기 속에 겹겹이 자리한 나이테처럼 상상하곤 한다. 가장 안쪽이 반다, 그다음이 호흡, 그리고 가장 바깥이 신체다. 물론 이 세 층을 구분해서 인식할 수는 있지만, 서로 독립적으로 작동한다고 생각하는 것은 무의미하다. 이들은 모두 나무의 구조와 형태, 그리고 움직임 패턴을 이루는 본질적인 일부이기 때문이다.

아쉬탕가 요가 수련에서 활용되는 호흡의 나무 형태에서는, '날숨'이 나무의 뿌리가 땅속으로 내려가는 움직임을 상징한다. 이 맥락에서 '땅'은 우리의 골반이며, 우리는 날숨을 골반 그릇(즉 지구) 속으로 부드럽게 밀어넣는 에너지를 의도적으로 적용한다. 정제된 호흡 수련에서 이 내려가는 움직임은 결코 공격적이지 않다. 섬세하지만 강력하며, 부드럽고 길게 이어지는 흐름이다. 다시 한 번, 나무 뿌리가 지질학적 시간 속에서 천천히 자라면서도 암석과 콘크리트를 뚫는 힘을 떠올려보라. 완전히 발달된 날숨은, 복부와 골반에 자리한 모든 긴장과 막힘을 부드럽게 밀어내며, 마침내 골반의 바닥까지 도달하게 된다.

들숨은 날숨이 끝나는 지점에서 시작되며, 줄기와 가지가 들어올려지고 펴져나가는 나무의 움직임을 상징한다. 대부분의 나무 줄기는 땅에서 일정 거리 위로 곧게 자란 다음, 가지가 옆으로 펴지기 시작한다. 이와 마찬가지로, 아쉬탕가 수련에서 들숨은 골반 그릇에서 시작해 하복부를 따라 위로 올라가다가, 상복부와 횡격막에 도달한 뒤, 그 지점에서 흉곽 전체로 확장된다. 숙련된 호흡 수련자는 결국 흉곽 전체(앞뒤, 양옆)를 따라 숨을 들어 올리고 펴뜨릴 수 있다. 숨은 앞쪽으로는 흉골과 쇄골을 따라, 뒤쪽으로는 흉추 상단과 견갑골 사이를 따라, 그리고 옆쪽으로는 겨드랑이까지 도달하게 된다.

호흡에 나무의 형태를 적용하다 보면, 복부 아랫부분이 자연스럽게 안으로 부드럽게 끌려 들어가는 듯한 느낌이 들 때가 있다. 이것은 복강 내에서 생성되는 자연스러운 음압(陰壓) 때문이며, 의도적으로 긴장시키거나 조여서 생기는 복부 수축이 아님을 다시 한 번 강조하고 싶다. 복부 근육을 일부러 수축하면, 반다 상태에서 에너지가 자유롭게 흐르는 것을 막을 뿐 아니라, 호흡의 흐름까지 억제하게 된다. 나는 예전에 샤랏 선생님이 "자유롭고 소리를 동반한 호흡을 하라"고 말하며, 반다는 '들어 올리는 것'이라고 표현한 것을 들은 적이 있다. 하지만 복부를 힘으로 끌어당기고 고정하는 방식은, 자유로운 호흡도, 들어 올리는 작용도 제대로 일어나게 하지 못한다. 중력과 자연스럽게 이완된 정렬을 이루고, 골반의 바닥부터 갈비뼈 윗부분, 나아가 가지 끝까지 숨이 부드럽게 흘러들게 되었을 때, 복강 내에서 자연스럽게 음압이 형성되며, '들어올림' 또한 거의 노력 없이 일어난다.

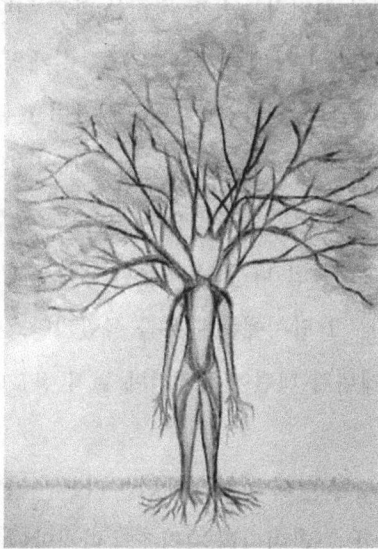

사마스티디, Allen Enrique 사진

이제 다시, 신체의 외형적 구조와 형태의 층으로 돌아가 보자. 우리는 사마스티디(Samasthiti)를 기본 예로 삼아, 이 층위에서 나무의 형태가 어떻게 드러나는지를 살펴볼 수 있다. 나는 몰입 수련이나 프라나야마 과정에서, 이 개념을 체화하기 위한 간단하지만 매우 효과적인 연습을 자주 사용한다. 사마스티디 자세로 선 상태에서, 한 파트너가 뒤에서 장골 윗부분을 손으로 눌러준다. 이 압력은 대개 기분 좋은 '접지감'을 주며, 우리는 몸이 아래로 뿌리내리는 듯한 안정감을 자연스럽게 느낄 수 있다. 이 아래 방향의 흐름은 골반뼈에서 시작되어, 다리뼈를 따라 발바닥, 그리고 땅으로 이어진다. 이때 두 번째 파트너는 가볍게 손을 정수리에 얹는다. 그런 다음, 우리는 골반뼈에 가해진 아래 방향의 힘을, 지구로부터의 반작용 에너지로 전환해 중심축과 척추, 갈비뼈를 통해 위로 확장하는 에너지로 전개해본다. 이 흐름이 성공적으로 이루어지면, 우리는 머리 꼭대기를 통해 위로 곧게 뻗어나가는 감각을 얻게 된다. 그 순간, 두 번째 파트너는 자신의 손 아래에서 사마스티디로 서 있는 사람의 머리가 위로 '자라나는' 듯한 움직임을 실제로 느낄 수 있다. 이 연습을 통해 많은 수련자들이, 자신의 신체 구조가 실제로 길어지는 듯한 경험을 하게 된다.

우리가 모든 아사나와 빈야사에서, 반다, 호흡, 신체의 세 층을 통해 중력과 지구와의 관계를 체화해낼 수 있다면, 실제로 시간이 흐름에 따라 신장이 약간 늘어나는 경험도 가능해진다. 나는 1990년대 말부터 2000년대 초까지 약 4년간 인도에 머물며 요가 수련을 집중적으로 해왔다. 그 후 오랜만에 고향인 캐나다로 돌아갔을 때, 오랫동안 나를 보지 못한 친구들과 가족들이 하나같이 '키가 커졌다'고 말했다. 그 당시에는 이유를 몰랐지만, 지금 돌아보면 그것은 내 몸 안에서 반다의 에너지 패턴이 장기간에 걸쳐 정교하게 형성된 결과였음을 알 수 있다.

이러한 신체 외형의 나무 형태 움직임 패턴은 다른 아사나나 빈야사에서도 찾아볼 수 있다. 예를 들어, 프라이머리 시리즈의 마지막에 수행하는 우트플루티히(Utpluthi) 자세도 그 중 하나다. 나는 이 자세를 안내할 때 항상 이렇게 말한다. "손을 바닥에 대고 지구와 깊이 연결하세요." 그리고 나서, "아래로 누르고, 위로 들어 올리세요." 이 원리는 사마스티디와 똑같다. 아래로 단단히 누르지 않으면, 위로 들어 올리는 힘은 제대로 작동할 수 없다. 우트플루티히는 고강도 자세이긴 하지만, 근육을 억지로 쥐어짜듯 수행하기보다는 지구와의 에너지적 관계를 중심으로 접근할 때 가장 효과적이며, 덜 힘들게 유지할 수 있다. 내가 이 자세를 유지하다가 지치기 시작할 때 가장 먼저 하는 일은 손바닥을 다시 바닥과 단단히 연결하는 것이다. 그러면 즉시 골반과 상체가 가벼워지며, 보다 수월하게 위로 들어 올려진다. 이 과정에서 복부나 골반을 의도적으로 조이는 일은 전혀 없다. 물론 중심 근육들은 저절로 작동하지만, 이것은 몸과 호흡, 그리고 땅 사이의 오랜 관계 패턴이 배양된 결과이지, 근육을 일부러 조인 결과는 아니다. 비슷한 원리는, 앉은 자세에서 차투랑가 단다사나(Chaturanga Dandasana)로 점프백(Jump Back)하는 동작에서도 적용된다.

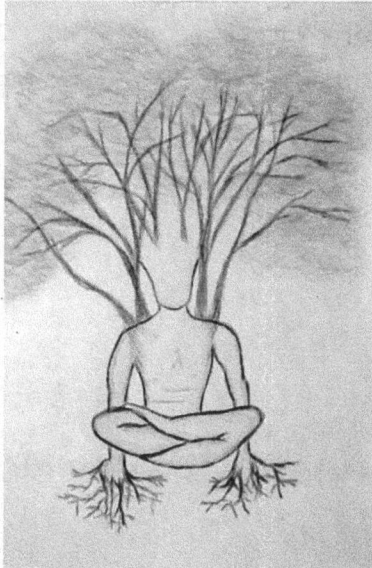

우트플루티히, Allen Enrique 사진

반다, 호흡, 그리고 몸에서 드러나는 나무 모양의 움직임을 체험적으로 이해하려면, 환경과의 상호 관계를 체화된 감각과 촉각 중심의 현상학적 관점에서 접근해야 한다. 몸과 호흡의 모든 움직임과 형태는, 땅과 주변 공간으로부터 반응을 이끌어내는 힘을 지니고 있다. 그리고 우리는 그 반응을 감지할 수 있을 만큼 충분히 민감하고 수용적인 상태여야 한다. 우리가 그 반응을 받아들이고, 느끼고, 다시 몸과 호흡을 통해 반응을 되돌려 줄 수 있을 때, 그 흐름이 다음 움직임을 인도하게 된다. 이러한 자기와 환경 간의 순환적 상호작용은 수련이 깊어질수록 더 강한 집중과 명확함을 얻게 되고, 결국 몸, 호흡, 반다, 그리고 지구는 분리될 수 없는 교감의 그물망 안에서 서로 얽히고 통합된다. 몸과 호흡을 조화롭고 집중된 흐름으로 연결하는 빈야사 체계는 아쉬탕가 요가 수련의 가장 고유한 특징 중 하나이며, 이러한 방식으로 반다를 깊이 경험하려면 필수적인 요소다. 반다가 깊이 느껴지는 순간, 자기와 환경, 즉 몸과 지구 사이의 경계가 서서히 흐려진다. 우리는 자신이 환경과 분리된 존재가 아니라는 근본적인 진실을 감각적으로, 몸으로 이해하게 된다. 점차 추상적이고 고립된 자기 개념과의 동일시는 사라지고,

우리는 살아 숨 쉬는 지구, 그 풍성한 상호 교류의 그물망 안에 존재하는 유기적 생명체로 자리 잡게 된다.

# 아쉬탕가 요가 수련의 재조명
## 토드 하그로브(Todd Hargrove)의 '더 나은 움직임을 위한 안내서(A Guide to Better Movement)'를 읽고 나서

─ 2019년 8월 ─

최근에 토드 하그로브(Todd Hargrove)의 책 '더 나은 움직임을 위한 안내서 (A Guide to Better Movement)'[1]를 읽었다. 누가 이 책을 추천했는지는 정확히 기억나지 않지만, 아마 몇 년 전 내가 케이티 보우먼(Katy Bowman)의 '움직임, 그 모든 것(Movement Matters)'을 읽고 있다고 언급했을 때였던 것 같다. 그 무렵 이 책을 구입해 두었지만, 발리에서는 먼지와 곰팡이 탓에 책이 금세 상하기 때문에 책장을 사용하지 않고 책들을 박스에 넣어 보관했다. 그렇게 묵혀두었다가 한 달쯤 전에 꺼내어 읽기 시작했다.

기대한 것 이상으로 책을 재미있게 읽었다. 이 책은 생체역학이나 운동학의 구체적인 지식(개인적으로는 종종 지루하고 지나치게 교조적이며 오류가 많은 분야라고 느끼곤 한다)을 다루기보다는, 신경계가 뇌에서 시작되는 방식으로

---

1. '더 나은 움직임을 위한 안내서: 더 능숙하고 덜 아프게 움직이기 위한 과학과 실천', 토드 하그로브 지음, 페이퍼백, Better Movement 출판사 (2014년 5월 21일), ISBN 978-0991542307. 본문에 인용된 내용은 삽화 목적의 공정 이용(Fair Use) 원칙에 따라 발췌되었습니다.

움직임의 경험과 수행에 어떻게 영향을 미치는지를 중점적으로 다룬다.

특히 인상 깊었던 점은, '무엇이 안전한 움직임인가'라는 질문에 대해 획일적이거나 환원적인 기준을 제시하지 않는다는 점이다. 해부학과 생리학을 넘어, 다양한 요소들이 어떻게 몸의 움직임과 편안함 혹은 불편함의 전체 경험을 형성하는지에 대해 폭넓은 시야를 제공한다.

물론 아쉬운 부분도 있었다. 하그로브는 신체와 뇌를 분리하여 설명하는 경향이 있는데, 나는 인간의 경험을 보다 통합적이고 '활동 기반'으로 이해하는 접근을 선호한다. 즉, 인간 유기체를 구성하는 요소들을 인위적으로 나누기보다는, 하나의 살아 있는 유기적 전체로 바라보는 시각이다.

그럼에도 불구하고 이 책은 매우 흥미로웠고, 그의 최근작 '놀이하듯 움직이기'도 기대하고 있다. 하그로브나 그렉 레먼(그의 회복 전략 PDF[1]도 읽어볼 것을 권한다)과 같은 움직임 전문가들이 보여주는 낙관적이고 위화감을 조장하지 않는 관점은 특히 고무적이다.

이 책은 요가 자체를 다루지는 않지만, 읽는 내내 그의 다양한 통찰과 원칙들을 아쉬탕가 요가 수련의 맥락에서 떠올리며 새롭게 해석해 보게 되었다.

아래는 책 속 인용문과, 각 인용문에 대한 나의 생각을 정리한 것이다.

\* \* \* \* \*

✎ 우리는 우리의 의식이 유연하고 유동적이길 바란다. 특정한 것에만 고정되지 않고, 일반화된 정보는 물론 지역적 정보와 비지역적 정보 모두를 포용할 수 있기를 바란다. 감각의 팔레트는 풍부하고 다채로워야 하며, 우리의 의식은 다양한 상황에 맞게 자유롭게 조율될 수 있어야 한다.

마치 다채로운 색을 다루는 화가처럼, 우리는 어떤 상황에서도 떠오르는 '톤의 맥동'에 의해 새로운 정보를 감지한다. 무언가를 안다는 것은 단지 머리

---

1. https://www.greglehman.ca/recovery-strategies-pain-guidebook

로 판단하는 것이 아니라, 우리가 느끼고 있는 모든 감각 경험을 통합하는 일이다. 우리의 감각 지각은 촉수처럼 넓게 뻗어 나가며, 지금 이 순간 우리 안에서 일어날 수 있는 새로운 가능성의 공간을 만들어낸다.

하지만 지각이 좁아지면, 설령 그 이유가 타당하더라도, 일종의 '의식적 마비' 상태에 빠지게 된다. 겉으로는 여전히 활동하고 있는 것처럼 보이더라도, 그 안에서는 어떤 흐름도, 어떤 살아 있는 반응도 일어나지 않는다. 우리는 가장 기본적인 수준에서도 반응하지 못하게 되며, 말 그대로 좀비처럼 움직이게 된다. 주변 환경에서 들어오는 신호와의 연결이 끊어질수록, 우리의 인지 체계는 점점 더 깊은 무감각 상태로 빠져든다.

습관적 반응은 기쁘든 고통스럽든, 결국 현 상태를 유지하려는 내면의 방어 메커니즘이다. 그 반응이 황홀하든 힘들든 중요한 건, 우리의 의식이 익숙한 회로 안에 갇혀 반복된 패턴을 벗어나지 못하고 있다는 사실이다.

예를 들어, 두려움은 우리의 의식을 경직되게 만든다. 이는 새로운 정보나 소통을 받아들이는 것을 막으며, 스스로를 고립된 방어 상태에 가둬버린다. 그 결과 사고 체계는 마치 '보상 상태'에 갇혀, 새로운 감각 자극을 회피한 채 인위적인 균형만을 유지하려 애쓴다.

———

**마비된 사람이 아쉬탕가 요가를 연습할 수 있을까? 좀비도 아쉬탕가 요가를 할 수 있을까? 물론이다. 나는 두 번째, 세 번째 시리즈, 혹은 그 이상을 연습하면서도 마치 마비된 좀비처럼 보이는 사람들을 종종 본다. 이들은 연습으로부터, 요가 교사로부터, 그리고 자기 자신의 몸 경험으로부터 오는 피드백을 완강히 거부한다.**

**연습은 마비를 풀어내는 길이 될 수도 있고, 오히려 마비를 더 굳게 고착시키는 도구가 될 수도 있다. 결국, 그것은 연습이라는 도구를 '어떻게' 사용하는가에 달려 있다.**

\* \* \* \* \*

✎ 골프공이나 야구공의 중심을 정확히 맞혔을 때의 그 기분 좋은 감각을 떠올려보자. 클럽이나 배트를 통해 전달된 힘이 공의 중심에 완벽하게 닿으면, 손에는 거의 충격이 느껴지지 않는다. 그 순간 공은 최대 속도로 멀리 날아간다. 하지만 중심을 살짝 벗어나 타격하면, 공은 힘을 제대로 받지 못한 채 예측할 수 없는 방향으로 느리게 튀어나가고, 손과 팔 전체에는 불쾌한 진동이 퍼진다.

이와 똑같은 원리가 우리 관절이 압축 부하를 받을 때에도 적용된다. 무거운 문을 밀거나 샌드백을 칠 때, 손목, 팔꿈치, 어깨 관절, 견갑골, 척추, 골반, 그리고 발까지 뼈의 정렬이 잘 되어 있으면, 손에서 시작된 힘이 지면까지 고스란히 전달된다. 힘은 우리 몸을 관통해 흐르며, 그 과정에서 에너지가 옆으로 새거나 비효율적으로 분산되지 않는다. 결과적으로 움직임은 효율적이고, 미세 손상도 예방된다. 우리가 걸음을 내디딜 때마다 이 원리는 작동하고 있다.

곧게 선 자세에서는 뼈가 균형 있게 정렬되어 있기 때문에, 중력의 힘이 몸을 통해 땅으로 '깨끗하게' 통과할 수 있다. 마치 잘 쌓인 블록이 쉽게 무너지지 않듯이, 뼈가 균형 있게 정렬되면 자세를 유지하는 데 근육의 힘은 거의 필요하지 않다. 골격의 연결 구조를 시각화해보는 것은 어떤 움직임이 효율적인지를 보다 단순하고 직관적으로 이해하는 데 도움이 된다.

———

이것이 바로 반다(bandha)다. 특정 근육군을 조이거나 긴장시키는 것과는 아무 관련이 없다. 이는 아쉬탕가 요가 수련자들이 흔히 빠지는 대표적인 오해이기도 하다. 반다는 정렬된 유동성 속에서 생겨나는 에너지의 효율성이다.

\* \* \* \* \*

✎ 좋은 움직임이란 단순히 신체 각 부위 간의 조화로운 협응이나 상호작용만을 의미하지 않는다. 그것은 본질적으로, 우리 몸의 구조가 환경과 어떻

게 관계를 맺고, 특히 예기치 않은 변화에 어떻게 반응하는지를 말한다. 다시 말해, 좋은 움직임이란 변화하는 환경에 능동적으로 적응하고 반응하는 능력을 품고 있다는 뜻이다.

———

요가 교사로서 내가 보기에, 가장 뛰어난 학생은 가장 강하거나 유연한 사람이 아니다. 새로운 정보를 가장 잘 받아들이고, 그것을 자기 몸에 자연스럽게 통합할 수 있는 사람이다. 여기서 말하는 정보란 단지 외부에서 오는 것(교사를 포함해서)만이 아니다. 자신의 내면에서 솟아오르는 감각과 신호들도 포함된다.

놀랍게도, 신체적으로 강하거나 유연한 학생일수록 이러한 감각적 수용성과 통합 능력에서는 오히려 더 취약한 경우가 많다.

반다를 잘 체득해온 사람은 변화하는 내적·외적 조건에 자연스럽게 적응할 수 있다. 반다는 결국, 자신과 환경 사이에 끊김 없는 관계를 맺는 능력이기 때문이다.

\* \* \* \* \*

✎ 우리는 몸의 여러 부위에서 끊임없이 발생하는 감각 정보의 흐름에 주파수를 맞출 수도 있고, 반대로 선택적으로 차단할 수도 있다. 실제로 우리의 의식이 인식하는 감각은 이 흐름 중 극히 일부에 지나지 않는다. 하지만 특정 부위에 주의를 집중하면, 그곳에서의 감각을 새롭게 발견하고 더 섬세하게 인식할 수 있다.

예를 들어, 지금 이 순간 다음의 감각들에 집중해볼 수 있다:

- 숨을 들이쉴 때 코를 통과하는 공기의 감각
- 의자에 닿아 있는 왼쪽 좌골의 느낌
- 셔츠가 등에 닿는 부드러운 감촉

이전에는 인지하지 못했던 감각 정보가 이제 의식의 영역으로 들어오면서, 뇌의 해당 부위에서 신경 활동이 활성화된다. 그렇게 우리는 본래 존재하고 있었지만 '느끼지 못했던' 감각들을 인식하게 된다.

　이러한 의식의 집중은 신경가소성과 운동 학습을 촉진하는 데 있어 필수적인 요소다. 깊은 몰입 상태(흔히 '집중의 흐름'이라고도 불리는 상태) 속에서 이루어지는 연습은 기술 향상에 있어 가장 큰 발전을 이끌어낸다. 수행이 깊은 사람들은 이런 몰입 상태에 오래 머무는 능력이 탁월하다. 반면, 주의 집중이 익숙하지 않은 사람들은 학습 속도 자체가 느릴 수밖에 없다.

　흥미로운 점은, 일부 행동 연구자들이 특정 활동에서 나타나는 '타고난 재능'이 사실은 이 몰입 능력, 곧 집중의 흐름에 자연스럽게 진입하는 능력으로 설명될 수 있다고 지적한다.

———

　신체 기술이나 정보는 수련을 깊게 만드는 데 있어 어디까지나 부차적인 요소일 뿐이다. 신체 기술에만 집중하거나, 지나치게 많은 정보를 전달하는 가르침은 오히려 수련을 방해할 수 있다.

　수련을 진정으로 깊게 만들고, 자신과의 관계를 더 깊이 있게 해주는 핵심은 따로 있다. 그것은 바로 체득된 호흡과 감각에 온전히 집중하며, 그 미세한 결을 섬세하게 알아차릴 수 있는 '집중된 감각'을 기르는 것이다.

\* \* \* \* \*

　✎ 움직임도 마찬가지다. 신경계는 다양한 동작을 처리할 때, 소수의 기본적인 움직임들을 조합해 더 복잡한 움직임을 만들어내는 방식으로 작동한다.

　이 말은 곧, 기초 구성 요소 중 하나라도 부족하거나 손상되면 그 위에 쌓인 전체 구조가 영향을 받을 수 있다는 뜻이다. 마치 언어에서 기본적인 단어나 철자가 부족하면 문장을 제대로 만들기 어려운 것처럼, 움직임에서도 핵심적인 기초 동작이 빠지면 일상의 다양한 움직임이 제한되거나 부자연스러워진다.

　그래서 만약 단 하나의 움직임만 개선할 수 있다고 한다면, 특정 상황에만 필요한 고난도의 특수 동작보다는 다양한 활동으로 확장 가능한 '기본적인 동작'을 선택하는 편이 훨씬 효과적이다. 예를 들어, 내가 스쿼트 동작을 개선하면 골프 스윙, 농구 슛, 테니스 서브 같은 다른 움직임도 함께 향상될 가능성이 크다. 이 동작들 모두 스쿼트라는 기본 동작 위에 놓여 있기 때문이다.

게다가 일상생활에서도 의자에 앉거나 바닥에서 물건을 줍는 일이 훨씬 더 편안하고 기능적으로 바뀔 수 있다. 스쿼트가 개선되면 고관절, 무릎, 허리에 가해지는 기계적 부담도 자연스럽게 줄어든다. 반면, 테니스 서브처럼 특정 기술 하나만을 개선한다면, 해당 기술은 향상되겠지만 다른 움직임에는 거의 영향을 주지 않는다.

이런 이유로 우리는 움직임을 훈련할 때, 단일 상황에만 적용되는 고난도 기술보다는 다양한 맥락에 걸쳐 확장 가능한 기초 동작들을 먼저 연습하는 것이 바람직하다. 교정 운동, 물리 치료, 기능적 움직임 훈련 등에서도 기본 동작을 우선적으로 다루는 이유가 바로 여기에 있다.

———

이런 맥락에서 숙련된 아쉬탕가 요가 교사라면, 프라이머리 시리즈 초반부에 담긴 기초 동작들이 충분히 숙달되기 전까지는 학생이 고난이도 아사나나 복잡한 빈야사로 넘어가도록 허용하지 않는다. 고난이도 아사나란 사실상 기초적인 움직임 형식들이 좀 더 복잡하고 낯선 방식으로 결합된 것에 불과하다. 기본 동작을 바르게 익힌 사람은 고난이도 아사나도 별다른 가르침 없이 자연스럽게 해낼 수 있다. 반면, 기본기를 놓친 사람은 계속해서 어려움을 겪게 되며, 복잡한 자세로 갈수록 교사의 지속적인 보조 없이는 수련이 어렵다.

따라서 실력 있는 아쉬탕가 요가 교사는, 학생을 무리하게 어려운 자세로 밀어붙이기보다는 오히려 수련을 보다 기초적인 단계로 되돌려, 반드시 필요한 움직임들을 충분히 익히도록 안내할 것이다. 이러한 접근은 단기적으로는 학생에게 좌절감을 줄 수도 있고, 즉각적인 만족감을 주지 못할 수도 있다. 하지만 장기적으로는 훨씬 더 건강하고 자율적인 수련, 곧 자기 안에서 힘을 발견해가는 수련으로 이어진다.

* * * * *

✎ 생후 처음 2년 동안, 아기들은 바닥에 누워 아무것도 할 수 없던 존재에서 몸을 뒤집고, 앉고, 기어 다니고, 일어서고, 걷고, 물건을 조작하며 부모를 정신없이 만들 정도로 역동적인 생명체로 성장한다. 이 시기의 운동 학습 속도는 놀라울 만큼 빠르다. 유아들은 마치 올림픽 역도 선수처럼 완벽한 자세로 스쿼트를 하고, 그들의 머리 위치나 정렬은 어떤 물리치료사라도 감탄할 정도다. 움직임 하나하나엔 군더더기가 없고, 때로는 선승(禪僧)의 동작처럼 우아하게 느껴지기까지 한다.

놀라운 건, 이런 최적의 움직임 패턴이 어떤 설명이나 지침 없이도 자연스럽게 나타난다는 사실이다.

———

수십만 년 동안, 우리의 호모 사피엔스 조상들은 숲과 초원을 능숙하게 가로지르며, 오늘날의 올림픽 선수들도 부러워할 만큼 유연하고 민첩하게 움직였다. 인간 유기체의 본능적이고 동물적인 지능은, 환경과 기능적으로 조화를 이루며 움직이는 법을 자연스럽게 터득한다. 그 과정에 이성적이고 지적인 설명은 필요하지 않다.

그래서 나는 현대 요가 수련자들과 일부 학자들이 해부학이나 생리학 같은 현대 지식이 '요가 자세 수련에 필수'라고 주장할 때마다 당혹감을 느낀다. 내게 '99%의 실천, 1%의 이론'이라는 말은, 체득된 동물적 지능(99%)과 과학적 해부학 지식(1%)이 수련에 기여하는 비중을 의미한다.

모든 요가 수련자나 교사가 해부학과 생리학을 반드시 배워야 한다는 주장, 그것은 마치 아기가 걷고 움직이는 법을 배우기 위해 해부학 책을 공부해야 한다는 주장만큼이나 터무니없다.

우리의 선사 시대 조상들은, 마치 유아들처럼, 배우지 않아도 탁월하게 움직이는 능력을 갖고 살았다. 그런데 우리는 이 너무도 명백한 사실을 어쩌다 잊게 된 걸까?

요가 아사나는, 우리가 태어날 때부터 본능적으로 지니고 있던 체화된 동물지능의 불꽃을 다시 일깨워주는 아름다운 기회다. 하지만 많은 현대인들은 성인이 되어 문명 사회로 진입하면서, 이 소중한 능력을 점점 잊고 외면하게 되었다.

요가 자세를 해부학적 공식이나 처방으로 축소해 버리는 것은, 요가의 심장과 영혼을 빼앗아가는 일이다. 우리는 이미 삶의 다른 많은 영역에서 그렇게 빼앗겨 오지 않았던가?

*****

✎ 뇌에서 기억을 저장하는 부위는 이 자세가 작년 몇 주간 심한 요통을 겪었던 바로 그 자세임을 즉시 떠올린다. 또 다른 부위는 의사에게서 들었던 '디스크 탈출'이라는 단어를 떠올리고, 또 다른 부위는 자신이 더 이상 일을 할 수 없을지도 모른다는 두려움과, 산재 보상을 청구해야 할지도 모른다는 가능성을 떠올린다.

이렇게 인식은 즉시 강한 걱정과 미래에 대한 불안을 불러일으키고, 머릿속에 온갖 재앙적 생각들이 떠오르게 된다.

이 모든 감각 입력은 뇌에서 무의식적으로 즉각 처리되고, 필터링되며, 분석되고 통합된다. 그리고 뇌는 본질적으로 두 가지 질문을 던진다.

"이건 정말 위험한가?"

"이 상황에 통증이라는 경보가 필요한가?"

결국 우리가 느끼는 통증은, 뇌가 이 질문들에 어떻게 응답하느냐에 따라 결정된다.

'정말로 뇌가 이렇게 빠르고 복잡한 사고를 할 수 있을까?' 하고 의심이 들 수도 있다. 여기서 '체커보드 착시 현상'을 떠올려보자. 체크무늬 위에 반사되는 빛의 의미를 해석할 때, 뇌는 순간적으로 교차하는 색의 패턴, 주변 그림자의 존재, 맥락까지 고려해 판단을 내린다.

통증 경보 시스템도 이와 비슷하다. 수많은 무의식적 계산과 해석이 한순간에 이루어진다. 같은 전굴 동작을 수행하고, 같은 수준의 기계적 손상과 감각 자극을 겪지만, 전혀 다른 인지적·감각적 맥락을 지닌 사람을 상상해보자. 이 사람은 균형 있게 움직이고, 이전 통증에 대한 기억도 없으며, 허리 부상에 대한 두려움도 없다. 또한 통증 교육을 통해 요통이 반드시 조직 손상을 의미하지는 않는다는 사실을 알고 있고, 재정적·사회적 지원도 충분하며, 미래에 대해 낙관적인 태도를 지닌다. 이 사람이 앞선 사람과 동일한 통증을 경험할까? 아마도 아닐 것이다.

통증이 얼마나 복잡하고 개인화된 현상인지를 보여주는 또 다른 중요한 포인트는 이것이다. 통증은 뇌가 신체를 보호하기 위해 선택할 수 있는 '유일한 출력'이 아니다. 움찔거림, 절뚝거림, 근육 경직, 뻣뻣함 같은 움직임 반응, 자율신경계의 변화(예를 들어 투쟁-도피 반응), 또는 면역 반응(예를 들어 염증 유발) 등도 가능하다. 혹은 이 모든 반응이 다양한 비율로 조합되어 나타날 수도 있다.

———

특정한 자세나 동작(요가든, 그 외 활동이든)에서 경험하는 통증이 단순히 잘못된 정렬이나 연조직 손상 때문인 경우는 생각보다 드물다. 우리가 경험하는 통증이라는 현상은 존재의 모든 층위에서 비롯된 수많은 상호 연결된 요인들이 복합적으로 작용한 결과다.

나는 수련 중에 느껴지는 통증과 불편함을, 나의 반응 습관 패턴(삼스카라 / 샹카라)을 관찰하고 전환할 수 있는 흥미로운 기회로 받아들인다. 의식 구조가 미묘하게 바뀌기만 해도, 아사나에서의 경험은 물론, 통증이나 불편함에 대한 인식 자체가 완전히 달라질 수 있다. 이러한 변화는 매일 아침 매트 위에서 나 자신을 더 깊이 탐구하게 만드는 귀중한 연료가 되어준다.

내가 마지막으로 자세를 '수정'하거나 어떤 기술을 적용해 통증을 다뤘던 때가 언제였는지, 기억도 나지 않는다. 물론 그런 방식이 필요한 경우도 있지만, 신체의 여러 부위들이 서로, 그리고 대지와 어떤 관계를 맺고 있는가는 우리가 경험하는 복잡하고 다층적인 현상 속에서 단지 하나의 작은 요소일 뿐이다.

그런데도 많은 요가 교사와 수련자들이 아사나와 빈야사라는 이 다차원적 경험 속에서 여전히 정렬과 조직 손상 같은 표면적인 측면에만 매달리는 모습을 보면 아쉽다. 나는 어떤 교사들이 학생의 움직임을 보기도 전에, "당신의 통증은 이 정렬 문제 때문이에요"라고 단정 짓는 모습을 여러 번 목격했다. 그리고 곧장 자신이 따르는 교조적 정렬 원칙을 적용하려 한다. 이런 접근이 대부분 효과적이지 않다는 건, 굳이 말하지 않아도 알 수 있다.

\* \* \* \* \*

✎ 비자발적인 보호 메커니즘은 단지 통증을 유발하거나 움직임을 제한하는 데서 끝나지 않는다. 이 메커니즘은 유연성, 지구력, 협응력, 심지어 힘의 표현 방식에도 영향을 미치며, 우리가 가진 신체적 잠재력을 완전히 펼치지 못하도록 만든다.

이를 더 잘 이해하려면, 과보호적인 엄마가 청소년 아들과 함께 차를 타고 가는 장면을 떠올려보자. 엄마는 아들이 조금이라도 위험하다고 느끼는 순간, 본능적으로 브레이크를 밟는다. 이 경우 차의 속도는 엔진 출력이 아니라, 엄마가 느끼는 '위험의 정도'에 따라 제한된다.

우리의 신경계도 이와 마찬가지다. 우리가 표현할 수 있는 힘, 유연성, 지구력, 협응력은 결국 뇌가 각 움직임을 얼마나 '위협적'으로 인식하느냐에 달려 있다. 비록 발목을 삐거나 햄스트링을 다치는 일이 요즘 우리의 삶에서 치명적인 사건처럼 느껴지지 않을 수 있지만, 우리의 신경계는 그러한 손상이 생존을 좌우하던 환경에서 진화해왔다는 점을 잊어선 안 된다. 그래서 뇌는 항상 우리의 움직임을 조절하는 감독관처럼 작동하며, 너무 세게, 너무 빠르게, 너무 멀리, 너무 오래, 혹은 너무 복잡한 패턴으로 움직이지 않도록 통제한다.

———

이 장에서 하그로브는 중추신경계의 보호 메커니즘이 우리의 수행 능력에 어떤 식으로 영향을 주는지를 설명한다. 그는 이러한 메커니즘이 힘이나 유연성, 지구력의 한계를 규정하는 가장 큰 요인 중 하나라고 말한다.

나는 하그로브가 인간의 움직임을 바라보는 시각에 깊이 공감한다. 그는 단순한 생체역학적 설명을 넘어서, 우리가 실제로 경험하는 '움직임'이라는 현상 전체에 작용하는 다양한 요소들을 인정한다. 다만 아쉬운 점은, 그의 설명에서 뇌나 중추신경계와 신체를 별개의 존재처럼 다루는 언어가 반복된다는 것이다. 나의 경험상, 인간을 구성하는 여러 요소들(몸, 뇌, 마음, 정신 등)을 인위적으로 분리해서 사고하려는 태도 자체가 근본적인 오류다. 데카르트 이후 퍼진 과학적 환원주의는 이 오류를 더욱 공고히 해왔다. 하지만 실제로 존재는 하나의 유기적 전체이며, 기능적으로 분리되지 않는다. 문제는 현대 과학이 이를 뒷받침할 언어를 아직 갖추지 못했다는 데 있다.

샤랏 선생님은 종종 "몸은 괜찮은데 마음이 뻣뻣하다"고 말씀하신다. 하그로브가 이 장에서 말하고자 하는 핵심과 정확히 맞닿은 이야기다. 이는 단지 아사나 수련에만 해당하는 것이 아니라, 삶 전반에서 성과를 판단할 때 자주 간과되는 중요한 요소이기도 하다.

나는 지난 16년간 매일 아쉬탕가 요가를 수련해 오면서 한 가지 확신을 갖게 되었다. 실제 움직임에서 '무엇이 가능한가, 불가능한가'를 결정짓는 데 있어, 순수한 생체역학적 요소는 의식과 무의식 사이에서 작동하는 인식의 힘에 비하면 훨씬 덜 중요하다는 것이다. 특히 의식과 무의식 사이에 흐릿하게 존재하는 인식의 경계는 매우 흥미로운 영역이다. 아사나가 어느 날 자연스럽게 '열리게 되는' 그 순간은 대부분 이 경계에서 일어난다.

자신이 실천했던 경험들 전체(특히 무엇이 가능하고, 무엇이 불가능한가에 대한 인식)를 향해 평정심을 갖는 것, 그것이야말로 진짜 가능성을 여는 황금 열쇠다. 나는 새벽 2시 30분, 몸이 피곤하고 여기저기 욱신거릴 때도 매트 앞에 선다. '오늘은 도저히 못 하겠는데…' 싶은 날이면, 그 생각에 휘둘리지 않고 조용히 이렇게 말한다. "그래, 어디 한 번 해보자." 그러면 거의 99퍼센트의 확률로, 나는 '결국 해낼 수 있다'는 걸 몸으로 경험하게 된다.

아쉬탕가 요가,
지혜로운 몸,
그 변화의 원리

# '움직임의 동종요법'
## 아쉬탕가 요가 수련에 있어서

— 2019년 11월 —

최근에 운동 치료사 그렉 레먼(Greg Lehman)의 팟캐스트 인터뷰를 들었다. 나는 그의 운동, 통증, 병리학에 대한 관점에 깊이 공감하며, 그의 아이디어를 내 'Spacious Yoga' 페이스북 페이지에서 여러 차례 공유한 바 있다. 이 인터뷰에서 나는 아쉬탕가 요가 수련에 적용할 수 있는 몇 가지 흥미로운 개념을 발견했다.

그중 가장 인상 깊었던 개념은 바로 '움직임의 동종요법(Movement Homeopathy)'이었다. 이 개념은 고통스럽거나 부상을 유발했던 움직임이라 하더라도, 그 움직임을 아주 작은 단위로, 가볍고 안전한 방식으로 다시 수행함으로써 몸을 재훈련하거나 재학습할 수 있다는 것이다. 움직임의 동종요법은 아쉬탕가 요가 수련 중에 일어나는 부상이나 과도한 통증에서 회복하기 위한 나의 접근 방식을 정확하게 설명해준다. 그리고 이는 두려움을 유발하는 새로운 자세를 배울 때에도 똑같이 적용된다.

일반적인 의료 조언은 부상이나 심한 통증, 염증이 있을 때 완전한 휴식을 취하거나, 해당 움직임을 아예 피하라고 한다. 이때 얼음찜질을 포함한 처치가 함께 권장되기도 한다. 하지만 나와 함께 수련하며 통증이나 부상을 경험한 사람들은 알 것이다. 나는 이러한 표준적인 절차를 추천하지 않는다. 움직임을 회피하거나 통증 부위에 얼음을 대는 행위는, 감정적·인지적 차원을 포함한 트라우마 반응을 신체, 마음, 신경계에 고착시킨다. 결국 이는 장기적인 회복과 해소를 방해하게 된다.

우리가 특정 움직임을 피하라는 조언을 따를 때, 그 움직임을 계속하면 현재의 손상이나 통증이 더 악화될 것이라는 생각에 사로잡힌다. 이러한 믿음은 두려움, 불안, 혐오 같은 정서적 반응 패턴(삼스카라)을 낳고, 이미 겪고 있는 불편함을 더 깊고 복잡하게 만든다. 이러한 상태에서 지속적으로 움직이거나 아예 움직이지 않는다면, 회복이나 긍정적인 해결로 나아가기란 거의 불가능하다. 이처럼 신체, 마음, 신경계 전반에 걸쳐 높아지는 긴장감은 치유를 억제하고, 불편함을 일으키는 악순환을 형성한다. 나는 수년간 신중하고 의식적인 수련을 해오면서도 만성 통증을 계속 호소하는 요가 수련자들을 많이 봐왔다. 그들은 통증을 일으켰던 움직임을 피하거나 아예 수련에서 제외했지만 여전히 고통을 느꼈다. 이 모든 사례에서 공통적으로 관찰한 것은 특정 움직임이나 수련의 일부에 대해 깊은 두려움, 불안, 자기 불신이 자리하고 있었다는 점이다.

통증을 다루는 또 다른 접근 방식은 신체 정렬 문제를 해결하려는 것이다. 많은 이들이 '건강한 정렬'을 따르면 통증이 사라질 거라 기대하지만, 실제로는 특정 정렬 원칙에 집착하면서도 여전히 고통을 겪는 경우가 많다. 이 경우에도 '나쁜 정렬'로 기울어지는 것에 대한 불안과 긴장이 생긴다. 이렇게 특정 원칙에 집착하며 생기는 정서적·신체적 긴장감은 통증과 트라우마를 더욱 깊게 고착시키며, 어떤 경우엔 오히려 통증을 악화시키기도 한다.

위의 예들처럼, 처음에는 단순한 물리적 불편에서 시작된 통증이 시간이 지나면서 심리적 집착과 정서적 반응 패턴(삼스카라)에 의해 유지되고 확대된다. 초기에 있었던 외상이 이미 사라졌음에도 불구하고, 통증을 피하거나 통제하려는 여러 기술들이 오히려 통증을 강화하고, 그 지속 기간을 쓸데없이 늘리는 복잡한 악순환의 고리를 만들어낸다.

얼음찜질은 심한 외상이나 급성 통증에 한해 일시적으로 염증을 줄이는 데 도움이 될 수 있다. 그러나 만성 증상의 경우에는 장기적인 회복에 기여하지 못한다. 염증은 본래 치유를 위한 자연스러운 생리 반응이다. 이는 자가 재생과 복구를 가능하게 하는, 신체의 직관적이고 유기적인 지능의 일부다. 특정 부위를 차갑게 식히면, 그 부위로 향하던 생명력과 의식의 흐름이 차단된다. 이는 고통을 피하기 위해 해당 부위를 움직이지 않는 것과 다르지 않다.

물론 상황에 따라 움직임 제한이나 정렬 교정, 염증 완화 같은 접근이 일시적으로 도움이 될 수는 있다. 하지만 나는 이러한 방식의 중요성을 낮게 평가하며, 많은 경우 권장하지 않는다. 이들은 일시적인 통증 완화에는 기여할 수 있지만, 장기적인 치유나 아쉬탕가 요가 수련이 불러오는 창조적 자기 변형의 흐름에는 오히려 방해가 될 수 있다. 통증을 억제하는 모든 기술은 일정 부분에서 의식, 직관적 지능, 생명력의 흐름까지 함께 억제하게 되며, 그로 인해 수련이 정체되고 치유가 지연된다.

이러한 차단 전략은 대부분 고통이나 특정 움직임과 관련된 체화된 경험을 회피하는 방식으로 작동한다. 그 결과 신체·마음·신경계 전반에 걸쳐 두려움과 혐오의 정서가 깊게 각인된다. 움직임에 대한 신뢰 부족은 곧 자기 자신에 대한 신뢰 부족, 수련에 대한 신뢰 부족, 그리고 자신과 수련의 관계에 대한 신뢰 부족으로 이어진다. 그 결과 본래 타고난 체화된 직관과 치유 지능은 억제되고, 추상적이고 이성적인 사고가 신체의 움직임을 대신 지배하게 된다. 그렇게 비체화된 수련, 신체와 단절된 자기 경험, 그리고 깊게 각인된 신체적·정서적 긴장만이 남게 된다.

레먼이 인터뷰에서 언급한 또 하나의 중요한 점은, 바로 '통증 없는 상태'라는 목표나 기대의 오류다. 많은 의학 및 물리치료 분야에서는 환자들에게 통증을 1에서 10까지의 척도로 평가하라고 한다. 10은 가장 심한 통증, 1은 가장 약한 통증을 의미한다. 레먼은 모든 사람이 '2나 3 수준'까지 회복되어야 한다는 기대 자체가 현실적이지 않다고 지적한다. 이러한 잘못된 기대는 자세 중심의 요가 커뮤니티에도 깊이 스며들어 있다. "통증이 있다면 뭔가 잘못하고 있는 것이다."라는 말을, 존경받는 요가 지도자들에게서도 흔히 들을 수 있다. 나는 이런 경향에 동의하지 않는다. 레먼의 관점이 훨씬 더 깊이 공감된다.

우리가 앞서 말한 차단 기술들을 적용하는 대신, 움직임과 불편함 혹은 통증 그 자체에 능동적으로 참여할 수 있도록 자신을 허용할 때, 인간 유기체가 지닌 본래의 창조적 지능이 가장 효과적으로 작동할 수 있다. 부상당했거나 통증이 있는 부위로 혈류, 생명력, 직관적·의식적 인식이 흘러들어갈 때, 그와 함께 치유와 변화를 가능케 하는 지능 또한 유입된다. 염증과 통증은 이 과정에서 피할 수 없는 일부다.

우리는 이 과정 속에서 창조적 치유 에너지와 지능은 유지하면서, 염증과 통증 같은 불쾌한 부분은 피하고 싶어 할 수 있다. 그러나 이 둘은 분리될 수 없다. 인간 유기체는 20억 년에 걸친 진화를 통해 지금의 정밀한 자가조직화 시스템으로 조율되어 왔다. 치유 과정에서 일어나는 쾌와 불쾌는 함께 작동하는 것이지, 몇 가지 생체 해킹을 통해 인위적으로 떼어낼 수 있는 게 아니다. 통증은 유기체가 지닌 타고난 지능의 한 표현이다. 이를 억제하거나 피하려는 시도는 결국 우리 안에 내재된 동물적 지능의 다른 중요한 측면들까지 함께 차단하고 약화시킨다.

만약 우리가 자기 변화와 자기 진화를 진정으로 원한다면, '통증 없는 수련'이나 '통증 없는 삶'을 목표로 삼는 것은 바람직하지 않다. "고통 없이는 얻는 것도 없다(No Pain, No Gain)"라는 말이 "통증이 있다면 뭔가 잘못하고 있는 것이다"보다 훨씬 더 적절하다. 통증이 없다면 인식이 깊어지고, 창조적 직관 지능이 활성화되는 데 필요한 자극이 사라지기 때문이다. 통증 없는 삶과 수련은 쉽게 안주와 정체로 이어질 수 있다.

나에게 통증은 자기 진화의 원동력이 되는 창조적 에너지다. 불편함이 없다면 극복할 도전도 없고, 변화로 이어질 자극도 없다. 진화생물학은 이 원리를 훨씬 더 큰 맥락에서 설명해준다. 생물학적 진화의 주요 동력 중 하나는 '적응'이며, 환경이 더 도전적으로 변할수록 이 힘은 더욱 강력하게 작동한다. 적응은 문제

(보통 고통을 수반하는 문제)에 대한 창조적 반응으로 일어나며, 이러한 역동성이 진화 과정을 지속시킨다. 고통이나 도전, 즉 적응적 반응을 요구하는 상황이 없다면 생명의 창조적 진화는 그 자체로 정체된다.

우리가 계속 성장하고 변화하기를 원한다면, 직면한 문제와 그로 인한 불편함을 의식적으로 경험해야 한다. 그래야 그 경험을 통해 적응적 반응의 창조적 흐름이 일어나고, 우리를 더 깊은 변화로 이끌 수 있다.

이런 문제에 대한 창조적이고 유기적인 반응 흐름은 아쉬탕가 요가 체계에서 아사나와 빈야사를 순차적으로 배워가며 인간 유기체를 재구조화하는 과정과 정확히 일치한다. 이와 관련해 나는 '아쉬탕가 요가 수련에서 통증 해소에 관한 시스템적 사고 관점'이라는 에세이에서 더 자세히 설명한 바 있다. 인간의 몸과 그 안의 다양한 시스템이 서로, 그리고 외부 환경과 관계 맺는 방식은 매우 창조적이고 섬세하며, 장기적인 여정 속에서 변화해간다. 아사나와 빈야사 시퀀스를 반복적으로 적용할수록, 몸의 자가조절 시스템은 이러한 의도된 자극에 반응하며 스스로를 계속 새롭게 배열하고 재구성해 나가야 한다.

이 창조적 과정에 염증과 통증이 수반된다는 것은 의심의 여지가 없다. 창조적 에너지와 지성이 동원되는 과정에서, 일정 수준의 통증과 염증 없이 신체 구조의 변화가 일어나리라 기대하는 것은 인간 유기체의 본질과 그 변화 과정에 어떻게 참여하는지를 근본적으로 오해하는 것이다. "통증이 있다면 뭔가 잘못하고 있는 것"이라는 말은, 그것이 아무리 자주 들리는 표현이라 해도, 깊은 통찰에서 비롯된 것이라고 보기 어렵다.

아쉬탕가 요가와 같은 수련 체계에서 얻는 예술성과 기술은, 창조적인 변화를 지속 가능하게 만들기 위해 수련의 변수들을 어떻게 조절할지를 이해하는 데 있다. 이 과정에서 일정 수준의 통증과 염증은 수반되지만, 그것이 일상생활의 기능을 과도하게 방해하지 않는 범위여야 한다. 가장 핵심적인 요소는, 어떤 시퀀스를 얼마나, 그리고 얼마나 빠르거나 느리게 추가할지를 결정하는 것이다.

내 생각에 마이솔 수업을 이끄는 교사의 가장 중요한 역할은, 각 학생이 창조적 변화를 안전하게 지속할 수 있도록 시퀀스의 양과 단계, 추가 속도를 조율하는 것이다. 또는 부상이나 과도한 통증이 있을 때, 회복과 치유를 위한 방향을 제시해주는 역할을 하기도 한다.

마이솔 수업의 교사는 각 학생과 그들이 수련 중인 특정 시퀀스 사이에서 발생하는 장기적인 변형의 역학을 관리하는 사람이다. 많은 학생들은 마이솔 수업의 가장 큰 장점을 몇몇 아사나에서 '좋은 교정'을 받는 것이라고 생각하지만, 경험 많고 노련한 교사는 아쉬탕가 체계가 인간의 몸을 어떻게 재구성하고 재조직하는지를 자신만의 체화된 경험으로 깊이 이해하고 있으며, 그 이해를 바탕으로 훨씬 더 섬세하고 본질적인 지침을 제공한다.

가끔 열정적인 예비 수련생들로부터 "선생님과 이틀밖에 수련할 수 없지만, 그 시간 동안 최대한 많이 배우고 싶습니다"라는 이메일을 받는다. 나는 보통 아무 말도 하지 않지만, 속으로 미소를 지으며 이렇게 생각한다.

"아무것도. 이틀이라는 짧은 시간 안에 내가 당신에게 이 수련에 대해 가르쳐줄 수 있는 것은 아무것도 없습니다. 다만, 당신이 안전하게 수련할 수 있는 공간과 좋은 에너지를 제공해줄 수는 있죠. 하지만 이 수련이 실제로 어떻게 작동하는지를 배우고 싶다면, 최소한 한 달은 필요합니다. 그래야만 당신의 수련 속에서 일어나는 변화의 역학이 내 지도에 반응하기 시작할 수 있습니다."

아사나 시퀀스와 자신 사이의 관계를 깊이 있게 쌓아올리는 데는 긴 시간이 필요하다. 그리고 그 과정에서 교사의 영향력이 서서히 드러나며, 그것이 삶을 변화시키는 힘으로 작용하기까지도 역시 시간이 걸린다.

이제 아쉬탕가 수련에서의 '움직임 동종요법'에 대해 좀 더 구체적으로 이야기해보자. 내가 부상이나 과도한 구조 변화로 인한 통증을 겪는 수련자에게 주로 권하는 것은, 수련을 멈추지 말고 계속하되, 보다 짧고 기본적인 형태로 돌아가라는 것이다. 동종요법적 접근이란 통증이나 부상을 유발했던 바로 그 움직임으로 '치유'를 시도하는 것이다. 단, 그 강도와 양을 줄여서 유기체의 직관적 지능이 그것을 더 잘 소화하고 통합할 수 있도록 돕는다.

이렇게 하면 창조적 지능이 구조적 재구성이나 치유 과정에 계속 흘러들되, 그 속도와 강도가 완화되어 유기체에 가해지는 부담이 줄어든다. 속도를 늦추고 강도를 낮춤으로써, 직관적 지능은 문제의 움직임 패턴에 더 부드럽고 효과적으로 적응할 수 있다. 우리가 여전히 움직이고 있고, 심지어 통증이 있는 움직임을 수행하고 있다는 사실만으로도, 우리 안의 동물적 본능은 그 문제를 해결해야 한다는 신호를 받게 된다. 그렇게 유기체의 창조적 적응 반응이 계속 작동하며, 그 과정을 통해 통증이나 불편함이 궁극적으로 해소되는 방향으로 진화가 일어난다.

시간이 흐르며 통증과 불편함이 줄어들고, 자신과 자신의 수련에 대한 신뢰가 커지면 아사나의 강도나 수련 양을 점차 늘려갈 수 있다. 다시 말해, 적응 지능이 더욱 강하고 유능해질수록 우리는 더 많은 자세, 더 깊은 수준의 도전으로 자신에게 자극을 가할 수 있게 된다.

이 동종요법적 접근을 얼마나 오래, 어떤 강도로 유지해야 하는지에 대한 정해진 공식은 없다. 심한 경우엔 전체 시리즈나 복수 시리즈 수련을 멈추고, 태양경배와 서서 하는 기본 자세만 포함된 간단한 수련으로 돌아가야 할 수도 있다. 어떤 경우에는 마지막 아사나 하나만 살짝 약하게 하는 것으로도 충분할 수 있다. 때로는 며칠, 혹은 일주일이면 되지만, 다른 경우에는 몇 달, 몇 년간 이어져야 할 수도 있다. 이는 각 개인의 상황에 따라 달라지며, 훌륭한 교사는 이 맞춤형 '처방'을 도울 수 있어야 한다.

궁극적으로 이러한 '동종요법적 수련량'을 조절할 수 있는 진짜 열쇠는, 자신의 몸에 대한 체화된 경험과 통증, 염증, 구조적 변화라는 생생한 현상들을 기꺼이 대면하려는 태도에 달려 있다.

이 원칙은 통증이나 염증이 전혀 없을 때, 새로운 자세나 움직임을 배우는 과정에도 똑같이 적용된다. 처음엔 불가능해 보이고 두려움을 일으키는 자세도, 동종요법처럼 조금씩 '맛보듯' 시도해보면 훨씬 더 수월하게 다가올 수 있다.

나는 어떤 어려운 자세를 학생에게 처음 가르칠 때, 그 자세를 완전히 수행하지 못한다고 해서 처음부터 강하게 교정하려 하지는 않는다. 대신 학생이 그 자세의 초기 단계나 변형된 형태를 스스로 탐색하게 두고, 그 과정에서 학생의 직관적 지능이 어떻게 적응하는지를 지켜본다. 만약 무리 없이, 과도한 긴장이나 충격 없이 최종 형태로 자연스럽게 이행할 수 있을 만큼 준비가 되었다고 느껴질 때만 약간의 물리적 안내를 더한다. 그렇지 않다면, 학생의 몸과 내면의 지능이 자연스럽게 조금씩 문제를 풀어가도록 두는 편이 훨씬 낫고, 더 지속 가능한 방식이다.

수년간의 지도 경험을 통해 나는 '적게 교정하고, 많이 관찰하는 것'이 결국 학생들이 자세를 오래도록 자기 것으로 만드는 데 가장 효과적이라는 사실을 배웠다. 내가 어떤 학생이 한 자세나 한 시퀀스를 완전히 자기 것으로 만들었다고 확신하는 순간은, 그 학생이 내 샬라를 떠나서도 나와 함께했을 때처럼 똑같이 안정적으로 그 자세를 수행할 수 있을 때다.

내 수련에서 세 번째 시리즈의 간다 베룬다사나(Gandha Berundasana)라는 고난이도의 자세와 관련된 경험은, 이 동종요법적 접근이 실제로 어떻게 작동하는지를 잘 보여주는 예다.

나는 10년도 더 전에 롤프 선생님과 이 자세를 처음 연습하기 시작했다. 처음엔 혼자 힘으로는 자세를 거의 시도조차 할 수 없었고, 롤프 선생님은 매일 내게 최종 자세까지 도달하도록 도와주셨다. 이 자세를 준비하는 건 항상 엄청나게 두려운 일이었지만, 시간이 지나며 그의 도움을 받는 상태에서만큼은 이 자세를 수행할 수 있다는 믿음이 조금씩 생겼다.

하지만 그 과정에는 동종요법적 접근이 전혀 없었다. 롤프 선생님은 내가 혼자 이 자세를 시도하도록 내버려 두신 적이 한 번도 없었다. 매번 전부 아니면 전무의 방식이었다. 그와 함께 있을 때는 '전부'였고, 집에 돌아와 혼자 수련할 때는 '전무'였다. 그의 도움 없이 이 자세를 시도하는 건 나에겐 너무도 두려운 일이었고, 결국 10년 넘게 이 자세는 내가 혼자서는 평생 해볼 수 없는 자세라고 받아들이게 되었다.

그런데 작년에 내 태도가 바뀌었다. 다음 마이솔 방문에서 샤랏 선생님과 수련하게 되면, 간다 베룬다사나를 하게 될지도 모르겠다는 생각이 들었기 때문이다. 이 자세를 다시 마주할 생각에 두려움이 밀려왔고, 샤랏 선생님은 내가 이 자세를 하지 못해도 이해해주실 거라고 스스로 위안을 삼았다. 실제로 이 자세를 완수하지 않고 세 번째 시리즈를 통과하는 학생들도 많다.

그 무렵 내 샬라에 친구 한 명이 방문했는데, 그는 최근 샤랏 선생님으로부터 이 자세를 받은 상태였다. 우리는 그 자세에 대해 이야기를 나눴고, 그는 "샤랏 선생님은 우리 둘 다 이 자세를 할 수 있기를 기대하실 거야."라고 말했다. 나도 그 말이 맞다는 걸 알고 있었다. 그리고 며칠 후, 간다 베룬다사나를 아주 유연하게 수행하는 또 다른 친구가 내 샬라에 들렀다. 이 두 사건이 내게 큰 영감을 주었고, 결국 집에서 이 자세를 다시 연습하기로 결심하게 되었다.

나는 진지하게, 그러나 성공에 대한 기대 없이 연습을 시작했다. 아주 소량의 동종요법적 접근으로 자세를 시도했고, 내 몸의 지능이 변화된 구조를 이해하고 통합할 수 있다고 느껴지는 지점까지만 들어갔다. 처음에는 이 자세의 기초 단계조차도 어려웠지만, 매일의 반복을 통해 유기체적 지능이 작동하기 시작했고, 놀라운 진전이 있었다.

약 6개월간의 꾸준한 연습 끝에, 나는 두 발을 손으로 잡고 최종 자세의 가장 기초적인 형태에 도달할 수 있었다. 이 상태는 약 한 달간 유지되었지만, 어느 날 갑자기 완전히 무너지고 말았다. 처음보다도 더 후퇴한 느낌이었다.

이럴 땐 어떻게 해야 할까? 할 수 있는 건 아무것도 없었다. 단지 처음부터 다시 시작하는 것뿐이었다. 그래서 다시 동종요법적 접근으로 들어갔다. 이번에는 최종 자세에 도달하기까지 다섯 달이 더 걸렸다. 하지만 이번엔 그 자세를 다시 잃지 않았다. 몇 달간 매일 최종 자세를 수행할 수 있었다.

흥미롭게도, 지금은 그 자세를 다시 멈춘 상태다. 왜냐하면 지금 나는 마이솔에서 샤랏 선생님과 수련 중이고, 아직 간다 베룬다사나까지 도달하지 않았기 때문이다. 이번 방문 중에 샤랏 선생님이 이 자세를 내게 주실지도 모르고,

그렇지 않더라도 집에 돌아가 다시 수련하게 되면 과연 예전처럼 바로 돌아갈 수 있을지, 아니면 또 한 번의 동종요법적 접근이 필요할지 지켜보는 중이다.

다행히 이제는 이 자세에 대한 두려움이나 긴장감이 없다. 지난 1년간의 수련 덕분에 이 자세에 대한 체득적 이해와 통합이 깊이 자리 잡았기 때문이다. 그래서 다음에 다시 도전하게 된다면, 이번엔 훨씬 빠르게 익숙해질 수 있으리라 기대하고 있다.

* * * * *

이 글을 마무리하던 중, 최근에 읽은 한 스포츠 치료 관련 기사가 내 글의 주제와 깊이 공명하고 있다는 사실을 깨달았다. 그렉 레먼의 인터뷰에서 제시된 관점을 뒷받침해주고, 내가 수련을 통해 체득한 통찰을 보완해주는 하나의 흥미로운 주석처럼 느껴졌다. 해당 기사에는 이렇게 쓰여 있었다:

"부상 부위에 얼음을 대는 것이 오히려 해로울 수 있다.1"

### 면책 조항 1

나는 그렉 레먼(Greg Lehman)의 작업이나 가르침을 대변하지 않는다. 그를 개인적으로 만난 적도, 직접 배운 적도 없다. 이 글에 담긴 그의 아이디어에 대한 해석은 어디까지나 내 개인적인 이해를 바탕으로 한 것이다. 그가 이에 동의할 수도, 동의하지 않을 수도 있다. 무엇보다 이 글의 모든 내용은 아쉬탕가 요가 수련을 통해 내가 직접 경험하고 얻은 통찰에서 비롯된 것이다.

### 면책 조항 2

이 에세이는 개념적이고 철학적인 내용을 중심으로 다루고 있으며, 특정 독

1. https://www.smh.com.au/national/putting-ice-on-injuries-could-be-doing-more-damage-than-good-20191011-p52zw0.html

자에게 주어지는 개별적 조언이 아니다. 각자의 몸과 삶은 서로 다른 맥락과 복잡성을 지니고 있기 때문에, 실제적인 조언은 내 샬라에서 함께 호흡하며 수련하는 학생들과의 구체적인 관계 안에서만 가능하다고 믿는다.

아쉬탕가 요가,
지혜로운 몸,
그 변화의 원리

# 마이솔의 새로운 샬라에서
## 샤랏 선생님과 함께한 마이솔에서의
## 다섯 번째 수련 여행

— 2019년 12월 —

최근 나는 인도 마이솔에서 샤랏 선생님과 함께한 다섯 번째 수련 여행을 마쳤다. 몇 차례의 여행이 지난 뒤로는 마이솔이나 샤랏 선생님과의 수련에 대해 새롭게 쓸 만한 이야기가 그리 많지 않았지만, 이번 여행은 분명한 차이가 있었다. 바로 샤랏 선생님이 새로 연 샬라에서 정규 수업을 받은 첫 번째 그룹에 속할 수 있었기 때문이다. 단순히 새로운 공간의 초기 학생이 되었다는 의미를 넘어, 개인적인 성장의 맥락에서도 특별하게 느껴졌던 시간이었다. 지금까지의 여행 중 가장 뜻깊었고, 특히 지난 1~2년간 소셜미디어를 통해 아쉬탕가 요가 커뮤니티 내에 퍼져 있던 불만 어린 목소리와 부정적인 분위기를 생각하면, 이런 긍정적인 경험을 함께 나누는 것이 더욱 의미 있다고 느껴졌다.

새 샬라는 고쿨람에서 약 10 km 떨어진 곳에 위치해 있다. 샤랏 선생님은 바로 전 시즌 동안 이곳에서 몇 차례 구령 수업을 진행하긴 했지만, 모든 정규 수업이 전부 새 샬라에서 이뤄진 것은 이번이 처음이었다. 수업이 이곳으로 완전히 옮겨졌다는 소식을 들었을 때, 매일 수련을 위해 이동수단을 타고 이동해야 한다는 생각에 솔직히 마음이 내키지 않았다. 이전에는 숙소, 식당, 가게 등 필요한 모든 것이 갖춰진 고쿨람에 머물며 샬라까지 걸어가는 것이 익숙했고, 그 소소한 이동 시간마저도 수련의 일부처럼 소중하게 여겨졌기 때문이다. 그런 나에게 매일 10 km를 스쿠터로 오가는 일은 적잖이 부담스러웠다.

하지만 실제로 새벽 시간의 도로는 대부분 한산해서 이동 시간은 10~15분 정도에 불과했다. 나는 이미 발리 우붓에서도 스쿠터로 통근하던 데 익숙했기 때문에 금세 적응할 수 있었다. 고쿨람에서 새 샬라까지 이어지는 주요 도로의 상태도 좋아서 며칠 안에 자연스럽게 익숙해졌다. 고쿨람 지역 내에서는 지금의 새 샬라처럼 넓은 공간을 확보하는 것이 사실상 불가능했기 때문에, 이동의 불편함은 새 샬라에서 누릴 수 있었던 여러 장점에 비하면 충분히 감수할 만한 것이었다.

새 샬라에서 가장 인상적인 점은 그 규모였다. 워낙 넓어서 구령 수업 시간에는 최대 300명의 학생이 들어가 함께 수련할 수 있었다. 이전에는 창고로 쓰였던 공간인 듯한데, 고쿨람의 옛 샬라에 몇 년 전 설치됐던 바닥과 비슷한 고품질의 마룻바닥이 새로 깔려 있었다. 샬라 주변 부지도 넓어서 'Depth N Green' 레스토랑이 인접한 건물에 간식과 음료를 파는 부스를 설치했으며, 수련 시간 동안 늘 볼 수 있었던 코코넛 가게도 그곳에 함께 자리를 잡았다.

샬라 내부는 매우 체계적으로 정돈되어 있었다. 동쪽에는 샤랏 선생님이 앉는 중앙 무대가 있었고, 그 앞에는 건설용 테이프로 표시된 76개의 매트 공간이 깔끔하게 정렬되어 있었다. 각 매트 공간은 여유 있게 마련돼 있었고, 전체 바닥 면적의 약 3분의 1을 차지했다. 나처럼 키가 큰 수련자들은 맨 뒤 두 줄에서 연습할 수 있었는데, 나는 맨 뒤 오른쪽 구석 자리를 맡았다. 오른쪽이나 뒤에 아무도 없어서 훨씬 더 여유롭게 수련할 수 있었던 점이 꽤 마음에 들었다.

샬라 북쪽 주 출입구와 매트 공간 사이에는 넓은 여유 공간이 있었고, 남쪽에는 이동식 칸막이들이 설치되어 마치는 자세를 위한 넉넉한 공간이 마련돼 있었다. 탈의실은 샬라의 가장 남쪽 끝에 자리 잡고 있었다.

이번이 새로운 공간으로 모든 수업을 옮긴 첫 번째 세션이었다는 점을 생각하면, 전체적인 시스템이 매우 인상적일 정도로 잘 운영되었다. 마이솔 수업은 매끄럽게 진행되었다. 새로운 교대조는 모두 샬라 출입문 바깥에서 대기하다가 한꺼번에 들어와, 뒤쪽 오른쪽 구석에 앉는다. 그러다 수련을 마친 사람이 한 명씩 마치는 자세(Finishing Postures) 구역으로 이동하면, 빈 자리에 차례대로 들어가는 방식이다. 나는 평소처럼 첫 번째 시간대에 배정되었고, 수업은 오전 5시 30분에 시작되었다. 이전 샬라보다 한 시간 늦게 시작하는 셈이었다. 도착은 무척 자유로웠다. 문은 4시 45분에 열렸고, 나는 보통 그쯤 오토바이를 타고 도착했다. 다들 여유롭게 들어와 매트를 깔고, 서두르지 않고 수련을 시작했다. 샤랏 선생님께서는 5시 30분이 되면 사무실에서 나오셔서, 만트라로 수업을 시작하셨다.

　구령 수업도 원활하게 진행되었고, 모두 함께 수련하는 경험은 즐거웠다. 300명 남짓의 학생들이 샬라에 무리 없이 들어갔고, 붐비는 느낌도 없었다. 예전처럼 줄을 길게 서거나 자리 다툼을 할 필요도 없었다. 프라이머리 시리즈 구령 수업은 오전 6시 30분에 시작되었다. 문이 정확히 몇 시에 열렸는지는 모르겠지만, 나는 보통 5시 45분에서 6시 사이에 도착했고, 그 시점이면 학생들 중 약 3분의 1 정도는 이미 자리를 잡고 있었다. 토요일 구령 수업이 끝난 뒤에는 30분간 휴식을 두고, 샤랏 선생님의 컨퍼런스가 열렸고, 월요일에는 오전 8시 15분에 인터미디어트 구령 수업을 시작하셨다.

　이번 새 샬라에서 내가 가장 좋았던 점 중 하나는 공기, 특히 산소가 훨씬 풍부하게 느껴졌다는 점이었다. 이전 샬라의 밀도 높은 분위기 또한 좋았지만, 공기 중 산소가 늘 부족하게 느껴졌고, 긴 수련이 끝날 무렵에는 쉽게 지치곤 했다. 마치 해발 3,000미터 이상의 고지대에서 수련하는 기분이었는데, 문제는 그 환경에 적응할 틈이 없다는 것이었다. 샬라를 벗어나면 곧바로 평지의 산소량으로 돌아가기 때문이다. 새 샬라에서는 전혀 그런 문제가 없었다. 공간이 워낙 넓고 천장도 높아, 300명이 동시에 수련하더라도 공기가 탁하지 않았고, 산소 농도도 정상적으로 느껴졌다. 체력 면에서 확연한 차이를 느낄 수 있었고,

마이솔에서 했던 수련 중 가장 길고 강도 높은 연습이었음에도 불구하고 산소 부족으로 인한 피로는 전혀 없었다.

마무리 수련 시간도 매우 여유로웠다. 마무리 자세를 할 공간이 항상 충분했고, 다음 교대 그룹이 들어오기 때문에 서둘러야 한다는 압박도 없었다. 나는 평소처럼 긴 휴식을 취하는 편인데, 이 또한 자연스럽게 용인되는 분위기였다.

10월과 11월 동안, 첫 번째 그룹의 마이솔 수업과 프라이머리 시리즈 구령 수업에서 샬라의 온도는 거의 완벽했다. 몇몇 사람들은 다소 춥다고 느끼기도 했는데, 확실히 고쿨람의 예전 샬라보다는 더 서늘했다. 하지만 발리의 이른 새벽, 쌀쌀한 공기 속에서 수련하는 데 익숙해진 내게는 전혀 문제가 되지 않았다. 나는 몸을 데우기 위해 외부의 열에 의존하지 않고, 지나치게 더운 환경보다 약간 서늘한 곳에서 수련할 때 몸이 더 잘 풀리는 느낌을 받는다. 첫 번째 그룹의 수업이 시작될 때에는 다소 서늘했지만, 수련이 끝날 즈음엔 언제나 땀이 비 오듯이 쏟아졌다. 다만 12월이나 1월처럼 더 추운 달에는 꽤 춥게 느껴질 수도 있을 것 같긴 하다. 반대로 10월처럼 더운 날에는 오전 8시 15분에 시작하는 인터미디어트 시리즈 구령 수업이나, 비슷한 시간대의 토요일 콘퍼런스에서는 실내가 꽤 덥게 느껴졌다. 아침 햇살이 샬라 지붕을 비추기 시작하면서 온도가 금세 올라가기 때문이다. 다행히 더 나은 환기 시스템이 다음 시즌에 도입될 예정이라 앞으로는 개선될 것으로 기대된다. 마이솔의 기후는 11월부터 선선해지기 때문에, 여행 후반에는 인터미디어트 시리즈나 콘퍼런스 수업 때도 더위가 전혀 문제되지 않았다.

수련 초기 1~2주 동안에는, 새 샬라가 이전 샬라보다 덜 친밀하고 에너지적으로 덜 '응집'되어 있는 느낌을 받았다. 공간이 넓다 보니 생기는 자연스러운 감상이었지만, 이 인식은 시간이 지나면서 서서히 달라졌다. 새로운 공간에 에너지가 스며들고 축적되기까지는 시간이 걸리는 법이고, 이곳도 예외는 아니었다. 함께 그 공간에서 2주 정도 수련하자, 분위기는 점점 따뜻해졌고, 첫 달이 지나갈 무렵에는 이 공간이 완전히 편안하고 익숙하게 느껴졌다. 이런 변화는 내 수련의 질에서도 확연히 드러났다. 앞으로 더 많은 수련인들이 이 공간에서 수련을 이어가게 되면, 샬라의 에너지 또한 더욱 깊고 견고하게 쌓여갈 것이다.

샤랏 선생님께서도 두 달 내내 매우 예리하고, 긍정적이며 활기찬 상태를 유지하셨다. 예전 샬라에서는 한 그룹당 50~60명 정도가 동시에 수련했지만, 새 샬라에서는 이 숫자가 76명으로 약간 늘어났다. 과거에는 보조 선생님(Assistant)이 2~3명이었다면, 이번에는 5~6명이 함께했다. 덕분에 숩타 바즈라사나나(Supta Vajrasana) 마지막 후굴 캐칭(Catching) 같은 동작에서도 도움을 기다릴 필요가 전혀 없었다. 항상 누군가 근처에 있어 즉시 도와줄 수 있었기 때문이다.

샤랏 선생님 개인에게 있어서도 이번 샬라 이전은 가르침을 보다 지속 가능한 방식으로 이어가는 전환점이 되었으리라 생각한다. 예전 샬라에서는 새벽 4시부터 오전 11시까지 마이솔 수업을 이끄시고, 구령 수업이 있는 날에는 세 번 연속으로 수업을 진행하셨다. 그 모든 것을 탁월하게 소화하시는 모습을 보며, 솔직히 나는 그렇게 할 수 있는 또 다른 사람이 떠오르지 않았다. 하지만 동시에, 그런 방식이 오랜 시간 지속 가능한 구조는 아니었을 거라는 생각도 들었다. 지금도 샤랏 선생님께서는 매우 헌신적으로 일하고 계시지만, 아침 수업 시작 시간이 조금 늦춰졌고, 토요일에는 한 번, 월요일에는 두 번의 구령 수업만 진행하시면서 전반적인 업무 시간이 줄었다. 나는 선생님께서 앞으로도 이 일을 오래도록 계속하실 수 있기를 바라고, 우리가 그 가르침을 통해 오랫동안 배움을 이어갈 수 있기를 진심으로 바란다. 이번 공간 이전을 샤랏 선생님께서도 긍정적으로 받아들이신 듯했고, 학생들 모두는 그 기운에서 큰 영감을 받을 수 있었다.

전반적으로 새 샬라의 분위기와 에너지는 매우 좋았다. 나는 기본적으로 은둔자 성향이라 마이솔에서 활발히 교류하는 편은 아니지만, 대화를 나눈 수련인들 모두가 긍정적인 인상을 나누었다. 우리 모두는 새 샬라에서의 수련을 즐겼고, 매우 만족스러운 시간을 보냈다. 이번 공간 이전은 샤랏 선생님과 수련인들 모두에게 분명 좋은 변화였다고 생각한다.

지난 1~2년 동안, 샤랏 선생님을 향한 부정적인 반응들이 소셜 미디어에서 종종 제기되어 왔다. 나는 그와 관련된 구체적인 이슈들에 대해 공개적으로 논평할 생각은 없지만, 샤랏 선생님께서 이뤄오신 변화들에 대해 깊이 이해하고 전적으로 지지한다는 점은 분명히 밝히고 싶다. 선생님의 모든 조치는 나에게 명확하고 타당하게 느껴진다. 심리학자이자 불교 수행자로서, 일부 사람들이 샤랏 선생님께 퍼붓는 격렬한 비난을 보며 매우 복합적인 감정을 느꼈다. 자기 변화를 진정으로 다루는 어떤 시스템이든, 그 교사는 학생들의 수련 과정에서 자연스럽게 떠오르는 내면의 삼스카라(samskara, 무의식적 반응과 습관의 흔적)의 투사 대상이 되기 쉽다. 그런 점에서 진정한 수련의 길을 안내하는 교사의 역할은 결코 쉽지 않다.

진정성 있는 수련은 누구에게나 삼스카라를 의식의 표면으로 끌어올린다. 이때 수련인에게는 세 가지 선택이 있다.

(1) 그 경험에서 도망치거나 회피하거나

(2) 반응을 더욱 격하게 하여 그 삼스카라에 불을 붙이고 무의식 속에 자국을 더 깊게 새기거나

(3) 혹은 반응 없이, 가능한 한 객관성과 평정심을 유지한 채 그것을 의식적으로 지켜보는 것이다.

우리 커뮤니티의 일부는 해결되지 않은 자신의 삼스카라 속에서 불타오르며, 마치 자기 연소를 하듯 극적인 방식으로 관심을 끌어내려 한다. 외부의 일부 기회주의자들은 이러한 혼란을 이용해, 그들을 더 큰 드라마로 몰아가도록 부추기기도 했다. 지난 1~2년 동안 이어진 이 소셜 미디어의 서커스를 지켜보며, 나는 때로는 흥미를 느꼈지만 동시에 부끄러움을 느끼기도 했다. 어떤 이들은 조용하고 존중할 만한 방식으로 조직을 떠났지만, 내게 가장 쓸쓸하게 다가온 것은 오직 자신의 이익을 위한 수단으로, 노골적인 '도덕성 과시'에 동참한 이들의 수가 너무 많았다는 점이었다.

하지만 샤랏 선생님과 함께한 지난 두 달간 새 샬라에서의 수련 경험은, 지금 일어나고 있는 이 과정이 매우 건강한 '정화의 과정'이라는 내 인식을 더욱 확

고하게 만들어주었다. 샤랏 선생님의 방식으로 아쉬탕가 요가를 더 이상 이어가고 싶지 않거나, 더 이상 그 수련으로부터 혜택을 얻지 못하는 분들이 자연스럽게 스스로 떠나간 것이다. 그런 분들께 진심으로 안녕을 바라며, 그들 각자가 자신과 삶을 더욱 건강하고 의미 있게 마주하는 방식을 찾아가길 바란다. 그렇게 된다면, 여전히 수련을 이어가고 있는 우리를 비난할 이유도 사라질 것이다. 특히 샤랏 선생님과의 관계에서 오는 소중한 배움과 축복을 누리고 있는 우리에게는 더더욱 그렇다.

위에서 말한 것이, 최근 논란에 대해 내가 공개적으로 밝히고자 하는 전부다. 내 의견과 다른 생각을 가진 분들께는, 이 주제에 대해 댓글이나 메시지로 논쟁을 시도하는 일을 삼가 주시길 정중히 부탁드린다. 이것은 내가 '자기 울림만 듣는 공간'에 머물고 싶어서가 아니다. 나는 이 모든 문제와 비난을 충분히 인식하고 있으며, 공유된 모든 정보들을 종합해 나만의 의견을 성찰하고 세워왔다. 지금 나는 아쉬탕가 요가 수련과 샤랏 선생님, 그리고 나의 학생들과의 관계 안에서 편안함과 행복을 느끼고 있다. 단지, 나와 의견이 다른 분들과 논쟁을 벌이는 데 시간을 쓰고 싶지 않을 뿐이다. 특히 아직도 자신의 삼스카라라는 수렁에서 벗어나지 못한 분들과의 논쟁이라면 더더욱 그렇다. 우리 모두는 아쉬탕가 요가 내부의 갈등보다 훨씬 더 크고 중요한 문제들(예컨대 인류 전체와 지구 생명체가 직면한 위기들)을 직시해야 한다는 사실을 잊지 말아야 할 것이다.

지난 두 달에 대한 내 회고를 요약하자면, 샤랏 선생님과 함께한 수련의 흐름은 나뿐 아니라 10월과 11월 그곳에 있었던 대부분의 학생들에게도 매우 긍정적으로 느껴졌다. 우리는 새로운 샬라에서의 수련을 깊이 즐기고, 그로부터 많은 것을 얻었으며, 300명의 동료 수련인들과 함께 샬라의 개관을 직접 경험하며 샤랏 선생님의 가르침을 받을 수 있었다는 사실만으로도 큰 영광이었다.

이번 여행에서 느낀 긍정적인 감정은 개인 수련의 발전에서도 비롯되었다. 나는 첫 두 번의 여행에서 겪었던 어려움, 그리고 그것을 지나며 얻은 통찰과 성장에 대해 이미 쓴 바 있다. 이후 세 번의 여행에서는 수련이 훨씬 부드럽고 안정적으로 이어졌고, 이번 다섯 번째 여정에서는 그 흐름이 마침내 하나의 정점에 도달한 듯한 느낌이었다. 샤랏 선생님과는 말을 많이 나누는 사이는 아니지만, 그럼에도 서로를 이해하는 깊이는 점점 더 깊어졌고, 이제는 서로를 존중하며 효과적으로 함께 작업하는 방법을 알게 된 것 같다. 이 관계의 변화는 내가 그분의 지도 아래에서 더 편안하고 깊이 있는 아사나 수련을 이어갈 수 있도록 해준 핵심 요소였다.

이번 여행은 세 번째 시리즈의 팔로 균형 잡는 자세들 중반쯤에 위치한 코운디냐사나(Koundinyasana)에서 시작했다. 이전 여행에서 가장 큰 걸림돌은 에카 파다 바카사나 A(Eka Pada Bakasana A)였는데, 이 자세는 팔로 균형을 잡는 동작 중에서도 가장 까다로운 자세였고, 내 세 번째 시리즈 수련에서 가장 약한 고리이기도 했다. 샤랏 선생님께서는 내게 굽힌 다리의 발을 더 높이 들어 올리고, 팔을 곧게 펴야 한다고 강조하셨다.

그 요구를 충족하려면 이 자세 전체를 처음부터 다시 연구하고 다듬어야 했고, 나는 그 과정의 일부로 몇몇 고급 수련자들이 이 자세를 수행하는 유튜브 영상을 찾아보며 도움을 받았다. (자신의 수련을 이렇게 기꺼이 공유해 주신 분들께 깊이 감사드린다.) 이전 여행에서는 몇 주간 이 자세에서 발이 묶인 듯 정체되어 있었지만, 결국 샤랏 선생님의 기준에 맞게 자세를 수행할 수 있게 되자, 여행 말미에 선생님께서 내게 몇 가지 새로운 자세를 허용해 주셨다.

이후 1년 동안, 집에서 이 자세를 꾸준히 연습하면서 발전해 나가는 기쁨을 경험할 수 있었다. 그리고 이번 여행 첫날, 이 자세를 수행하는 중에 어딘가에서 샤랏 선생님께서 만족스러운 듯한 코멘트를 하시는 소리를 들은 것 같았다.

그동안 다섯 번의 마이솔 여행을 거치며 샤랏 선생님의 지도 아래에서 이뤄진 내 아사나 수련의 흐름을 간단히 요약하자면 이렇다:

나는 어떤 어려운 자세 X를 만나면, 내 신체 구조상 이건 불가능하다고 여긴다. 그러면 샤랏 선생님께서는 언제나 "그래도 넌 이걸 할 수 있게 되어야 해"라고 하시고, 그다음은 내가 알아서 풀어가기를 기대하신다. 나는 며칠간 속으로 투덜대다가 결국 고개를 숙이고 다시 연구에 들어간다. 그러다 보면 끈기와 노력 끝에 어느 순간 그 자세를 어느 정도 해내게 되고, 처음엔 불가능하다고 여겼던 것을 해냈다는 기쁨이 뒤따른다.

이런 방식으로, 내 안의 가장 깊고 고질적인 구조적 한계를 의식적으로 마주하고 변화시키는 경험은 단순히 하나의 자세를 넘었다는 데서 끝나지 않는다. 그 경험은 이후 오랫동안 내면 깊은 곳까지 울림을 남긴다. 그렇게 수련이 '인간'이라는 유기체 전체에 어떻게 작용하는지를 더 깊이 이해하게 되는 것이다. 나 자신에게 이런 방식으로 내면의 사각지대를 정면으로 마주하게 만드는 스승은, 내게는 샤랏 선생님밖에 없다고 느낀다. 그리고 솔직히 말해, 그렇게 과제로 주어지지 않는 이상, 나는 스스로 이런 자세를 붙잡고 파고들 동기나 의지가 없을 것이다. 그것이야말로 내가 매년 샤랏 선생님 곁으로 돌아가는 가장 큰 이유 중 하나다.

이번 여행에서 내 주요 초점은 세 번째 시리즈 중에서도 특히 위압적으로 느껴지는 간다 베룬다사나(Gandha Berundasana)였다. 이전 여행을 마치고 집으로 돌아온 후, 샤랏 선생님께서 내게 계속해서 새로운 자세를 동일한 속도로 주신다면, 이번 여행의 마지막 즈음에는 분명히 간다 베룬다사나를 마주하게 될 것이라는 생각이 들었다. 이 자세는 신체적으로도 상당한 도전이 되는 자세였지만, 내게는 무엇보다 그 '심리적인 두려움'이 이 자세를 시리즈 중 가장 어렵게 만드는 요소였다.

나는 약 10년 전, 나의 이전 스승이었던 롤프 선생님과 함께 간다 베룬다사나를 처음 배우기 시작했다. 그 당시 나는 혼자 힘으로 이 자세의 최종 단계까지 나아갈 수 있는 능력이 부족했기 때문에, 선생님께서는 매일 내 다리를 잡아주시며 자세를 익힐 수 있도록 도와주셨다. 그렇게 몇 년에 걸쳐 여러 차례 롤프 선생님과 함께 이 자세를 연습했지만, 결국 혼자서 집에서 안정적으로 연습할 수 있는 수준까지는 도달하지 못했다. 도움 없이는 이 자세가 너무 벅차게 느껴졌고, 결국 내 수련에서 이 자세는 점차 제외되었다.

샤랏 선생님과의 지난번 여행이었던 2018년 8월까지도, 나는 마지막으로 간다 베룬다사나를 시도했던 2013년 이후로 이 자세를 다시 해보지 않았다. 그러던 중, 이번 여행에서 다시 이 자세를 곧 마주하게 될 것이라는 예감이 들었고, 샤랏 선생님께서 어떤 기준으로 이 자세를 요구하실지 궁금해졌다. 이 자세의 완전한 형태를 스스로 수행할 수 있는 수련자는 극히 드물며, 어떤 이들은 발을 잡지 못하더라도 다음 단계로 넘어가기도 한다는 이야기를 들은 적이 있다.

하지만 샤랏 선생님께서는 언제나 내게 매우 높은 기준을 요구하셨고, 이번에도 예외는 없을 것임을 나는 잘 알고 있었다. 그래서 간다 베룬다사나는 2018년과 2019년 내 수련에서 '어려운 자세 X'로 자리 잡았다. 처음에는 이 자세를 완전히 혼자서 수행할 수 있으리라는 기대는 접고, 최소한 이 자세에 대한 몸의 친숙함과 감각을 회복하는 데 목적을 두고 연습을 시작했다. 그런데 놀랍게도 연습을 시작한 지 몇 주 만에, 왼팔을 앞으로 가져가 왼발을 손으로 잡는 것까지는 스스로 할 수 있게 되었다. 나 자신도 놀랄 만큼 빠른 진전이었다.

그러나 두 번째 팔을 앞으로 가져가는 일은 전혀 다른 차원의 도전이었다. 몸 전체의 무게가 가슴 윗부분과 턱에 실리며 극도로 취약해지는 이 순간은 심리적으로도 매우 위축되게 만들었다. 잘못 수행하면 숨이 막혀 기절할 수도 있다는 불안이 있었고, 실제로 나는 과거 롤프 선생님과의 연습 중에 그런 경험을 한 적이 있었다. 다른 수련인들로부터도 유사한 이야기를 들었기에, 그 기억은 이 자세에 대한 두려움을 더욱 강하게 만들었다.

결국 두 번째 팔을 내미는 데 필요한 용기와 기술을 얻기까지는 한 달이 더 걸렸다. 돌파구는 유튜브에서 몇몇 숙련된 수련자들이 공유한 영상을 통해 열렸다. (다시 한 번, 연습 영상을 나눠주신 분들께 감사드린다.) 특히 샤랏 선생님의 세 번째 시리즈 연습 영상에서, 두 번째 팔을 아주 빠르게 앞으로 내미시는 방식이 깊은 인상을 주었고, 그 다음날 아침 연습에서 그 방법을 바로 시도해보기로 했다. 마침내 그 순간이 찾아왔고, 나는 두 번째 팔을 재빨리 돌려 앞으로 내밀었다. 그 순간만큼은 잘 작동했다. 하지만 바로 이어진 순간, 중심을 잃고 옆으로 넘어졌다. 이 자세는 신체의 무게 중심이 목과 상체에 집중되기 때문에 넘어졌을 때 부상의 위험이 크다. 다행히 목은 다치지 않았지만, 한쪽 발로 무겁게 착지하면서 발가락에 멍이 들었고, 며칠 동안 수련 강도를 낮춰야 했다.

하지만 어떤 특정한 움직임을 처음으로 성공했을 때, 그 신체 기억은 몸의 세포 깊숙이 새겨진다. 실제로 그 다음날부터 나는 두 번째 팔을 더 큰 통제력과 안정감으로 내밀 수 있게 되었고, 더 이상 넘어진다는 두려움도 거의 느끼지 않았다.

마지막 관문은 오른손으로 오른발을 잡는 것이었다. 이 단계는 가장 오래 걸렸다. 오른팔을 앞으로 내민 뒤에도 오른발은 여전히 손에서 멀리 있었다. 자세 특성상 강한 신경 자극이 동반되어 그 상태로 오래 머무르기도 어렵고, 손을 들어 올리거나 발을 내리려는 시도에도 별다른 진전이 없었다. 이 정체의 단계는 한두 달가량 이어졌다. 그러다 시간이 흐르며, 점차 자세 안에서의 편안함이 생기기 시작했고, 가슴 위에 실린 체중의 분산을 조절하는 방식으로 미세한 진전이 나타나기 시작했다.

나는 내 몸의 무게 중심이 지나치게 뒤로 기울어져 있다는 사실을 인식하게 되었고, 그 깨달음은 안정성과 균형감을 높이는 데 도움이 되었다. 하지만 여전히 오른발을 잡으려면 무게 중심을 더 앞으로 가져와야 했다. 이 과정에서 나는 왼발을 손으로 더 지면 쪽으로, 그리고 머리에서 멀어지게 끌어내리며, 전체적인 무게 중심을 앞으로 옮기는 방법을 익혔다. 이로써 오른쪽 엉덩이와 다리의 곡선도 더 크게 형성될 수 있었다.

더불어, 비트는 자세들에서 어깨 가동성을 더욱 깊이 연습하면서, 오른팔과 어깨를 자연스럽게 움직이는 능력을 기르기 시작했다. 예를 들어, 바라드바자사나(Bharadvajasana), 숩타 우르드바 파다 바즈라사나(Supta Urdhva Pada Vajrasana), 비란챠사나 B(Viranchyasana B) 같은 자세들은 간다 베룬다사나에서 요구되는 어깨와 가슴의 개방을 돕는 중요한 보조 수련이 되었다.

그렇게 약 3~4개월의 꾸준한 연습 끝에, 나는 마침내 오른손으로 오른발을 잡는 데 성공했고, 이로써 자세를 완성할 수 있게 되었다. 이후 한 주 동안은 매일 이 자세를 안정적으로 수행할 수 있었다.

그 직후, 나는 발리에서 가족을 만나기 위해 한 달간 캐나다로 떠났다. 발리에서 캐나다까지의 여정은 무척 길고 힘들었지만, 약 30시간에 달하는 비행과 초봄의 추운 날씨에도 불구하고 내 몸이 이 자세를 여전히 기억하고 유지하고 있다는 사실은 매우 놀라웠다. 캐나다에 머무는 세 주 동안은 계속 자세를 완성할 수 있었지만, 마지막 주에는 갑자기 다시 어려워지기 시작했다. 발리로 돌아오는 길은 갈 때보다도 더 무거운 여정이었고, 돌아온 후에도 한동안 몸의 컨디션은 쉽게 회복되지 않았다.

그때 나는 이것이 더 깊은 개방 이후에 자연스럽게 찾아오는 '통합의 단계'임을 직감했다. 15년이 넘는 매일의 아쉬탕가 수련을 통해, 나는 몸의 구조가 열리고 통합되는 순환의 리듬을 이미 여러 번 체험해왔기 때문이다.

몸의 구조적 '현명함'이 더 깊은 변화를 통합하는 과정에서는, 일시적인 긴장감이 찾아올 수 있다. 이 시기에는 이전의 개방 상태에서 느꼈던 성취감이나 감정에 대한 집착을 내려놓는 것이 중요하다. 대신, 매일 새롭게 드러나는 몸의 현실을 있는 그대로 수용하고, 그 흐름에 현명하게 따라가는 자세가 필요하다.

여행을 다녀온 뒤 나는 평소보다 훨씬 오랜 기간 동안 두 번째 시리즈만 연습했다. 그 시기에는 그마저도 충분히 벅차게 느껴졌고, 세 번째 시리즈에는 전혀 마음이 가지 않았다. 몇 주가 지난 후에야, 익숙한 연습 루틴인 중급 시리즈와 간다 베룬다사나까지의 세 번째 시리즈를 다시 시작할 수 있었다. 간다 베룬다사나를 다시 연습하는 느낌은 마치 처음으로 되돌아간 듯했고, 여섯 달 전과 마찬가지로 이 자세를 처음부터 다시 하나씩 배워야 했다. 그렇게 인내심을 가지고 또다시 세 달을 연습한 끝에, 나는 다시 양발을 잡아 자세를 완성하는 단계에 도달할 수 있었다. 그 시점이 6월이나 7월쯤이었고, 마이솔로 떠나기 전인 10월까지는 약 두세 달 동안 이 자세를 꾸준히 수행할 수 있었다.

마이솔에 가기 전, 집에서의 마지막 세 달 연습은 꽤 강도 높게 이어졌다. 내 몸의 구조가 더 깊이 변화하고 있었고, 나는 1년 넘게 매주 3일 정도는 거의 두 개의 시리즈 전체를 아우르는 긴 연습을 지속해왔다. 개방감과 에너지가 충만하게 느껴지는 한편, 이에 따르는 일시적인 통증도 당연히 따라왔다. 특히 오른쪽 갈비뼈나 어깨처럼 깊은 통합이 일어나는 부위에 그런 증상이 나타났다. 간다 베룬다사나에서 양발을 스스로 잡게 되면서, 몸의 오른쪽이 확연히 달라졌다는 느낌을 받았다.

마이솔에 도착하면 다시 후퇴하거나 탈진하지 않을까 하는 걱정도 있었지만, 다행히 그런 일은 일어나지 않았다. 오히려 마이솔에서의 연습은 집에서보다 훨씬 더 수월했고, 앞서 말한 통증들도 첫 2주 안에 완전히 사라졌다. 새벽 4시 45분에 연습이 시작되는 마이솔에서는 집에서보다 잠을 더 오래 잘 수 있었고, 수련이 끝나면 곧장 집으로 돌아가 쉴 수 있다는 점도 연습의 여유로움에 크게 기여했을 것이다. 새 샬라에서의 첫날부터 나는 몸이 잘 열리고, 힘이 생기며, 생기가 도는 걸 분명히 느낄 수 있었다.

전통적으로 처음 며칠은 프라이머리 시리즈와 인터미디어트 시리즈를 연습하고, 둘째 주부터는 본격적인 진도 수련이 다시 시작되었다. 샤랏 선생님께서는 곧바로 내 연습에 새로운 자세들을 추가해 주셨고, 특히 마지막 후굴에서 손으로 다리 잡는 동작(Catching)을 이전보다 훨씬 자주 지도해 주셨다. 이번 여행 동안에는 최소한 일주일에 세 번은 직접 다리 잡기를 도와주셨고, 보조 선생님(Assistant)들이 대신한 날은 거의 없었다. 이번 여행의 핵심 초점은 다리 잡기를 더 깊이 익히는 데 있었고, 샤랏 선생님과의 상호작용도 대부분 이 부분에 집중되어 있었다. 세 번째 시리즈의 새로운 자세들도 매주 연습에 추가되었지만, 그것들은 상대적으로 덜 중요한 것처럼 느껴졌다. 샤랏 선생님께서는 그 자세들을 자세히 지켜보시지도 않고, 곧바로 다음 자세를 주시는 경우가 많았다. 반면, 다리 잡기는 명확한 관심과 의도를 가지고 지도하고 계신다는 게 분명히 느껴졌다.

수련 마지막 단계에서의 후굴 캐칭은 나에게 늘 쉽지 않은 동작이었다. 내 이전 선생님은 이 캐칭을 거의 다루지 않으셨고, 그 이유는 그의 아내가 이 과정을 전적으로 반대했기 때문이었다. 그래서 2014년 샤랏 선생님과 연습을 시작했을 때, 나는 캐칭에 대해 매우 기초적인 경험밖에 없었다. 그러나 마이솔 수련을 거듭하면서 나는 곧 알게 되었다. 샤랏 선생님과의 수련에서 이 캐칭은 단지 하나의 자세가 아니라, 수련 전체를 통합하는 데 있어 매우 핵심적인 과정이라는 것을.

다섯 번의 방문을 통해, 나는 캐칭에서 꾸준한 진전을 이뤄왔다. 첫 여행에서는 간신히 발목과 종아리 아래쪽을 잡을 수 있었지만, 세 번째 여행이 끝날 무렵에는 무릎 바로 아래를 잡고 스스로 다리를 펴는 데까지 이르렀다. 세 번째와 네 번째 여행 중 몇 차례, 샤랏 선생님께서 내 손가락을 무릎 위, 즉 슬개골 위까지 끌어올려 주신 적도 있었다. 그것은 말 그대로 '무서운' 경험이었다. 무릎을 붙잡는 데 처음 성공했던 날은, 세 번째 여행의 말미, 인터미디어트 시리즈 구령 수업이 끝날 무렵이었다.

샤랏 선생님께서는 그동안 내가 손을 높은 위치로 끌어올리면 금세 자세에서 빠져나온다는 걸 알고 계셨다. 그래서 그날은 내 손을 무릎 위에 올려주시며 이렇게 크게 말씀하셨다. "이제 유지해! 모두가 보고 있어." 그 말이 통했고, 나는 그날 5~10번의 호흡 동안 무릎을 잡고 균형을 유지할 수 있었다. 캐칭의 각 단계는 늘 내 몸의 구조에 긍정적인 변화를 불러왔다. 그리고 나는 지금도, 이 자세를 샤랏 선생님만큼 세심하고 정확하게 조정해 주실 수 있는 분은 없다고 믿는다.

세 번째와 네 번째 여행에서는 무릎 위를 잡는 일이 드물었고, 대체로 무릎 아래에서 연습이 마무리되곤 했다. 하지만 이번 다섯 번째 여행은 달랐다. 둘째 주 중반에 접어들면서, 샤랏 선생님께서 내 손을 무릎 위로 이끄시기 시작했다. 처음 시도했을 때, 나는 아직 준비되지 않았다고 느꼈고 자세에서 빠져나왔다. 우리가 웃음을 나누자, 선생님께서는 이렇게 물으셨다. "왜? 오늘은 잘됐는데." 그리고 파스치모타나사나에서 나를 눌러주시며 장난스럽게 말씀하셨다. "왜 그렇게 두려워하지?"

다음 날, 나는 다시 시도하면서 익숙한 두려움의 반응을 무시하고 자세에 머무르기로 결심했다. 그리고 마침내 무릎을 잡고 버틸 수 있었다. 샤랏 선생님께서 말씀하신 대로, 문제는 두려움이었다. 두려움을 내려놓고 조정을 신뢰하자, 내가 이 자세를 하지 못하게 막고 있었던 것은 생리적인 한계가 아니라, 강렬한 자극에 대한 '신경계의 거부감'이라는 것을 깨달았다.

샤랏 선생님께서는 그러한 반응을 정확히 간파하시고, 내가 직면해야 할 삼스카라를 그대로 마주하게 이끄셨다. 그것이 나의 잠재력을 막는 장애물이라면, 더더욱 그렇게 하셨다.

둘째 주 이후로는, 샤랏 선생님과의 캐칭에서 무릎을 잡는 것이 기본이 되었다. 이전과 마찬가지로, 자주 연습할수록 자세는 더 편안해졌고 머무는 시간도 자연스럽게 길어졌다. 샤랏 선생님께서는 다리를 잡고 있는 동안 팔꿈치를 안으로 조이도록 특히 강조하셨는데, 이 조정은 내 척추와 어깨 구조에 항상 좋은 영향을 주었고, 하루의 수련을 마무리하는 데 있어 가장 깊은 안정감과 만족감을 선사해 주었다.

이번 여행 대부분의 날들, 나는 아파나(하강 에너지)를 강조하는 시퀀스를 길게 마무리한 뒤 캐칭을 했고, 이 깊은 캐칭은 그 모든 과정을 하나로 정리해주는 훌륭한 마무리 자세가 되었다.

그리고 곧 나는 알게 되었다. 샤랏 선생님께서 캐칭에 집중하신 이유는, 결국 비파리타 살라바사나(Viparita Salabhasana)와 간다 베룬다사나(Gandha Berundasana) 같은 깊은 후굴 자세들을 준비시키기 위한 것이었다. 나는 이 지점에서 샤랏 선생님의 가르침 방식에 대해 더욱 깊이 감탄하게 된다.

그분은 단지 개별적인 자세 하나하나를 조정하는 데 그치지 않으신다. 학생이 이번 시즌에 자신과 함께할 수 있는 시간을 고려하여, 각자의 여정에 맞는 장기적인 계획을 세우시고, 그에 따라 수련을 지도하신다. 그리고 그 학생이 다음 시즌에도 다시 올지를 이미 알고 계시기 때문에, 이번 여정에서 도달해야 할 핵심 목표를 미리 설정해 두고 계신다.

샤랏 선생님께서는 내가 이번 여행 중에 간다 베룬다사나까지 나아가게 될 것을 이미 알고 계셨고, 그에 앞서 몇 주 동안은 세 번째 시리즈의 다른 자세들보다 이 자세를 제대로 수행할 수 있도록 충분한 후굴의 깊이를 만들어내는 데 집중하고 계셨던 것이다.

사실 이번 여행의 대부분 동안, 내 연습에는 깊은 후굴이 거의 없었다. 인터미디어트 시리즈 초반에 등장하는 몇몇 백벤딩 시퀀스를 지나면, 그 이후부터는 인터미디어트 후반과 서드 시리즈 전반까지 대부분의 자세가 아파닉(Apanic, 전굴 경향)한 흐름으로 구성된다. 주로 다리를 머리 뒤로 넘기는 자세의 변형들이나 팔로 균형을 잡는 동작들로 이루어진 시퀀스였다.

그래서 나는 이 긴 아파닉 시퀀스를 마친 후 더 깊은 캐칭으로 자연스럽게 이어지기 위해, 매번 업독(Upward Facing Dog)을 할 때마다 천골과 꼬리뼈를 내 안으로 깊이 끌어당기는 데 집중했다. 그것은 마치 하나의 명상처럼, 내 연습을 이끌어주는 실마리가 되었고, 그날 마지막 후굴이 어떻게 펼쳐질지를 미리 가늠하게 해주는 잣대가 되었다. 업독에서 천골과 꼬리뼈의 자연스러운 움직임이 느껴진다면, 다리를 펴고 캐칭에 들어가는 데에도 큰 무리가 없을 거라고 스스로 판단했다.

연습 두 번째 달 초, 샤랏 선생님은 서드 시리즈의 첫 백벤딩인 비파리타 단다사나(Viparita Dandasana)를 내 연습에 추가해 주셨다. 이전 1~2주 동안 비란챠사나(Viranchyasana)에 머물렀던 나로선, 캐칭에 필요한 추가 준비 동작이 생긴 것이 몹시 반가웠다.

그런데 비파리타 단다사나가 추가되자마자, 캐칭의 강도도 함께 올라갔다. 기존에는 무릎 아래를 잡는 선에서 마무리되던 캐칭이, 이제는 손 전체가 무릎 위로 넘어가 허벅지에 손가락이 닿도록 바뀐 것이다. 처음 손이 그런 위치로 옮겨졌을 때, 속으로 '이건 말도 안 돼!'라는 반응이 올라왔다. 하지만 몇 주간 한계에 도전하며 차곡차곡 준비해왔던 덕분에, 마음을 가라앉히고 신체적으로 그것이 가능하다는 사실을 받아들일 수 있었다.

곧 두 번째 손까지 그 위치로 옮겨졌고, 균형은 조금 흔들렸지만 몇 번의 호흡은 유지할 수 있었다. 샤랏 선생님은 내 골반에 손을 얹어 균형잡는 것을 도와주셨다. 자세에서 나왔을 때, 나는 아주 독특한 경험을 했다. 어디 깊은 내면에서 에너지가 '딱' 하고 풀리는 듯한 느낌이었다. 통증은 없었지만, 온몸이 마치 고무처럼 느껴졌고, 평소 중력에 맞서며 느껴오던 구조적 긴장이 완전히 풀린 것 같았다. 마치 내 발밑에서 땅이 사라진 듯, 중심이 붕 떠오른 느낌이었다. 마무리 자세로 걸어가는 길이 휘청거릴 정도였지만, 이내 안정감이 돌아왔고, 그 흔들림은 더 깊은 개방감으로 바뀌어 있었다.

다음 날 연습은 대체로 평소와 비슷했지만, 예상대로 카란다바사나(Karandavasana)에서 일어나는 데 실패했다. 지난 여행에서도 캐칭을 심화하면 카란다바사나가 약해지는 걸 경험했기에, 놀랍지는 않았다. 두 자세는 에너지의 흐름상 서로 반대되는 방향이기 때문이다. 하지만 그날 하루뿐이었고, 다음 날엔 다시 올라올 수 있었다. 이후로는 무릎 위까지 손이 올라가는 캐칭이 샤랏 선생님과의 연습에서 기본이 되었고, 처음처럼 흔들리는 느낌은 다시 오지 않았다.

흥미로웠던 건, 샤랏 선생님이 비파리타 단다사나를 내 연습에 두 주 동안 유지했다는 점이다. 이번 여행 중 새 자세를 가장 오랫동안 받지 않은 기간이었다. 그러다 마지막에서 두 번째 주, 드디어 비파리타 살라바사나와 간다 베룬다사나를 받았다.

그날 나는 이미 비파리타 단다사나와 마무리 후굴까지 마친 상태였다. 바닥에서 우르드바 다누라사나(Urdhva Dhanurasana)를 세 번, 드롭백-컴업을 세 번, 틱톡(Tic-Toc)을 세 번 한 후, 브르쉬카사나(Vrischikasana)를 하고 있을 때였다. 그때 샤랏 선생님이 물으셨다. "무슨 자세까지 했어?" 나는 머리를 들 수 없는 상태였지만, 그가 나에게 묻는 것임을 직감했다. 자세에서 내려와 "비파리타 단다사나요"라고 답하자, 그는 "B 보여줘"라고 했다. 이미 지쳐 있었지만, 나는 다시 비파리타 단다사나 B를 했다. 끝내고 보니 선생님이 보이지 않았다. 잠시 기다렸더니, 그가 다시 다가오며 말씀하셨다. "다시 보여줘."

그래서 나는 세 번째로 같은 자세를 반복했다. 그러고 나자, 그는 조용히 말했다. "비파리타 살라바사나."

사실 지난 1년간 나의 연습 초점은 간다 베룬다사나였고, 심리적으로도 그 자세가 더 어려운 도전처럼 느껴졌다. 하지만 유연성이라는 측면에서 보면, 비파리타 살라바사나가 훨씬 더 까다로웠다. 간다 베룬다사나에서 다리를 잡는 법은 익혔지만, 비파리타 살라바사나처럼 발이 머리에 닿게 하는 움직임은 여전히 어려웠다.

이 자세는 간다 베룬다사나보다는 심리적 위협이 덜하지만, 척추와 고관절의 유연성은 훨씬 더 많이 요구된다. 간다 베룬다사나는 유연성과 균형, 협응력, 용기를 모두 요구하는 복합적인 자세이고, 비파리타 살라바사나는 보다 순수하게 유연성의 깊이를 시험하는 자세였다.

그날 아침 추가된 후굴 자세들은 분명 나를 지치게 했지만, 지난 6주간 캐칭을 중심으로 꾸준히 준비해 온 모든 과정이 함께 맞물리며, 내가 이 자세를 시도할 수 있는 가장 이상적인 조건이 마련되었다. 그것이 의도된 준비였는지는 모르겠지만, 적어도 그는 이 여정을 염두에 두고 나를 꾸준히 이끌어 주고 있었다.

그래서였을까. 나는 그날, 내 인생에서 가장 깊고 편안한 비파리타 살라바사나를 해냈다. 두 달 만에 다시 시도한 이 자세는 완전히 새로운 감각을 열어주었다. 발이 머리에 닿았고, 발가락이 내 눈을 스치는 순간을 경험했다. 샤랏 선생님은 말씀하셨다. "발뒤꿈치 붙여!" 나는 발을 더 들어 올려 붙인 뒤, 다시 머리에 얹었다. 그리고 차투랑가 단다사나로 돌아오자, 샤랏 선생님은 말없이 팔을 돌리는 시늉으로 간다 베룬다사나를 시도하라는 신호를 주셨다. 나는 자세에 들어가 첫 번째 발을 쉽게 잡았다. 그러자 그가 다시 말했다. "다른 발, 빨리 잡아!" 보통 같으면 몇 번의 호흡을 하며 용기를 모았겠지만, 이번에는 곧바로 두 번째 발도 잡았다. 그러자 그는 말없이 뒤돌아 걸어갔다. 나는 마무리 후굴 시퀀스를 다시 한 번 반복했고, 그렇게 샤랏 선생님과 함께한 내 생애 가장 강렬한 아침 연습을 마무리했다.

샤랏 선생님의 아쉬탕가 지도 방식에서 핵심적인 특징 중 하나는, 다음 자세로 나아가기 전에 기초를 충분히, 그리고 깊이 있게 다지게 한다는 점이다. 그렇게 기초가 단단히 자리 잡으면, 그 이후의 자세들도 훨씬 자연스럽게 펼쳐진다. 예전에 롤프 선생님에게 간다 베룬다사나를 처음 배웠을 때, 나는 그 자세를 감당할 만큼의 기반이 충분하지 않았다. 선생님의 도움으로 간신히 자세를 만들 수 있었지만, 그 경험은 감당하기 벅찰 만큼 강렬했고, 결국 몇 년간 이 자세를 완전히 내려놓았다.

샤랏 선생님은 이 시스템이 각 개인에게 어떻게 작용하는지를 깊이 이해하고 있다. 수련인이 다음 단계에 다다를 수 있도록 서두르지 않고, 차근차근 준비시킨다. 지난 5년간 그는 나의 마지막 후굴 자세를 포함한 전반적인 백벤딩에 꾸준히 집중했고, 그 직전 1년은 나 스스로도 간다 베룬다사나를 중점적으로 연습했다. 이번 여행에서는 6주 동안 그 어느 때보다도 깊은 다리 잡기를 지도받았고, 간다 베룬다사나를 수행한 그날 아침에도 (계획된 것이든 우연이든) 후굴 준비가 평소보다 훨씬 많았다.

이처럼 누적된 모든 준비 덕분에, 샬라에서 처음으로 비파리타 살라바사나와 간다 베룬다사나를 수행하던 순간은 거의 무리 없는, 하나의 자연스러운 결론처럼 흘러갔다. 그 장면을 상상했을 땐 엄청난 긴장감이 있을 거라 생각했지만, 실제로는 오랜 준비 덕분에 특별한 갈등도 강조도 없이 담담하고 자연스러웠다. 다만, 그 순간 샤랏 선생님께서 유심히 지켜보고 있었다는 사실은 오래 기억에 남았다.

그날 유일한 아쉬운 점은, 비파리타 살라바사나에서 차투랑가로 점프백할 때 발가락 부상을 입은 것이었다. 그날 아침 후굴을 평소보다 많이 했던 피로감, 두 달 가까이 자세를 쉬었던 공백, 그리고 몸의 감각이 익숙하지 않을 만큼 자세가 깊이 들어갔던 점이 복합적으로 작용했다. 이 전환 동작은 원래도 착지 충격이 큰 편인데, 그날은 유난히 강하게 떨어졌고, 처음엔 단순한 타박상 정도로 여겨졌다. 간다 베룬다사나, 후굴 시퀀스, 마무리 자세들까지 모두 마쳤을 때까지도 통증은 없었지만, 쉬고 나서 보니 발가락이 부어오르기 시작했고, 몇 시간 안에 부기가 발의 절반까지 퍼지며 발가락 색도 변해갔다.

정오쯤 동종요법 의사를 찾아가 아르니카 크림과 약을 처방받았고, 예전에 비슷한 부상을 경험한 바 있었기에 며칠 안에 회복될 거라고 생각했다. 하지만 예상보다 상태가 심각해, 그 주 남은 기간 동안 왼발로는 전혀 체중을 실을 수 없었다. 점프스루나 점프백, 한쪽 발에 무게를 싣는 자세들은 모두 수정해야 했다. 그래도 나는 한쪽 다리로만 뛰어 전 시퀀스를 수행했고, 기분이 상하거나 연습이 무너지진 않았다. 매일 아침 5 km를 걷던 쿠카라할리 호수 산책도 절뚝이며 계속 이어갔다.

며칠 후 부기는 서서히 가라앉기 시작했고, 색도 정상으로 돌아왔다. 체중을 실을 수 있게 되자 수정해야 할 자세들도 점점 줄어들었다. 하지만 회복은 느렸고, 이 글을 쓰는 지금도 한 달이 넘은 시점이지만 발가락 밑이 여전히 부어 있다. 다행히 움직임은 95% 정도 회복되었고, 가장 까다로운 전환 동작에서만 여전히 조심하고 있다.

사실 이번 여행에서 간다 베룬다사나를 넘어서 진도를 받을 거라고는 예상하지 못했다. 내가 알기로 샤랏 선생님은 수련인을 간다 베룬다사나에서 한 여행 내내 머무르게 하며, 두 번째 시리즈 전체와 서드 시리즈의 3/4을 묶어 마라톤처럼 길게 연습시키는 걸 선호하신다. 그런데 갑자기 다음 날, 두 번째 시리즈를 반으로 나눠서 연습하라고 하셨다. 그날부터 나는 둘째 시리즈 전반부와 후반부를 하루씩 번갈아 한 뒤, 서드 시리즈를 진도까지 연습했다. 발가락 부상은 여전히 부담이었지만, 연습은 오히려 더 상쾌했고, 에너지가 되살아나는 기분이었다.

그리고 그 다음 날, 마지막 주가 되기 전인데도 하누마사나(Hanumanasana)를 추가하라고 하셨다. 그 주 동안 몇 가지 자세가 더 추가되었고, 나는 디가사나(Digasana)에서 이번 여행을 마무리했다. 서드 시리즈의 끝에서 네 번째 자세다.

이번 여행은 지금까지의 모든 준비가 정점에 닿은 듯한 여정이었다. 마지막 날, 나는 지금까지 중 가장 깊고 안정된 후굴을 경험했다. 여느 때처럼 샤랏 선생님은 내 손을 무릎 위, 허벅지에 올려주셨고, 나는 중심을 단단히 잡고 팔꿈치를 안으로 조이며 10번의 호흡을 안정적으로 유지할 수 있었다.

"마지막 날이네."

선생님께서 웃으며 말씀하셨고, 나는 "감사합니다"라고 미소로 답했다.

이번 여행은, 지금까지 샤랏 선생님과 함께한 모든 여행의 결실처럼 느껴졌다. 가장 원활했고, 가장 만족스러웠다. 그리고 이 경험에서 마지막으로 나누고 싶은 성찰은, 내가 마흔넷의 나이에 접어들었음에도 여전히 연습 안에서 깊이 있는 발전을 경험하고 있다는 점이다. 힘과 유연성, 안정감, 모든 면에서 나는 여전히 진보하고 있다. 오래 수련해온 사람들 중 일부는 삼십대 후반이나 사십대에 접어들며 '이젠 나이를 느낀다'고 말하곤 한다. 나는 그런 감각을 느끼지 못했다. 나 역시 나이를 느낀다. 하지만 그건 부정적인 방식이 아니다. 오히려 내 아사나 수련에 있어서 좋은 신호로 다가온다. 지난 10년 사이 어떤 활력은 줄어들었을지도 모르지만, 그와 동시에 집중력, 안정감, 전반적인 성숙함은 오히려 훨씬 더 커졌다. 그리고 이 긍정적인 요소들이 활력의 감소보다 훨씬 더 큰 영향을 미치고 있다. 전체적으로 보자면, 지금 내 수련은 예전보다 훨씬 더 강하고, 더 깊이 열려 있다. 활력에는 종종 미숙함과 성급함이 따라온다. 그건 곧 많은 시행착오를 불러오기 마련이다. 대부분의 경우, 나는 그런 활력을 그리워하지 않는다. 나이가 들며 함께 찾아온 '스티라 바가(sthira bhaga, 안정된 힘)'는 미성숙한 활력보다 훨씬 더 귀하고 깊은 가치를 지닌다. 아마 이것이 내가 지금도 아사나 수련 안에서 계속해서 깊이 나아갈 수 있는 이유일 것이다.

사십대, 오십대를 살아가며 느끼는 몸과 마음의 변화는, 나이에 앞서 생활방식에서 비롯되는 경우가 많다고 생각한다. 쉼 없이 여행하고, 불규칙한 식사를 반복하며, SNS를 위해 과도하게 아사나 시연을 하는 삶은 수련 안에서 노화의 영향을 훨씬 더 빠르게 체감하게 만든다. 일상이 바쁘고 스트레스가 많은 사람일수록 그 영향은 더 클 것이다. 나는 지난 10년 동안 가능한 한 덜 움직이며 사는 삶을 점점 더 소중하게 여기게 되었다. 구조적인 변화와 통합이 섬세하게 이루어지기 위해선 안정된 환경이 꼭 필요하다. 나는 여행을 마치고 발리에 돌아와 "앞으로 6개월, 혹은 9개월 동안 다시 이동할 필요가 없다"는 사실을 깨닫는 그 순간을 정말 좋아한다. 그제야 비로소 내 안에 가라앉을 수 있고, 수련의 섬세한 층위 속으로 충분히 침잠할 수 있기 때문이다. 이것이 내가 워크숍 초청을 대부분 정중히 거절하는 이유 중 하나다. 새로운 공간에서 단기적으로 가르치는 것이 나와 맞지 않는 이유는 여러 가지가 있지만, 가장 큰 이유는 수련과 삶의 리듬이 무너진다는 것 때문이다.

결국 중요한 건 무엇을 우선시하느냐의 문제다. 나는 지금도 개인적인 수련을 최우선에 둔다. 여전히 긴 시간의 몰입된 일일 수련을 즐기고 있고, 그 위에 내 수업을 얹는 방식으로 살고 있다. 지금도 나는 일주일에 6번 수련하고, 그중 3~4일은 1.5에서 두 개의 시리즈를 연습한다. 2013년에는 롤프 선생님과 함께 4시리즈를 마쳤지만, 2014년부터 샤랏 선생님과 연습한 이후로는 그와 함께했던 내용을 중심으로 개인 연습을 유지하고 있다. 보통 마이솔에 가기 전에는, 다음 여행에서 샤랏 선생님이 어떤 수련을 줄지를 예상하며 그에 맞춰 준비한다. 그래서 지난 1년간 나는 매주 3일 이상, 인터미디어트 시리즈 전체와 어드밴스드 A 시리즈의 간다 베룬다사나까지를 매일 연습했다. 나머지 3일은 프라이머리, 인터미디어트, 어드밴스드 A 시리즈를 하루씩 돌아가며 연습했다. 이런 수련의 깊이와 강도를 유지하면서 여기저기 이동하거나, SNS를 위한 아사나 시연을 한다는 건 사실상 불가능하다. 아침에 몇 시간의 수업을 하기 전에 이 정도 몰입된 수련을 꾸준히 유지하려면, 한 곳에 정착한 채, 일정하고 규칙적인 삶과 식습관을 유지하는 것이 필수다. 내게는 이런 식의 금욕적인 생활이, 꽤 잘 맞는다.

이번 여행에서 샤랏 선생님께서 내게 준 진도를 생각해보면, 아마 내년에는 집에서 다시 네 번째 시리즈를 수련하게 될 것 같다. 이 시간이 벌써부터 기대된다. 오랜만에 다시 네 번째 시리즈를 들여다보며, 그 사이 샤랏 선생님과의 수련을 통해 내 안에 자리 잡은 변화들을 어떻게 마주하게 될지, 분명 흥미롭고 새로운 여정이 될 것이다.

40대에도 높은 신체적·에너지 수준을 유지하려면, '식단' 또한 정말 중요한 요소라는 것을 해가 갈수록 더 실감한다. 식단이라는 주제는 사실 이 글의 범위를 훌쩍 넘는 이야기지만, 간단히 핵심만 나누고 싶다.

나는 영양이 풍부한 통곡물과 채소를 기반으로 한 비건 식단을 유지하고 있다. 생식과 조리된 음식을 대략 50:50 비율로 섭취하고 있으며, 가공식품, 흔한 알레르기 유발 식품, 대부분의 설탕('천연' 설탕 포함), 그리고 대부분의 발효식품은 피한다. 무거운 콩류나 견과류는 거의 먹지 않고, 전분질 곡물과 채소, 과일은 모두 '적당한 수준'으로 조절한다. 내 식단의 중심은 신선한 섬유질 채소, 가벼운 콩류, 유사 곡물, 그리고 씨앗류다. 전체적으로 알칼리성 식단을 지향하고 있고, 브렌던 브레이저(Brendan Brazier)의 '트라이브 다이어트(Thrive Diet)'가 내가 따르는 방식과 가장 비슷한 공개 식단이다. 그는 이 주제에 관해 여러 권의 책을 썼는데, 개인적으로도 그의 식단이 깊이 있는 요가 수련에 잘 맞는 방식이라고 느낀다.

나는 아쉬탕가 요가 수련인, 특히 지도자라면 식사량이 자신의 몸에 어떤 영향을 주는지 계속해서 관찰하는 것이 중요하다고 생각한다. 대부분 과식이 수련에 해롭다는 것은 알고 있지만, 그렇다고 지나치게 제한적인 식사 역시 기력을 떨어뜨리고 근육 회복을 방해한다. 특히 장기간에 걸친 소식은 노화와 함께 찾아오는 쇠퇴감을 더 빨리 느끼게 만들 수 있다. 식사량과 식사 시점은 사람마다 체질과 생활 리듬에 따라 크게 다르다. 나처럼 대사 속도가 빠른 사람은 높은 신체적·정신적 활동을 지속하려면 충분한 양의 적절한 음식을 꾸준히 먹는 것이 필요하다. 나는 저녁을 절대 거르지 않는다. 차라리 늦게 먹는 한이 있더라도 꼭 저녁은 챙긴다. 보통 오후 6시~6시 30분 사이에 식사를 하고, 새벽 2시에 수련을 시작한다. 오전 4시에 연습을 마치고, 4시 30분까지 긴 이완을 가진다. 이후 6시 30분 수업 시작 전까지 약 두 시간 동안 아침을 준비한다. 내 아침 식사는 열량이 높고 영양가도 풍부하다. 보통은 메밀죽(또는 구할 수 있을 때는 날것을 탈수한 메밀 그래놀라)에 다양한 영양 토핑을 올리고, 과일과 허브 스무디를 곁들인다. 마지막으로 정신이 번쩍 드는 진한 커피 한 잔으로 마무리한다. 이후 샤워를 하고 수업 장소로 향한다.

많은 아쉬탕가 교사들이 개인 수련이 끝나자마자 바로 수업을 시작하고, 첫 끼니는 수업이 모두 끝난 뒤에야 먹는 경우가 많다. 이미 4~6시간의 강도 높은 신체적·정신적 노동을 마친 후에야 식사하는 이런 생활 방식은, 장기간 지속되면 몸이 점점 약해지고 소진되기 쉬운 패턴이 된다. 실제로, 자기 관리에 소홀했던 중년의 아쉬탕가 선생님들이 점점 쇠약해지거나 건강을 잃는 모습을 여러 차례 보아왔다. 이로 인해 정기적인 마이솔 수업을 그만두는 경우도 많다. 연습과 가르침 사이, 이 중요한 전환 시점에서 식단을 더 섬세하게 관리하는 것은, 이런 상황을 예방하는 데 아주 효과적인 방법이 될 수 있다.

나는 다양한 허브와 천연 식품 보충제를 자주 사용하는데, 나이가 들수록 이런 실험이 점점 더 중요하게 다가온다. 특히 나는 세 가지 카테고리에 집중하고 있다:

- 항염증: 시서스 트라이앵귤라리스(Cissus Triangularis, 관절 건강에 도움을 주는 포도과 식물), 생강, 강황 등

- 아답토젠(Adaptogen): 인삼, 마카, 실라짓(Shilajit, 히말라야에서 채취되는 미네랄 보충제)

- 강장제(Tonic Strengthener): 무이라 푸아마(Muira Puama), 태국산 블랙 진저, 트리불루스 테레스트리스(Tribulus Terrestris)

이런 허브들을 꾸준히 섭취하면, 수련 전반에서 체력과 지구력이 눈에 띄게 향상된다는 것을 직접 체감한다. 물론 위 세 카테고리는 서로 겹치는 효능을 지닌 경우도 많다. 나는 매일 고품질 비건 단백질 파우더를 스무디 형태로 섭취하는데, 여기에 코코넛 크림, 바나나, 코코넛 워터, 그리고 앞서 언급한 일부 허브들을 함께 섞어 마신다. 지금까지 사용해본 제품 중에서는 브렌던 브레이저가 만든 'Vega Sport Performance Protein'이 가장 우수하다고 느낀다. 단백질 보충제를 고를 때는 성분의 질에 특히 주의해야 한다. 많은 제품이 소화에

부담을 주거나, 염증을 유발하는 첨가물을 포함하고 있다. 유청 단백질(Whey Protein)은 특히 피해야 할 대표적인 예다.

이번 마이솔 여행 중에는 L-글루타민 파우더를 하루에 여러 번 나누어 먹는 실험을 해보았는데, 전반적으로 긍정적인 효과를 느꼈다. 현재는 L-아르기닌과 2:1:1 비율의 BCAA 파우더도 함께 실험 중이다. 물론 이런 아미노산은 좋은 비건 식단과 단백질 보충제를 통해서도 충분히 얻을 수 있지만, 하루 2~3시간에 달하는 고강도 아쉬탕가 요가 수련을 안정적으로 뒷받침하기엔 추가적인 보충이 큰 도움이 된다는 것을 몸으로 느끼고 있다. 이 주제에 대해 더 나누고 싶은 이야기들이 많지만, 그건 다음 기회로 남겨두려 한다.

덧붙이자면, 노화 과정은 여성과 남성에게 다르게 나타나는 면이 분명히 있다. 위에서 언급한 식이와 보충제는 대부분 일반적으로 적용될 수 있지만, 각 성별이 겪는 호르몬 변화의 차이는 서로 다른 체감과 결과를 만들어낸다. 그에 따라 유익한 음식이나 허브도 조금씩 달라질 수 있을 것이다. 결국, 자신의 체험적 경험이 최고의 교사라는 사실은 언제나 유효하다.

내가 '강도 높은' 아사나 수련을 지금까지 유지할 수 있었던 또 하나의 핵심은 바로 매일 실천하는 프라나야마(호흡 제어법)이다. 나는 아사나만큼이나 프라나야마도 오래 수련해왔고, 지금 하고 있는 루틴은 약 10년 전, 5년에 걸쳐 롤프 선생님에게 배운 방식이다. 그의 말에 따르면, 이 루틴은 K. 파타비 조이스가 1990년대 숙련된 학생들에게 가르쳤던 프라나야마 시퀀스라고 한다.

전체 루틴은 약 45분 소요되며, 나는 보통 늦은 오전이나 이른 오후에 프라나야마를 실천한다. 프라나야마는 강력한 회복 효과가 있고, 아사나 수련에서의 호흡과 내면적 형태를 더욱 깊고 섬세하게 다듬어준다. 많은 이들이 말하듯, 나이가 들수록 프라나야마의 힘은 더욱 커진다는 사실을 나 역시 실감하고 있다. 프라나야마와 아사나는 내게 별개의 것이 아니라, 하나의 자기 탐구 여정에서 서로를 보완하는 두 축처럼 작동한다.

요약하자면, 샤랏 선생님과 함께한 다섯 번째 마이솔 수련 여행은 지금까지 중 가장 깊고도 만족스러운 시간이었다. 새롭게 지어진 샬라에서의 수련은 말로 다 할 수 없는 기쁨이었고, 내 아사나 수련도 그 어느 때보다 풍성하고 충만하게 느껴졌다. 샤랏 선생님이 내 수련 여정에 미친 영향과 그 섬세한 지도에 깊은 감사를 전하며, 그분을 스승으로서, 또 한 사람의 인간으로서 더욱 깊이 존경하게 되었다. 나는 앞으로도 발리의 어둡고 축축한 이른 새벽 시간 속에서 나 자신을 탐구하는 연습을 계속해나갈 것이다. 그리고 마이솔에서 샤랏 선생님과 다시 만날 그날을, 진심으로 고대하고 있다.

# 질문에 대한 답변

### ✎ 식단에 관하여 — 특히 발효식품, 효모, 그리고 콩 제품에 대하여

나는 발효식품이나 효모류에 예민한 편이다. 한동안 칸디다균 과다 증식으로 꽤 오랫동안 고생한 적이 있었는데, 많은 발효 식품들이 그 증상을 악화시키는 경향이 있었다. 그래서 버섯은 거의 먹지 않고, 너무 익은 과일도 가급적 피한다. 다만, 영지버섯·동충하초·사자갈기버섯 같은 약용 버섯의 분말 추출물은 문제 없이 섭취한다. 가끔 파스타에 신선한 버섯을 넣어 먹기도 하지만, 그 버섯이 조금이라도 오래됐으면 다음 날 몸 상태가 확실히 나빠지는 걸 느낀다. 발효 식품이 건강에 좋다고 말하는 이들도 많지만, 내게는 대부분 맞지 않는다. 콤부차의 냄새만으로도 속이 울렁거릴 정도다.

예전에 롤프 선생님과 함께 수련하던 시절, 만성 소화 문제로 인해 고아(Goa) 파나지(Panaji)에 있는 뛰어난 아유르베다 의사를 자주 찾곤 했다. 그분은 항상 발효 음식은 피하라고 조언했는데, 그 말은 내가 본능적으로 느끼고 있던 바를 다시금 확인시켜주었다. 이런 류의 음식들을 가끔, 아주 적은 양으로는 즐길 수 있지만, 정기적으로 먹는 것은 확실히 내 몸에 맞지 않는다.

콩 제품에 대해서도 신중한 편이다. 콩은 흔한 알레르기 유발 식품 중 하나이기도 하고, 실제로도 내 몸에 크게 잘 맞는 편은 아니다. 신선한 두부는 좋아해서 일주일에 한두 번 정도 적당히 먹는다. 물론 두부도 제품마다 품질 차이가 큰데, 다행히 발리에서는 비교적 질 좋은 두부를 쉽게 구할 수 있다. 두부는 확실히 기력을 북돋아주는 식품이며, 내가 따로 보충제로 섭취하는 아미노산 중 하나인 아르지닌도 풍부하게 들어 있다. 반면, 템페(Tempeh)는 나와 전혀 맞지 않는다. 조리할 때 나는 냄새조차 견디기 힘들다. 미소는 직접 만들지는 않지만, 가끔 접할 기회가 있을 때는 즐겨 먹는다. 풋콩도 때때로 소량 섭취한다. 하지만 두유는 전혀 사용하지 않는다. 그 역할을 대신할 더 나은 대안들이 충분히 있다고 느낀다. 정리하자면, 나는 콩 제품을 필요에 따라 적당히 섭취하는 편이다. 요즘 채식을 막 시작한 사람들, 특히 비건 식단을 따르는 이들은 콩 제품을 식단의 중심으로 삼는 경우가 많은데, 나는 그 방식이 그리 이상적이라고 생각하지 않는다.

## ✎ 나만의 라이프스타일을 개발하는 것에 대하여

지금 내가 살고 있는 삶의 방식은 지난 20년간 점진적으로 형성되어 왔다. 한 걸음, 한 걸음. 작고 조용한 변화들을 차곡차곡 쌓아온 결과 지금의 지점에 도달한 것이다. 각 단계마다 그 변화에 몸과 마음이 익숙해질 시간이 필요했고, 처음부터 어떤 장기적인 계획이나 이상적인 삶의 형태를 정해두고 출발했던 것도 아니다. 다만 수련과 가르침이 성숙해가는 과정을 뒷받침하기 위해, 그때그때 필요하다고 느껴지는 변화들을 자연스럽게 실천해 나갔을 뿐이다.

나는 '일반적인 삶의 방식'에서 지금의 생활 방식으로 갑작스레 전환하는 건 누구에게나 큰 부담일 수 있다고 생각한다. 삶 전체의 구조에 너무 큰 충격이 될 수 있기 때문이다. 그래서 누구에게도 내 방식을 그대로 따라 하라고 권하진 않는다. 다만 이 글이 누군가에게 '생각할 거리'를 던져주거나, 자신만의 자연스러운 삶의 리듬을 탐색하는 데 영감이 될 수 있다면, 그것만으로도 충분히 의미 있다고 믿는다.

요즘 내가 필요로 하는 수면 시간은 15~20년 전보다 훨씬 줄었고, 평균적인 사람보다도 적다. 수업이 있는 날에는 보통 4~5시간 정도 잠을 자며, 아사나 수련을 마치면 약 30분간의 깊은 휴식을 취한다. 이것은 마치 '요가 니드라'와도 같은 상태로, 의식은 깨어 있지만 몸은 깊은 휴식에 잠긴다. 수업을 마친 늦은 오전에는 다시 30~60분간 '요가 니드라 B'를 하기도 하는데, 이때는 사바사나 자세로 누워 몸과 신경계 전반에 깊은 회복을 유도한다. 이 두 번의 낮 휴식은 단순한 수면이 아닌, 고요하고 선명한 집중 상태로 진입하는 시간이며, 일반적인 수면보다 훨씬 강력한 회복 효과를 가져다준다.

상황에 따라 두 번째 요가 니드라는 생략하기도 하지만, 그로 인해 큰 피로를 느끼는 일은 드물다. 일주일에 한두 번 정도는 수업이 없는 날의 전날 밤에 7~9시간 가량 길게 자며 회복한다. 흥미로운 건, 약간의 수면 부족 상태가 오히려 더 선명한 감각과 민감함을 불러일으킨다는 점이다. 몸과 마음이 날카로워지고 반응성이 높아질 수 있지만, 그 자극에 성급히 반응하지 않고 침착하게 바라보면 오히려 유용하다. 과도한 수면에서 오는 둔함이나 무기력감보다 훨씬 더 또렷하고 깨어 있는 상태에 가까워진다.

이렇게 수면 시간이 줄어든 이유를 단 하나의 수련 요소로만 설명하기는 어렵다. 아사나, 프라나야마, 식단, 명상 등 여러 요소가 함께 작용해온 결과다. 그중에서도 핵심은 '평정심', 또는 '비반응성'이다. 나는 이 품성을 기르기 위해 오랜 시간 불교 수행에도 깊이 몰입해왔다. 나의 모든 수련을 하나로 꿰어주는 실은 '삼파잔나(Sampajanna)'다. 삼파잔나는 매 순간의 몸과 마음의 상태를 있는 그대로 알아차리며, 반사적으로 반응하지 않고 관찰하는 의식 상태를 말한다. 이처럼 불필요한 내적·외적 반응을 줄이는 것이 에너지 소모를 줄이는 데 가장 큰 도움이 되었고, 수면의 필요성도 자연스럽게 줄어들었다. 지금의 수련 방식은 결국 삼파잔나를 중심으로 모든 것이 정돈되어 있는 셈이다.

자정쯤에 일어나 새벽 2시에 수련을 시작하는 삶을 '자연스럽지 않다'고 말하는 이들도 있다. 하지만 나는 '자연스럽다'는 개념 자체가 문화적 맥락에 따라 결정된다고 생각한다. 내게 자연스러움은 '길들여지지 않은 상태(야생성)'에 더 가깝다. 인간은 오랜 세월 문명에 의해 점차 길들여져 왔고, 지금 우리가 '자연스럽다'고 느끼는 많은 것들도 결국 문화적 습관에 뿌리를 두고 있다. 그런 점에서 '자연스러운 수면'이나 '이상적인 식사 시간'이라는 개념 자체도 상대적인 것이다.

물론 인간은 주행성 동물이기에 밤에는 자고 낮에는 활동하는 것이 기본적인 생체 리듬에 부합한다. 나 역시 대부분 해가 진 후 곧바로 잠자리에 들지만, 다른 점은 밤을 통째로 자지 않는다는 것이다. 최근에는 '분할 수면'이 인간에게 더 자연스러운 수면 방식이었다는 연구들도 나오고 있다. 산업혁명 이전의 사람들도 한밤중에 잠에서 깨어 정적인 활동을 하고, 다시 잠드는 이 분할 수면 패턴을 가졌다는 것이다. 그런 측면에서 보면, 지금의 내 수면 리듬도 결코 이상하거나 비자연적인 것은 아니다.

결국 중요한 것은, 인간은 매우 유연하고 적응력이 뛰어난 존재라는 사실이다. 일정한 방향성을 가지고 자기 몸의 감각을 꾸준히 탐구해나간다면, 우리는 다양한 생활 조건 안에서도 균형을 찾아갈 수 있다. 내가 매일 아침 6시 30분에 수업을 하지 않는다면, 굳이 자정에 일어나 새벽 2시에 수련을 시작하지는 않을 것이다. 개인적으로는 새벽 4시나 5시쯤이 가장 이상적인 수련 시작 시간이라고 생각한다.

## ✎ 매일 같은 시퀀스를 오랜 기간에 걸쳐 수련하는 것에 대하여

매일 같은 아사나와 빈야사의 시퀀스를 오랜 시간에 걸쳐 반복해서 수련하다 보면, 신체 구조의 더 깊은 층에서 변화와 재배열이 일어나기 시작한다. 이것은 단순한 근력 강화나 유연성 향상의 차원이 아니라, 그 움직임 자체를 신경계와 몸의 구조적 틀 안으로 영구적으로 통합시키려는 깊은 과정이다. 어떤 시기에는 몸이 실제로 '열리는' 듯한 감각이 들거나, 전에 비해 더 강해지고 안정된 느낌이 찾아오기도 한다. 이는 새로운 움직임이 이제 막 신체 구조의 움직임 범위 안으로 흡수되기 시작했다는 신호일 수 있다. 하지만 수련을 계속해나가다 보면, 그런 변화가 더 깊숙한 층으로 스며들기 시작하고, 이때부터는 몸이 다양한 방식의 치유 반응을 보이기도 한다.

이 치유 반응은 염증, 긴장감, 피로감처럼 표면적으로는 퇴행처럼 느껴질 수 있는 현상들로 나타나기도 한다. 하지만 이는 몸속 깊은 요소들 간의 관계가 새롭게 조정되고 재구성되는 과정의 일부다. 예전에는 아무렇지 않게 해냈던 아사나나 동작들이 어느 순간 갑자기 어렵게 느껴지기도 한다. 나는 이런 시기를 '통합 단계'라고 부른다.

수련의 진보는 결코 직선적인 흐름이 아니다. 어떤 시기에는 눈에 띄는 성장이 일어나고, 아사나가 훨씬 부드럽고 자연스럽게 느껴지기도 하지만, 거의 항상 그 뒤에는 마치 퇴보한 것처럼 느껴지는 시기가 따라온다. 때로는 좌절감을 안겨주기도 한다. 하지만 장기적인 관점에서 수련을 이어가다 보면, 그런 흐름이 오히려 전체 과정의 일부였음을 이해하게 된다.

우리가 이 통합의 시기를 인내심 있게 지나간다면, 결국 몸은 다시 '열림'의 상태로 돌아오게 된다. 다만 그 열림은 이전보다 훨씬 더 깊고 안정적으로 뿌리내린다. 수련을 통해 반복되는 이 사이클(열림, 통합, 다시 열림)은 결국 우리 몸과 마음을 더 정교하게 조율해가는 여정의 일부다. 이것이 바로, 같은 시퀀스를 매일 반복하는 정형화된 수련 안에서조차 끝없는 생명력과 가능성이 살아 있는 이유다.

# 아쉬탕가 요가 수련에서 생각의 역할

앤디 데이비스와의 대화

— 2020년 1월 —

몇 달 전, 나는 테네시주 내슈빌의 벨몬트 대학교에서 철학을 가르치고 있는 부교수이자 아쉬탕가 요가 수련자인 앤디 데이비스와 이메일을 통해 깊이 있는 대화를 나누었다. 우리의 주제는 아사나 수련 중 '생각'이라는 현상. 많은 수련자들이 요가와 명상의 목표를 '생각을 멈추는 것'이라고 오해하지만, 앤디와 나는 그 통념을 함께 의심해보았고, 내가 경험한 반응성에 기반한 다른 관점들도 나눌 수 있었다.

앤디: 수련 중 떠오르는 '산만한 생각'에 대해 늘 궁금증이 있었습니다. 여기서 말하는 '산만한 생각'이란, 지금 내가 수행하고 있는 아사나와 직접적으로 관련되지 않은 생각들을 의미합니다. 많은 요가 선생님들은 아사나 수련을 '치타 브르티 니로다하(citta vrtti nirodha)', 즉 '의식의 변동이 멈춘 상태'와 연결해 설명하곤 합니다. 이는 파탄잘리가 명시한 요가의 목표이기도 하고요. 이런 정의에 따르면, 수련 중에 떠오르는 모든 산만한 생각은 지금 이 순간에 완전히 몰입하지 못하고 있다는 신호일 수 있겠죠. 그런데 제 경험상, 산만한 생각이 수련을 방해할 때도 있었지만, 전혀 그렇지 않을 때도 있었습니다. 그래서 질문드리고 싶어요.

아사나 수련과 '생각' 사이에는 어떤 일반적인 관계가 있을까요? 아사나 수련은 어떤 방식으로 사고와 관계를 맺고 있을까요? 수련은 사고의 한 형태라고 볼 수 있을까요, 아니면 사고에 반하는 것일까요?

이안: 이 주제를 이야기하려면 먼저 '생각'이 무엇인지에 대한 정의부터 명확히 해야 할 것 같아요. 예를 들어, 우리가 몸을 움직이면서 드러나는 반응이나 행동도 '사고'의 한 형태일 수 있을까요?

우리가 흔히 '생각'이라고 부르는 것은, 직접적인 체험과는 분리된 추상적이고 개념화된 정신 작용을 의미하곤 합니다. 그런 사고는 호모 사피엔스와 그 조상들의 오랜 진화 과정에서 점차적으로 발달해온 것이겠지요. 그렇다면 지금 우리 삶을 지배하고 있는 이 추상적이고 분리된 사고는, 과거 어떤 경험적 기반 위에서 형성된 것일까요?

질문을 다시 이렇게 던질 수도 있겠죠. 오늘날에도 우리는 그 조상적인 사고의 전 단계를(심리적 감각과 생리적 반응이 분리되지 않은, 유기적이고 체험 기반의 사고)로 접속할 수 있을까요? 그리고 만약 그것이 가능하다면, 우리는 그것 또한 '사고'라고 부를 수 있을까요? 우리는 아사나 수련 중에 그런 종류의 '사고'를 해도 되는 걸까요?

만약 '사고'를 우리의 직접적인 경험에서 분리된 추상적이고 비체험적인 과정으로 정의한다면, 아사나 수련은 그런 사고가 반복적으로 일어나는 조건들을 하나의 구조 속에 배치하고, 그 안에서 드러나는 습관적 패턴들을 관찰할 수 있게 해주는 장치라고 말할 수 있을 거예요.

그 습관적 패턴 중 하나가 바로 '추상적 사고'일 수도 있겠죠. 그렇다면 그것 역시 '없애야 할 것'이 아니라, 관찰의 대상이 됩니다. 그런 의미에서 저는 아사나 수련이 사고를 지지하거나 반대한다고 보지 않아요. 사고가 떠오른다면, 그것도 수련 안에 포함시키면 됩니다.

앤디: 추상적 사고의 한 형태는 흔히 '내적 독백'이라 불리기도 합니다. 이는 과거나 미래의 사건을 중심으로, 자아가 서술자의 입장에서 이야기를 구성

하는 사고 방식이죠. 윌 존슨(Will Johnson)은 '정렬, 이완, 회복력(*Aligned, Relaxed, Resilient*)'에서, 우리가 현재의 살아 있는 감각 속에 완전히 몰입해 있을 때 이 내적 독백이 완전히 멈춘다고 말합니다(19-20쪽). 그렇다면 이런 사고를 줄이기 위해 의식적으로 노력해야 할까요?

이안: 일반적으로 보면, 신체를 중심으로 한 수련(즉, 체득된 집중을 유도하는 움직임 훈련)은 오랜 시간 지속될 경우 불필요하거나 과도한 사고를 자연스럽게 줄이는 경향이 있습니다. 다만 '내적 독백이 완전히 멈춘다'는 상태는 매우 드물며, 이는 삼매(samadhi)의 초기 단계에 해당하는 깊은 집중 상태를 말합니다. 수년간 수련을 지속해온 사람들에게조차 이런 경험은 흔치 않습니다. 그래서 이것이 마치 '당연히 도달해야 할 상태'처럼 여겨질 경우, 오히려 현재 그 반대의 상태(끊임없는 생각의 흐름 속에 있는)를 겪고 있는 많은 이들에게 실망감을 줄 수 있습니다.

과도한 사고 대부분은 반응성에 기반합니다. 어떤 생각이나 주제가 반복적으로 떠오르며 잘 사라지지 않는다면, 그 이면에는 의식의 표면 넘어 작용하고 있는 더 깊은 반응적 패턴, 즉 '삼스카라(samskara)'가 있습니다. 장기적으로 수련을 이어가는 사람이라면, 매일의 연습 속에서 몸과 호흡, 감각의 느낌에 집중하고, 가능하다면 그 안에 깊이 몰입하는 연습을 꾸준히 해야 합니다. 이처럼 체화된 감각에 몰입하는 시도가, 비반응적이고 관찰적인 인식을 향한 의도와 함께 이루어진다면, 그 반응적 패턴은 점차 약화되고, 과도한 사고 또한 점점 줄어들 것입니다.

그렇다면 사고 자체를 없애는 것이 수련의 목표일까요? 저는 그렇게 생각하지 않습니다. 사고는 분명 유용하며, 오늘날의 인간 사회에서 기능하기 위해 반드시 필요한 역할을 합니다. 수련의 본질은, 생각 자체를 제거하는 것이 아니라, 생각에 무조건 반응하지 않도록, 즉 그 흐름에 끌려가지 않도록 우리를 훈련시키는 데 있다고 봅니다. 그래서 저는 수련을 사고를 억제하려는 시도로 이해하기보다는, 사고와 건강한 관계를 맺도록 돕는 과정으로 보는 편이 더 적절하다고 생각합니다.

앤디: '반응성'에 주목하신 점이 인상 깊고, 정말 도움이 되었어요. 생각을 단순히 좋고 나쁜 것, 유익하고 해로운 것으로 나누기보다는, 우리가 그 생각을 '어떻게 받아들이는가'에 주의를 기울이는 게 훨씬 중요할 수 있겠네요. 겉보기에 좋은 생각조차도 집착으로 이어질 수 있으니까요. 결국 어떤 인식이든, 그것이 반복적인 반응의 고리가 될 수 있는 거죠.

예를 들어, 어떤 아사나에서의 정렬에 지나치게 집중하다 보면, 오히려 살아있는 몸의 현재 상태에서 주의가 멀어지고, 추상적이고 이상화된 몸의 이미지로 이동해버릴 때가 있어요. 저도 과거 어느 날의 아사나 상태를 기준 삼아, 오늘의 몸을 억지로 그 상태에 맞추려 했던 적이 있어요. 예컨대, 턱이 다리에 닿느냐 마느냐 같은 외적인 기준이 중심이 되었던 거죠. 결과적으로 작업은 자연스러운 흐름을 잃고, 오히려 부정적인 방향으로 흘러가기도 했어요.

반대로, 요가와 무관한 생각이 불쑥 떠올랐다가도, 아무 문제 없이 조용히 사라지는 경우도 있더라고요. 그렇다면 이런 반응들을 '관찰하거나 인지하는 것'만으로도, 그것들이 점차 줄어들거나 사라질 수 있을까요? 아니면, 그를 위해 추가적인 어떤 단계나 태도가 필요하다고 느끼시나요?

이안: '평정심'을 기르는 일은 부처님의 가르침에서도 핵심적인 요소이고, 파탄잘리의 '요가 수트라'에서도 중요한 덕목으로 다뤄집니다. 팔리어의 '우펙카(upekkhā)' 또는 산스크리트어 '우펙샤(upekṣā)'는 바로 이 '비반응성'의 태도를 뜻하는 단어입니다. 이 평정심을 기르는 데는, 물론 일정한 수준의 노력과 의식적 연습이 필요하죠.

사실 감각이 예민해지는 것과 비반응성이 함께 자라지 않으면, 오히려 수련이 불균형해질 수 있습니다. 감각이 민감해지면 자연스럽게 반응성도 함께 커질 수 있기 때문입니다.

예를 들어 아쉬탕가 요가 수련자들 중 일부는, 강렬한 에너지 작업 속에서 집중력이 깊어지며 매우 섬세한 감각 상태에 도달하기도 합니다. 그런데 만약 이 예민함에 반응하지 않고 수용할 수 있는 비반응적 능력이 함께 길러지지 않는다면, 감정적이거나 에너지적인 불균형이 생길 수도 있어요.

'생각에 반응하지 않으려는 시도'는 매우 미묘하고 섬세한 과정입니다. 위빠사나 명상에서는, 반응이 실제로 일어나는 지점을 '몸의 감각'으로 봅니다. 우리는 흔히 생각이나 감정, 외부 자극에 반응한다고 느끼지만, 사실 그 모든 순간마다 몸 안에서는 감각들이 동시에 일어나고 있어요. 그리고 삼스카라는 바로 이 감각에 대한 반복적 반응을 통해 형성되고 강화됩니다.

그래서 위빠사나 수련의 핵심은, 몸에서 일어나는 감각에 대한 반응성을 의식적으로 줄이려는 데 있습니다. 저 역시 이 원리를 아사나와 프라나야마, 나아가 일상의 다양한 수련에 적용하고 있고, 그 과정이 매우 중요하다고 느껴요.

깊이 뿌리내린 삼스카라의 경우에는, 그것의 영향력이 눈에 띄게 줄어들기까지 몇 달, 혹은 몇 년이 걸릴 수도 있습니다. 하지만 장기적으로, 감각적 예민함과 그것을 비반응적으로 수용하는 능력을 함께 길러나간다면, 우리는 점차 그 영향력에서 벗어나는 경험을 하게 될 거예요. 이는 시간을 들여서 차분히 길러야 하는, 그러나 분명한 변화를 이끄는 내면의 작업입니다.

앤디: 아사나 수련 중에 도움이 된다고 느끼셨던 특정한 종류의 생각이나, 생각을 떠올리는 방식이 있을까요?

이안: 아사나 수련 중 떠오르는 어떤 생각이든, 그것은 반응적 경향성이나 삼스카라 패턴이 드러날 수 있는 가능성을 열어줍니다. 사실 아사나 수련의 핵심 중 하나는, 이런 반응성 패턴들과 마주하고, 그것들을 보다 의식적으로 인식함으로써 우리가 그것들과 더 건강하게 작용할 수 있도록 돕는 데 있습니다. 그런 의미에서 보면, 수련 중 떠오르는 생각이 꼭 방해물이 아니고, 오히려 유익한 자원이 될 수도 있어요. 왜냐하면 그것은 우리가 기존의 습관적 사고 패턴을 인식하고, 변화의 기회를 가질 수 있도록 해주기 때문이죠. 단순히 억누르거나 무시하는 것보다 훨씬 더 생명력 있는 접근이라고 생각합니다.

여기서 중요한 질문은 이렇게 이어질 수 있어요. '그 생각이 수련 중에 떠올랐을 때, 나는 어떻게 대응할 것인가?' 그 생각에 빠져들어 체화된 감각의 몰입 상태에서 벗어날 것인가요? 아니면 그 생각이 배경에서 부드럽게 흘러가도록 허용하면서, 아사나 수련의 감각적 몰입 상태에는 최소한의 간섭만 주도록 둘 수 있을까요?

저는 바로 이 두 번째 태도(생각을 억제하지 않되, 몰입을 해치지 않도록 그 자리에 머물게 하는 방식)가 진정한 내적 변형이 일어날 수 있는 공간을 연다고 믿습니다. 그 공간 안에서 우리는 생각과 반응 사이의 거리를 인식하고, 수련이라는 살아 있는 장 안에서 스스로를 새롭게 조율해나갈 수 있습니다.

앤디: 아사나 수련 중에 오히려 방해가 된다고 느끼셨던 특정한 생각이나, 생각을 떠올리는 방식이 있었을까요?

이안: 저는 불교 수행을 오래도록 해왔기 때문에, 모든 수련을 '있는 그대로의 현실'을 관찰하는 방식으로 바라봅니다. 그런 관점에서 보면, 수련 중에 자연스럽게 떠오르는 모든 생각은 사실상 도움이 됩니다. 왜냐하면 그것들은 우리가 가진 어떤 경향성(즉, 삼스카라적 성향이나 반응성)을 보여주기 때문이죠. 다시 말해, 생각을 관찰한다는 것은 곧 우리 존재의 자연스러운 일부분, 우리가 그 부분을 좋아하든 싫어하든, 그것 자체를 있는 그대로 바라보는 일입니다.

그런데 이와 반대되는 방식(즉, 일부러 특정한 생각을 만들어내려는 시도)는 수련에 방해가 될 수 있습니다. 예를 들어 '지금은 이렇게 생각하는 게 좋겠지'라는 판단 아래 생각을 인위적으로 유도하거나, 혹은 '아예 아무 생각도 하지 말아야 해'라고 스스로를 통제하려 할 때가 그렇습니다. 이런 접근은 현재의 경험을 있는 그대로 바라보지 못하게 만들고, 실제로 존재하는 것을 억누르거나 회피하게 합니다. 그 순간의 현실을 있는 그대로 체험하기보다는, 자신이 설정한 관념이나 암시로 그 위를 덮어버리는 셈이죠.

저는 이런 방식을 '진정성 없는 수련'이라고 부릅니다. 그리고 안타깝게도, 이러한 접근은 '영성'이라는 이름 아래 꽤 널리 퍼져 있습니다. 하지만 진정한 수련은 특정한 방식으로 되어야 한다는 기대를 내려놓고, 지금 이 순간 떠오르는 모든 것을 판단 없이 바라보는 데서 출발해야 한다고 생각합니다.

앤디: 어떤 생각은 나에게는 아주 자연스러울 수 있지만, 당신에게는 억지로 느껴질 수도 있고, 그 반대도 마찬가지일 거예요. 이 점은 요가를 가르치는 일이 왜 그렇게 어려운지를 잘 보여줍니다. 특정한 가르침을 따르다 보면, 학생은 자신이 본래 하던 수련 방식과는 다른 무언가를 하려고 애쓰게 되죠. 다시 말해, 자신의 수련이 가르침의 형태처럼 보이도록 만들려는 노력을 하게 되는 겁니다.

당신이 언급한 '영성'의 문제는, 더 넓게 보면 '가르침'이라는 행위 자체에 내재한 문제이기도 한 것 같아요. 우리는 종종 선생님의 통찰에 집중하느라, 자기 자신의 통찰을 놓치고 맙니다. 그러면서도 마치 그것이 진정한 자아를 발견한 것처럼 믿게 되죠. 하지만 정작 그것은 자신이 아니라, 어떤 외부의 기준이나 목소리를 내면화한 것에 불과할 수도 있어요.

이안: 전적으로 동의해요. 우리가 어떤 교리나 통찰을 직접 체험하지 않고, 즉 몸으로 느끼고 감각하는 수준에서 진리로 경험하지 않은 채 그대로 받아들이는 것은, 결국 자기 진실로부터 멀어지게 만드는 행위입니다.

저는 교사의 진짜 역할은, 사람들이 스스로를 통해 직접 느끼고 경험하는 법을 배울 수 있도록 돕는 데 있다고 생각해요. 어떤 진리도 타인의 것이 아니라, 자신의 몸과 마음을 통해 살아 있는 방식으로 느껴질 때 비로소 나의 것이 될 수 있습니다.

앤디: 아사나 수련 중 특정한 종류의 자극이나 생각을 줄이기 위해 따로 취하시는 조치가 있을까요?

이안: 가능한 한 자극이 적고 중립적인 환경에서 수련하려고 해요. 이런 환경은 자연스럽게 집중력을 높여주고, 감각이 덜 산만해질수록 평소에는 무의식 깊은 곳에 숨어 있던 삼스카라 패턴들이 더 쉽게 떠오를 수 있거든요.

강한 자극이 없을수록, 그 아래에 숨어 있던 내면의 흐름이 더 섬세하게 드러나게 됩니다. 수련 공간을 의식적으로 정돈하는 일은, 내면의 작업을 위한 준비이기도 해요.

앤디: 여기서 말씀하신 '중립적'이라는 표현을 조금 더 자세히 설명해주실 수 있을까요?

이안: 제가 말하는 '중립적'이라는 건, 반응성을 유발하는 자극들을 가능한 한 줄이려는 시도를 뜻합니다. 대부분의 사람들에게 그런 자극은 핸드폰처럼 주의를 분산시키는 물건이나, 현재의 호흡과 감각에 집중하는 걸 방해하는 외부 환경일 수 있죠. 예를 들어, 동남아시아의 아름다운 해변가에 위치한 요가 샬라처럼 멋진 공간도 저는 오히려 산만하게 느껴졌습니다.

샬라는 단순해야 한다고 생각해요. 가능하다면 벽으로 둘러싸여 있는 구조가 좋습니다. 샬라는 집중력과 에너지가 방(이상적으로는 자기 몸과 호흡 안)에 머무를 수 있도록 도와주는 '보호 그릇'이 되어야 하거든요.

때로는 선생님의 과한 지시나 지나친 상호작용조차도, 이미 감각과 호흡에 몰입해 있는 수련자에게는 주의를 흐트러뜨리는 요소가 될 수 있어요. 저는 좋은 선생님일수록 자신의 존재감조차도 '중립적'이 되도록 노력해야 한다고 믿습니다.

앤디: 아사나 수련이 깊어질수록 의식의 '단계'가 나뉜다고 느끼신 적 있나요? 예를 들면, 불교의 네 가지 선정(jnana)이나, 파탄잘리의 다라나-디야나-사마디(dharana–dhyana–samadhi)처럼요. 그런 단계를 사다리를 오르듯 하나씩 거쳐 간다고 보시나요?

이안: 저는 꼭 그렇게 보지는 않아요. 요가 수련이 어떤 '최종 목표'를 향해 가는 여정이라고 생각하지 않기 때문에, 선형적인 경로나 고정된 순서를 전제로 하지는 않거든요. 파탄잘리의 여덟 가지 길은 따로따로 분리된 게 아니라, 서로 맞물려 함께 경험될 수 있다고 봐요. 이 여덟 가지는 서로를 지지하고, 서로를 향해 되돌아가는 관계 속에 있습니다. 그래서 어느 하나를 먼저 완성해야 다음 단계로 넘어간다는 식의 이해는 적절하지 않다고 생각해요.

예를 들어, 자기 자신과 자신의 삼스카라(습성적 패턴)를 보다 반응 없이 관찰할 수 있는 능력은 분명 시간이 지남에 따라 점진적으로 자라납니다. 하지만 그 능력은 어떤 특정 '단계' 안에서만 일어나는 게 아니에요. 그건 일상적인 의식 상태에서부터 보다 깊고 숭고한 자각의 순간에 이르기까지, 말하자면 모든 의식의 층위 안에서 드러날 수 있는 거예요.

앤디: 수련 중 쉽게 산만해지거나, 너무 강렬한 생각이 떠올라서 수련을 망치거나 리듬을 잃는 학생들에게 해줄 조언이 있을까요?

앤디: 이럴 때 도움이 되는 것이 바로 빈야사의 힘이자 아름다움이에요. 우리가 '카운트에 머문다'고 스스로를 설정해두면, 산만한 생각에 휘둘려 수련의 흐름에서 완전히 벗어날 가능성이 훨씬 줄어듭니다. 카운트에 집중하면 자연스럽게 호흡에 더 주의를 기울이게 되고, 이는 곧 몸과 호흡의 감각, 그리고 그 소리에 대한 더 깊은 현상적 체험으로 이어지죠. 저는 요가 교사로서 수련인의 성숙도를 평가할 때 이 점을 가장 중점적으로 봅니다. 그 사람이 빈야사의 흐름 안에 머물며 자기 자신에게 몰입할 수 있는가? 아니면 몸과 호흡, 집중의 흐름에서 계속 이탈하며 주의가 산만해지는가?

프라이머리 시리즈의 절반, 혹은 그 이하만 수련하는 초보자들 중에도 빈야사에 깊이 몰입하며 집중력 있게 수련하는 이들이 있어요. 반면에 인터미디어트나 고급 시리즈를 수련하면서도 빈야사에는 거의 주의를 기울이지 않고, 불필요한 움직임이나 도구 사용, 안절부절 못하는 행동으로 자신을 계속 산만하게 만드는 경우도 있습니다. 마치 수련을 통해 체득되는 내면의 경험을 회피하려는 것처럼 보이기도 하죠.

수련자가 이 독특한 수단(즉, 빈야사의 흐름 안에서 경험되는 몰입 상태)을 진정으로 활용하고 있는지는 매우 분명하게 드러납니다. 그것은 그가 어떤 아사나를 하든, 어떤 시리즈를 수련하든 상관없이 말이죠.

마이솔 수업은 바로 이런 과정을 가능하게 해주는 환경입니다. 좋은 마이솔 선생님은 집중과 책임감 있는 분위기를 만들어, 학생이 빈야사에 몰입할 수 있도록 도와줍니다. 일주일에 한두 번 구령 수업을 듣는 것도 이런 측면에서 의미가 큽니다. 구령 수업은 학생들이 빈야사에 책임감을 갖도록 돕는 데 큰 역할을 하거든요.

만약 마이솔 수업에 참여할 수 없는 상황이라면, 집에서도 수련의 본질을 흐릴 수 있는 외부 자극들을 시야와 손이 닿지 않는 곳에 치워두는 방식으로 '중립적인 공간'을 마련해보세요. 이것만으로도 수련의 몰입도를 크게 높일 수 있습니다.

앤디: 구령 수업에 대해서도 생각하게 되네요. 분명히 구령 수업은 빈야사를 지켜서 수련하는 힘을 길러줄 수 있지만, 동시에 수련인의 자연스러운 호흡 리듬을 방해할 수도 있지 않을까요? 저는 구령 수업이 어떤 면에서는 집중력을 높여주지만, 또 어떤 면에서는 그 집중을 방해한다고 느끼기도 했어요. 비반응적이고 체험하는 자각을 길러가는 데 있어, 구령 수업이 어떤 역할을 한다고 보시나요?

이안: 말씀하신 대로, 구령 수업은 그 특성상 양면적일 수 있어요. 자연스러운 호흡이나 자신의 흐름과 일치하지 않는 방식으로 움직이게 되니까요. 하지만 이런 제한이 오히려 좋은 기회가 될 수도 있습니다. 우리는 마이솔 수련 속에서 자신의 익숙해진 습관에 집착하게 되기 쉬운데, 구령 수업은 그런 집착(즉, 반응성)을 흔들어 깨우죠.

고유한 속도나 익숙한 움직임의 방식에서 벗어나게 만들기 때문에, 이 경험을 열린 마음으로 받아들일 수 있다면 큰 통찰을 얻을 수 있습니다. 샤랏 선생님과 함께하는 프라이머리, 인터미디어트 시리즈 구령 수업은 제 독립적인 수련 속의 빈야사 방식에 깊은 영향을 주었습니다. 혼자 연습할 때 샤랏 선생님의 구령 속도를 똑같이 따라서 움직일 의무는 없지만, 그 수업의 영향 덕분에 빈야사를 훨씬 더 정확하게 지키게 되는 것 같아요.

제가 가르치는 입장에서 관찰해 보면, 정기적으로 구령 수업을 경험하지 않는 학생들은 연습 속에서 빈야사의 일관성과 관련된 어떤 '결정적인 무언가'가 빠져 있는 경우가 많습니다.

앤디: 반대 관점에서 보면, 수련을 할 때 오히려 수련에 대해서 충분히 고민하지 않는 학생들도 있을까요?

이안: 네, 빈야사라는 틀은 잘 지키지만, 자신의 내적 경험에는 몰입하지 못한 채 일종의 자동 조종 상태로 수련하는 이들도 있습니다. 이런 경우엔 수련

기간이 오래되어도 변화가 잘 일어나지 않기 때문에, 교사 입장에서는 쉽게 눈에 띕니다. 몸을 통해 전달되는 정보를 받아들이려는 태도가 부족하고, 질문이나 탐구심도 부족한 상태죠.

하지만 수련은 자기 자신을 진화시키는 여정이어야 하고, 그러기 위해서는 몸이 전달하는 감각적 정보에 주의를 기울이고, 이를 통해 '고민'해야 합니다. 자신의 수련 구조 속에서 일어나는 미세하거나 뚜렷한 변화들을 인식하고 수용하는 과정 속에서 사고가 작동하는 거죠. 이는 한편으로는 추상적이고 몸에서 분리된 과정이면서도, 동시에 몸이 환경에 반응하는 성질이기도 합니다.

앤디: 그렇다면 몸에 깃든 상태와 어떤 형태의 사고 사이에 긴장이 존재한다고 보시나요? 아니면 모든 사고가 몸의 일부이고, 따라서 본질적으로 체득되는 경험이라고 보시나요?

이안: 우리는 수만 년에 걸쳐 개념적 추상의 인간 세계를 만들어 왔습니다. 이는 돌, 바람, 물, 나무, 동물의 몸 같은 물리적 현실과는 아무런 관련이 없는 세계죠. 대부분의 현대인은 하루 대부분의 의식적인 시간을 이런 개념적이고 인간 중심적인 세계에 몰입하며 보냅니다. 그러면서도 이 개념의 세계를 마치 독립된 객관적 현실세계인 것처럼 받아들이고 있습니다.

문제는, 이런 개념적인 세계 속에 우리가 점점 더 빠져 살게 되면서, 결국에는 돌이나 바람, 나무처럼 실제의 물리적 세계보다도 그것이 더 현실적으로 느껴지게 된다는 거예요. 저는 이것이 오늘날 지구가 심각한 위기에 처한 가장 큰 이유 중 하나라고 생각합니다.

흥미로운 점은, 만약 인류가 내일 모두 사라진다면 이 개념적 세계도 함께 사라진다는 겁니다. 그 세계는 그 자체로는 존재하지 않으며, 돌이나 바람, 물, 나무, 동물에게는 아무런 의미도 없습니다. 반대로, 동물의 몸이나 자연 환경은 인간의 생각과는 무관하게 존재할 수 있어요.

데카르트의 이원론이 남긴 유산이 아직도 깊고 강력하게 남아 있는 것이 안타깝습니다. 몸과 마음은 서로 분리될 수 없고, 이 둘의 경계라는 것도 결국 환상에 불과합니다. 저는 요가가 이 환상, 곧 몸과 마음이 분리되어 있다는 착각을 걷어내는 '통합'의 길이라고 믿습니다.

우리는 모든 사고를 몸으로 체험하듯이 할 수 있으며, 사고가 의식적이고 현상적인 몸의 경험에 뿌리를 내릴 때, 그 사고에 휘둘릴 위험 역시 줄어듭니다. 저는 자연(돌, 물, 바람, 나무, 동물)에 대한 감각적 주의 기울임을 회복하는 것이 이 통합의 길에 큰 도움이 된다고 생각합니다.

앤디: 그렇다면 이원론을 거부하면서도 특정 형태의 사고를 '실천이 없는' 혹은 '추상적' 활동이라고 부르는 건 어떤 의미인가요? 인간 활동 중 일부는 자연적이고 다른 일부는 부자연스럽다거나 조화를 벗어났다고 말씀하시는 것처럼 들릴 수도 있는데요. 이렇게 말한다고 해서 몸과 마음의 이원론에서 파생된 자연과 문화의 이원론을 다시 제안하는 건 아니라고 어떻게 설명하실 수 있을까요?

이안: 저는 자연과 문화가 분리될 수 없다고 생각합니다. 마찬가지로, 몸과 마음도 분리될 수 없습니다. 문화는 인간 본성의 일부이고, 우리는 본래 사회적 존재입니다. 문화란 단지 인간이 관계를 맺는 방식일 뿐이며, 원숭이나 늑대, 개미 같은 다른 사회적 동물들과 마찬가지로 우리 종의 특성 중 하나죠.

제가 말한 '조화를 벗어난 상태'란, 인간끼리의 사회적 상호작용, 특히 추상적 사고를 통해 이루어지는 방식에 과도하게 몰입한 상태를 의미합니다. 우리는 인간 외의 존재들과 관계를 맺는 방법을 잊어버렸습니다. 우리 자신이 지금의 모습이 되기까지 수백만 년에 걸쳐 환경과 맺어온 관계를 망각한 것이죠. 그런 의미에서 환경은 인간 존재 그 자체의 일부입니다. (이런 이유로 저는 다른 행성을 식민지화하겠다는 아이디어를 일종의 광기라고 생각합니다.)

농업 혁명, 산업 혁명, 기술 혁명을 거치며 우리는 이런 사실을 점점 더 잊어갔고, 마침내는 그 환경과 우리의 유산까지 파괴하고 말았습니다. 이로 인해 우리는 우리 종의 본질적인 일부와 단절되었고, 더 나아가 그것을 파괴하고 있습니다. 스스로 다리를 자르는 사람을 미쳤다고 하듯, 인간이 생태계 전체와의 연결을 끊고 파괴하는 행위도 본질적으로는 동일한 행위입니다.

이런 분리감, 이질감, 의미 상실은 현대 사회를 관통하는 '공허감'의 본질이며, 우리는 이를 잠재우기 위해 종교라는 진통제를 발명해낸 셈입니다. 하지만 우리가 잃어버린 것은 수백만 년 동안 함께해온 어떤 본질적인 것입니다. 저는 이 문제가 자연과 문화의 이원론 때문이 아니라, 우리가 문화라는 틀 안에서 인간 외의 존재들과의 조화로운 관계성을 회복하지 못한 데 있다고 생각합니다.

앤디: 반다는 본질적으로 특정한 집중력이나 주의, 혹은 사고의 균형 상태를 동반한다고 보시나요? 아니면 몸에서는 '조화로운 유동성'을 경험할 수 있으면서, 주의력이나 사고에는 그런 상태가 동반되지 않아도 가능한 걸까요?

이안: 반다를 진정으로 경험하려면 체득된 상태와 직관적인 현상적 인식이 반드시 필요합니다. 반다를 지적이거나 생체역학적인 분석 틀로만 이해하려는 학생들에게 이 개념을 가르치는 일은 종종 어렵습니다. 반다는 자기 자신과 환경 사이에 깊이 있는 연속성, 즉 나와 환경의 경계가 점점 사라지는 감각을 동반합니다.

이 과정은 당연히 어느 정도의 집중과 주의력을 요구합니다. 몸과 마음 사이의 단절이라는 환상을 넘어야만, 자기 자신과 환경 사이의 단절이라는 환상 또한 극복할 수 있습니다. 따라서 저는 반다의 진정한 체험이란 몸과 마음의 통합을 넘어, 몸-마음-환경 사이에 유동적인 일체감을 만들어내는 것이라고 생각합니다. (이 주제에 대한 더 깊은 논의는 '반다의 나무(18장)'라는 에세이를 참고하시면 좋겠습니다.)

앤디: 깊이 있는 답변을 해 주셔서 감사합니다. 수련을 이어가는 과정에서 선생님의 답변은 저를 자기비판과 반응적 사고의 반복에서 벗어나도록 이끌어 주었습니다. 저에게는 매우 소중한 대화였습니다.

이안: 감사합니다. 당신의 질문들은 저로 하여금 제 신념과 편향을 스스로 돌아보고 정리할 수 있는 귀중한 기회가 되어주었습니다. 다음 논의도 기대하고 있겠습니다.

아쉬탕가 요가,
지혜로운 몸,
그 변화의 원리

# 아쉬탕가 요가 세 번째 시리즈 (어드밴스드 A)
## 의 에너지 역학

— 2022년 9월 —

2020년 9월, 나는 평소보다 조명을 몇 개 더 켜고 캠코더를 켜서 세 번째 시리즈(아쉬탕가 요가 어드밴스드 A)의 수련 모습을 촬영했다. 이 영상은 발리의 집에서 새벽 2시 25분부터 4시 15분 사이에 촬영한 것으로, 우붓의 The Seeds of Life Cafe에서 마이솔 수업을 시작하기 전의 개인 수련을 기록한 것이다.

이 영상은 완벽한 시범을 보여주기 위한 것이 아니다. 2003년 아쉬탕가 요가를 시작한 이후 매일 이어온 수련의 '평균적인' 모습을 담기 위한 기록이다. 가장 잘 나온 장면만 편집한, 일종의 '하이라이트 영상'이 아니라는 뜻이다. 실수나 약점이 있는 부분도 그대로 담았고, 연출이나 편집, 재촬영, 음악, 영상 보정 같은 요소 없이 날것 그대로의 수련을 기록했다.

영상에는 수리야 나마스카라 A부터 우트플루티히까지 이어지는 세 번째 시리즈 전체가 담겨 있다. 다만 세 장면에서 편집이 들어갔는데, 화장실에 다녀온 장면, 개들이 매트 주변에서 장난치는 걸 쫓아낸 장면, 그리고 네 번째 시리즈를 연습하던 부분이다. 그래서 최종 영상은 세 번째 시리즈의 마지막 자세에서 마지막 후굴로 자연스럽게 이어지도록 편집했다. 이 세 컷을 제외하면 나머지는 편집 없이 전부 그대로 담았다.

이 영상을 여섯 구간으로 나누어, 2020년 말부터 2021년 초까지 몇 달에 걸쳐 내 페이스북 페이지에 하나하나 게재했다. 각 구간에는 자세한 해설을 덧붙였다. 아래는 그때의 모든 해설을 정리한 것이다. 이렇게 해서 세 번째 시리즈 전체가 하나의 완성된 자료로 정리되었고, 각 구간의 해설은 아쉬탕가 요가의 에너지 역학에 관한 핵심 원리들을 중심으로 구성되었다.

이 원리들은 해당 구간의 자세들에서 영감을 받아 도출된 것이지만, 아쉬탕가 요가 전체 체계에 적용되는 원리이기도 하다. 따라서 초보자든 숙련자든, 모든 수련자에게 의미 있고 유익한 내용이 될 것이다.

## 1부: 수리야 나마스카라 A & B와 서서 하는 자세들(Standing Sequence)

– 수리야 나마스카라 A × 5 (Surya Namaskara A)

– 수리야 나마스카라 B × 3 (Surya Namaskara B)

– 파당구쉬타사나-파다하스타사나 (Padangusthasana – Padahastasana)

– 트리코나사나 A & B (Trikonasana A & B)

– 파르쉬바코나사나 A & B (Parshvakonasana A & B)

– 프라사리타 파도따나사나 A-D (Prasarita Padottanasana A–D)

– 파르쉬보따나사나 (Parshvottanasana)

아쉬탕가 요가의 아사나 수련은 어떤 시리즈를 하든 항상 수리야 나마스카라 A 다섯 번, B 세 번, 그리고 서서 하는 자세들로 시작한다. 이 25~30분 정도의 첫 구간은 프라이머리 시리즈를 막 시작한 입문자든, 수십 년째 세 번째 혹은 네 번째 시리즈를 수련 중인 숙련자든 똑같이 수행한다.

나는 지난 19년간 매일 아침 이 시퀀스로 하루를 시작해왔다. 아쉬탕가 요가 특유의 반복성과 이 단순한 도입부를, 일부 새롭게 수련을 시작한 사람들은 지루하게 느끼곤 한다. 새로운 자극을 원하는 마음에서 비롯된 산만함과 지루함은,

사실상 이 수련의 핵심인 '자기 자신과 마주하는 과정'을 어렵게 만들며, 많은 이들이 수련의 깊은 세계로 들어가기 전에 포기하게 되는 원인이 되기도 한다.

우붓에 있는 내 샬라에도 다양한 배경의 사람들이 문의를 해온다. 마이솔 수련에 익숙하지 않은 사람들에게 나는 수업 참여의 최소 조건으로 '1주일간 매일 연습'을 제안한다. 사실 이 체계가 몸과 마음에 미치는 진정한 영향을 체감하기에는 1주일도 충분하지 않다. 이상적으로는 한 달 정도가 적당하지만, 우붓이라는 지역 특성과 여행자들의 일정을 고려해 1주일로 타협하고 있다. 이 짧은 시간에 대한 약속만으로도, 집중과 헌신을 원하지 않는 이들은 자연스럽게 걸러진다.

1주일 동안 수련을 성실히 이어간 이들은 다음 단계와 마주하게 된다. 수리야 나마스카라 A, B, 그리고 서서 하는 자세들의 흐름을 암기해야만 프라이머리 시리즈를 배울 수 있다. 단절된 집중력과 즉각적인 만족을 중시하는 시대에, 이 25~30분 시퀀스를 외우는 일은 상당히 도전적인 과제가 된다. 일주일 안에 외우지 못하는 경우도 많다.

이미 다른 요가 체계에서 고급 아사나를 연습해온 사람일수록, 이 초반부를 반복하다가 '휴식'을 안내 받으면 당황하는 경우가 많다. 그들은 깊은 후굴이나 팔 균형 자세, 물구나무서기 같은 고난이도 동작을 기대했기 때문이다. 이런 방식이 자존심에 상처를 주는 경우도 있어서, 다시 찾아오지 않는 이들도 있다.

하지만 이 과정을 기꺼이 받아들이고 꾸준히 실천하는 사람은, 진정한 수련의 세계로 들어갈 수 있다. 수리야 나마스카라와 서서 하는 자세로 구성된 이 시퀀스는 평생 수련의 초석이 된다. 또한 수련 중 균형이 무너졌을 때, 다시 중심을 회복할 수 있는 '원점'이 되어준다. 이것이 바로 아쉬탕가 요가 수련의 출발점이자 본질이다.

수리야 나마스카라는 프라이머리, 인터미디어트, 어드밴스드 시리즈에서 만나는 복잡한 자세들 없이, 단 세 가지 핵심 자세에 집중할 수 있도록 구성되어 있다. 이 가운데 특히 차투랑가 단다사나(Chaturanga Dandasana)에 익숙해지는 것이 매우 중요하다. 초보자나 몸에 제약이 있는 경우에는 초반에 이 자세를 변형해도 괜찮다. 하지만 나는 무릎이나 배를 바닥에 대지 않고, 바른 형태의 차투랑가를 할 수 있을 때가 되어야 비로소 프라이머리 시리즈의 앉아서 하는 자세들을 가르치고 싶다.

실제로 내 샬라에 오는 몇몇 수련자들은 프라이머리 시리즈 전체를 배운 상태였음에도 불구하고, 여전히 차투랑가-업독-다운독을 정확하게 수행하지 못하는 경우가 있다. 근력 없이 유연성만을 바탕으로 하는 수련은 심각한 불균형을 낳는다. 나는 그것이 올바른 수련이라고 보지 않는다.

한 번의 수련에서 차투랑가를 50회 이상 반복한다는 점을 감안하면, 처음부터 바른 형태로 연습하는 것이 중요하다. 이 원리는 점프 연습에도 동일하게 적용된다. 처음에는 자신감이나 근력이 부족해 점프 대신 발을 바닥에 디디며 연습해도 괜찮다. 하지만 프라이머리 시리즈의 앉는 자세들로 넘어갈 시점쯤에는, 최소한의 점프 연습을 시작해보는 것이 바람직하다.

서서 하는 시퀀스는 종종 과소평가되지만, 실제로는 몸을 안정시키고 균형을 잡으며 회복을 돕는 매우 소중한 과정이다. 자세들은 단순해 보이지만, 몰입과 탐색의 태도로 연습할수록 그 안에서 무한한 통찰이 드러난다. 나는 이 시퀀스를 19년째 매일 아침 연습하고 있지만, 여전히 새로운 감각과 깨달음을 얻는다. 나의 수련 중 가장 즐거운 부분이기도 하다. 몸과 호흡이 부드럽게 열리고 정렬되며 긴장이 풀리는 귀한 준비 시간이다. 더 깊고 강도 높은 아사나를 하기 전에, 내 몸과 호흡, 신경의 상태를 점검할 수 있는 중요한 기준이 되어준다.

'땅 위에 선다'는 것은, 발바닥을 통해 땅의 에너지를 받아들이고 그것을 몸 전체와 호흡으로 퍼뜨리는 능력을 기르는 것이다. 이는 물라 반다를 이해하고 체득해나가는 데 가장 적절한 출발점이다. 서서 하는 자세들을 통해 땅과 연결되는 방식을 익히지 못한 사람은, 더 복잡한 고난이도 아사나에서 몸의 다른 부위로 에너지를 연결하는 데 어려움을 겪게 된다.

나는 유연성만으로 프라이머리나 인터미디어트 시리즈를 이어가던 수련자들을 본 적이 있다. 이들은 땅과의 연결을 통해 힘과 안정성을 기르지 못한 채,

단지 유연성으로만 버텨왔다. 그러나 인터미디어트 시리즈 중 어느 시점에 이르면 반드시 한계에 부딪히게 된다. 땅과의 연결이라는 근본적인 요소를 배우지 않고서는 더 깊은 수련으로 나아갈 수 없다. 효율적이고 자유로운 움직임은 바로 이 토대 위에서만 가능하기 때문이다.

서서 하는 자세들에서 느껴지는 뿌리 내림과 안정감은, 치유적인 힘도 지니고 있다. 프라이머리, 인터미디어트, 어드밴스드 시리즈의 강도 높은 자세들이 불러오는 구조적 변화가 몸과 신경계를 불안정하게 하거나 과도한 통증을 일으킬 수 있다. 이럴 때 나는 언제나 서서 하는 시퀀스만이라도 계속 이어갈 것을 권한다. 출발점으로 돌아가, 몸이 다시 균형을 찾을 때까지 기다리는 것이다. 그렇게 균형이 회복되면, 자연스럽게 본래의 수련으로 되돌아갈 수 있다.

## 2부: 측면 신장 자세들과 머리 뒤로 다리 걸기 변형 자세들 (비슈바미트라사나에서 두르바사나까지)

- 비슈바미트라사나 (Visvamitrasana)
- 바시스타사나 (Vasisthasana)
- 카샤파사나 (Kasyapasana)
- 차코라사나 (Chakorasana)
- 바이라바사나 (Bhairavasana)
- 스칸다사나 (Skandasana)
- 두르바사나 (Durvasana)

세 번째 시리즈는 에너지의 역학을 기준으로 네 개의 뚜렷한 구간으로 나눌 수 있다. 더 세부적으로 나눌 수도 있겠지만, 나에게는 이 네 가지 주요 구간의 경계가 특히 중요한 전환점으로 다가왔다. 이 구간들은 세 번째 시리즈를 체득해 가는 과정에서 뚜렷한 에너지의 전환을 만들어준다.

시리즈의 앞쪽, 첫 번째와 두 번째 구간은 '아파나(apana)'적인 성향이 강하고, 뒤쪽의 두 구간은 '프라나(prana)'적이다. 아파나와 프라나는 서로 반대되면서도 상호보완적인 에너지 흐름을 뜻한다. 아파나는 하강하는 에너지이자 날숨을, 프라나는 상승하는 에너지이자 들숨을 관장한다. 수련의 목표 중 하나는 이 두 흐름 사이에 역동적이고 균형 잡힌 관계를 기르는 것이다. 두 에너지가 조화롭게 소통할 때, 우리는 반다(bandha)의 작동을 분명하게 경험하게 된다.

앞서 서서 하는 자세들 단락에서 나는 반다를 '환경과 맺는 적극적인 관계'라고 설명한 바 있다. 이 맥락에서 아파나는, 몸의 어느 부위든 땅에 닿는 부위가 바닥을 단단히 누르는 힘을 의미한다. 땅과의 연결이 느슨한 사람이라면, 자신과 환경 사이의 관계를 통해 더 많은 아파나 에너지를 길러야 한다. 아파나는 배변, 생리, 깊은 한숨과 같은 방식으로 몸과 마음의 긴장과 찌꺼기를 배출하는 역할을 하기도 한다. 몸의 뒤쪽을 늘이거나 지면 가까이 움직이는 동작은 아파나 에너지를 강화하며, 대부분 날숨과 함께 수행된다. 호흡을 다룰 때는 날숨을 아랫배와 골반 깊숙한 곳으로 눌러 넣는 법을 익히는 것이 아파나 수련을 향상시키는 데 큰 도움이 된다. 날숨의 끝 지점에서 골반저와 선명한 접촉이 느껴진다면, 아파나 호흡이 깊이 체화된 것이다.

프라나는 아파나의 흐름에 상호보완적으로 반응한다. 프라나는 우리를 들어 올리고, 확장시키며, 아파나는 중력을 통해 지구의 에너지를 받아들인다. 프라나는 그 받은 에너지를 온몸으로 퍼뜨리는 역할을 한다. 예를 들어, 골반에서 갈비뼈까지 자연스럽게 상체를 들어 올리는 것이 어렵거나 몸이 자주 무겁고 가라앉는다면, 프라나의 흐름을 더 키워야 할 필요가 있다. 프라나는 땅의 저항을 필요로 하기에, 아사나는 반드시 단단한 바닥 위에서 수행되어야 한다. 요가 매트 정도면 충분하지만, 두툼한 카펫이나 모래 위에서 연습해본 이라면, 아파나가 과도해지면서 무거워지고 가라앉는 느낌을 제어하기가 얼마나 어려운지 알고 있을 것이다. 이 원리는 명상에도 그대로 적용된다. 너무 푹신한 방석은 척추를 눌러 과도한 아파나를 유발해 허리 통증을 만들 수 있다. 반면 단단한 방석이나 접은 담요는 프라나를 자극하는 데 필요한 적절한 저항을 제공해준다. 이 원리는 수면 매트리스 선택에도 응용될 수 있다.

프라나는 확장성과 생명력을 지닌 에너지다. 몸의 앞쪽을 활짝 열거나, 지면에서 몸을 들어 올리는 자세들은 프라나의 흐름을 강화한다. 이런 동작들은 들숨과 함께 수행되며, 호흡을 가슴 전체로(특히 흉곽의 위쪽, 견갑골 사이, 겨드랑이 아래까지) 확장시켜야 프라나의 호흡이 온전히 작동한다. 호흡의 이 같은 확장이 자유롭게 이루어질 때, 우리는 프라나의 축을 몸 안에서 명확히 체득하게 된다.

수련이 깊어질수록 우리는 더 큰 그림을 보게 된다. 아쉬탕가 요가의 본질은, 프라나와 아파나라는 두 에너지를 몸과 환경 속에서 어떻게 조화롭게 다루느냐에 관한 것이다. 반다는 이 두 흐름 간 유동적이면서도 안정된 상호작용에서 탄생하며, 깊은 수련으로 나아가는 데 있어 핵심적인 요소가 된다.

이 에너지의 균형을 기르는 방식은 다양하다. 첫째, 빈야사 시퀀스의 구성에서 드러나는 에너지 구조를 살펴볼 수 있다. 수리야 나마스카라 A부터 네 번째 시리즈까지, 모든 빈야사는 프라나와 아파나가 교대로 나타나는 구조로 되어 있다. 예를 들어 수리야 나마스카라 A에서는 에캄, 트리니, 판차, 삽타, 나바가 들숨(prana)에, 드베, 차투와리, 샷, 아쉬토가 날숨(apana)에 해당한다. 수련 중 우리는 이 두 에너지를 교대로 자극하며 점차 그 사이의 정교한 연결을 길러낸다. 이 연결이 바로 반다를 형성한다.

또한, 각 아사나 안에서도 프라나와 아파나의 균형을 의식할 수 있다. 대부분의 자세는 어느 한 에너지가 우세한 경향을 가지며, 우리는 그에 반대되는 성질을 의도적으로 길러내야 균형이 맞춰진다. 예를 들어 전굴 자세는 아파나가 우세하지만, 가슴을 열고 정수리를 앞으로 뻗어 프라나를 활성화해야 반다의 감각이 살아난다. 그렇지 않으면 자세는 무기력하고 처지기 쉽다.

아쉬탕가 요가는 단순히 '양(陽)의 수련'이 아니며, 음(陰) 수련으로 대조하거나 보완할 대상도 아니다. 프라나와 아파나는 모든 자세 안에서 동시에 작동해야 하며, 우리는 그 균형 안에서 중심을 찾아야 한다.

이 원리를 반대로 적용할 수도 있다. 예컨대 프라나적 성질이 강한 자세, 특히 후굴 동작에서는 의식적으로 아파나의 요소를 함께 적용해줘야 균형과 반다를 유지할 수 있다. 후굴 자세는 몸을 들어 올리며 짜릿하고 고양된 느낌을 주기 쉽지만, 그 감각에 빠져들면 내면의 상태가 조증처럼 들뜨게 된다. 이는 결코 지속 가능한 상태가 아니다. 결국 탈진하거나 '후굴 숙취'와 같은 상태를 겪는 경우도 많다. 실제로 나는 수련자들이 이런 패턴을 반복하며 오히려 수련으로부터 멀어지는 모습을 수없이 보아왔다.

후굴의 긍정적인 효과를 균형 있게, 지속 가능하게 누리기 위해서는 반드시 아파나적인 요소로 보완해주어야 한다. 몸을 지면 쪽으로 단단히 디디고, 호흡과 신경계 전체에 안정감을 길러내는 것이 핵심이다. 예를 들어 우르드바 다누라사나를 할 때는 발을 강하게 바닥으로 누르는 힘이 필요하다. 이어서 '드롭백 & 스탠딩 업(Dropping Back and Standing Up, 또는 통칭 '드롭백 컴업')'을 연습할 때는, 처음 섰던 발의 위치를 그대로 유지한 채로 동작을 수행할 수 있는지를 점검해보자. 그것이 가능한지 여부는 당신의 후굴이 지면과 얼마나 안정적으로 연결되어 있는지를 보여주는 지표가 된다.

깊은 후굴을 할 때에도 아파나적 안정감이 뒷받침되지 않으면, 몸은 프라나의 강한 자극을 감당할 준비가 되어 있지 않다는 신호일 수 있다.

프라나와 아파나 사이의 역동적인 균형을 이야기할 때, 꼭 함께 고려해야 할 중요한 요소가 있다. 바로 오랜 시간에 걸쳐 형성된 개인의 심리적·생리적 경향성이다. 대부분의 아사나는 본질적으로 프라나적이거나 아파나적인 에너지 중 한쪽으로 기울어져 있다. 마찬가지로 사람들 역시, 타고난 구조 안에서 프라나 또는 아파나 에너지 쪽으로 편향된 경향을 보이는 경우가 많다. 예를 들어, 골반이 앞쪽으로 기울어져 있다면 프라나 쪽, 뒤쪽으로 기울어져 있다면 아파나 쪽으로 에너지가 더 많이 흐르기 쉽다. 물론 이는 일반적인 경향일 뿐이며, 실제로 개인의 에너지 패턴은 훨씬 더 미묘하고 복합적이다. 그럼에도 불구하고 이러한 편향을 인식하는 일은 수련의 방향을 잡는 데 있어 매우 중요하다.

자신의 프라나-아파나 편향을 이해하면, 어떤 자세나 움직임, 혹은 호흡 패턴이 왜 자연스럽고 편안하게 느껴지는지, 또 어떤 것들은 왜 유독 어색하고 어렵게 느껴지는지를 알 수 있다. 이 편향은 수련을 거치며 점차 변화하고 다듬어진다. 아쉬탕가 요가 체계가 올바르게 적용된다면(즉, 각 자세나 동작을 충분히 익히기 전에는 다음 단계로 넘어가지 않는 방식으로 수련할 경우) 우리는 익숙하지 않거나 불편한 움직임과 마주하게 되며, 그것을 통합하고 내면화할 시간을 갖게 된다. 이 점이야말로 아쉬탕가 요가가 구조적 변화를 통해 진정한 균형을 회복시키는 체계로서 독특한 이유다.

이러한 변화가 지속 가능하려면, 수련은 반드시 점진적이어야 한다. 깊은 구조적 변화는 오랜 시간과 인내를 요구하며, 그 과정에서 때때로 불편함이 따르기도 한다. 이런 과정을 따뜻하고 세심하게 이끌어주는 교사의 존재는 매우 중요하다. 능숙한 교사는 수련생이 이 과정을 무리 없이 그리고 지속 가능한 방식으로 통과할 수 있도록 도와준다.

이제 시야를 넓혀 전체 시리즈 구조 속에서 프라나와 아파나의 관계를 살펴보자. 프라이머리 시리즈는 본질적으로 아파나적이다. 단 두 가지 아사나(푸르보타나사나(Purvottanasana)와 세투반다사나(Setubandhasana))만이 프라나 에너지의 성격을 띤다. 아파나는 마치 뿌리와 같고, 프라나는 그 위로 솟아오르는 나무와 같다. 그래서 우리는 아쉬탕가 요가 여정의 출발점에서, 프라이머리 시리즈를 통해 아파나의 뿌리를 단단히 내리는 데 집중해야 한다. 내면에 이 뿌리가 깊이 내려졌을 때 비로소, 그 기반 위에 프라나의 흐름을 세울 수 있다.

우르드바 다누라사나는 프라이머리 시리즈 전체에 대한 반대 성향의 에너지를 가진 아사나로 볼 수 있다. 이 자세를 시리즈의 마지막에 배치하여 프라나 에너지를 활성화하는 것은 전체적인 균형을 맞추기 위한 중요한 설계다. 특히 우르드바 다누라사나에서 일어섰다가 다시 뒤로 내려가는 동작을 익히는 일은, 인터미디어트 시리즈로 넘어가기 위한 필수적인 준비 단계라 할 수 있다. 이 과정은 프라나 에너지를 능동적으로 통합하는 첫걸음이 된다.

인터미디어트 시리즈의 첫 번째 구간에는 여덟 가지 강력한 후굴 자세들이 연속적으로 등장한다. 이 후굴 자세들과 그 사이의 빈야사, 그리고 들숨의 흐름이 하나로 연결되면서, 대부분의 수련자들은 아직 준비되지 않은 상태에서 강한 프라나 자극을 경험하게 된다. 이 시퀀스를 매일 연습하기 시작하면, 수면 패턴의 변화, 생생한 꿈, 억눌렸던 기억이나 감정의 재현, 감정 기복과 같은 정서적 변화가 나타날 수 있다. 이러한 현상들은 아쉬탕가 요가 수련이 우리의 존재에 얼마나 깊이 작용하는지를 보여주는 한 예다.

이 지점에서 다시 한 번 강조하고 싶은 것은, 프라이머리 시리즈를 통해 아파나 에너지를 안정적이고 통합적으로 익히는 수련이 반드시 선행되어야 하며, 우르드바 다누라사나를 통해 이루어지는 초기의 프라나 체험 또한 매우 중요한 준비 단계라는 점이다. 이 두 가지 기반이 갖춰져야만, 인터미디어트 시리즈 첫 구간에서 나타나는 강렬한 프라나 자극을 몸과 마음 모두에서 무리 없이 소화하고 통합할 수 있다.

인터미디어트 시리즈의 다음 구간은 다리를 머리 뒤로 거는 자세들과 팔로 균형을 잡는 자세들로 구성되어 있다. 이 구간은 프라이머리 시리즈보다 훨씬 강한 아파나 자극을 제공하며, 앞선 구간의 프라나 에너지 자극을 중화하는 역할도 한다. 이 시점에 도달하면, 프라이머리 시리즈를 생략하고 인터미디어트 시리즈만 독립적으로 수련할 수 있게 된다. 이 시리즈 안에 이미 프라나와 아파나 두 에너지를 균형 있게 자극할 수 있는 요소들이 모두 갖춰져 있기 때문이다.

세 번째 시리즈인 어드밴스드 A는 인터미디어트 시리즈에서 경험한 에너지 흐름의 순서를 정반대로 배치한다. 즉, 아파나 에너지로 시작해 프라나 에너지로 마무리된다. 이처럼 에너지 자극의 흐름만 바꾸어도 수련의 체감은 전혀 다르게 다가온다.

세 번째 시리즈의 시작은 비슈바미트라사나와 바시스타사나다. 나는 이 두 자세를 각각 트리코나사나와 파르쉬바코나사나의 고급 변형으로 본다. '트리코나사나 C', '파르쉬바코나사나 C'라고 불러도 좋겠다. 프라나-아파나 에너지 스펙트럼 관점에서 보면, 이 두 자세는 비교적 중립적인 성향을 지닌다. 시리즈 초입에서 이 자세들이 배치된 것은 서서 하는 시퀀스의 연장선 같은 역할을 하며,

인터미디어트 시리즈를 건너뛰고 세 번째 시리즈를 독립적으로 수련할 때도 유용하다. 이는 깊은 수련으로 들어가기 전, 부드러운 진입로와 같은 역할을 한다.

이후 이어지는 첫 번째 구간은 에카 파다 시르사사나(Eka Pada Sirsasana: 다리를 머리 뒤로 거는 기본형)의 다섯 가지 깊은 아파나적 변형으로 구성된다. 이 구간에 들어가기 전, 인터미디어트 시리즈에서 에카 파다 시르사사나와 드위 파다 시르사사나(Dwi Pada Sirsasana)를 충분히 익혀두는 것이 필수다. 그러나 실제로는 그렇지 않은 경우가 많다. 드위 파다 시르사사나는 아쉬탕가 전체 시리즈 중에서도 가장 자주 잘못 수행되는 자세 중 하나이며, 나는 이 자세를 '정확하게' 하는 수련자를 거의 보지 못했다. 여기서 말하는 정확함이란, 양발을 서로 멀리 벌리되 정수리를 땅에 닿이지 않고, 목과 머리를 바르게 세운 상태를 유지하는 것이다. 나 역시 오랫동안 이 자세에 어려움을 겪었으며, 2014년 마이솔에서 샤랏 선생님과 연습을 시작한 뒤에야 비로소 올바른 수행 방식을 배울 수 있었다. 이 경험은 '거기까지만 하렴'이라는 글에 자세히 기록해 두었다.

세 번째 시리즈에서 다리를 머리 뒤로 거는 자세들을 준비 없이 수련하게 되면, 골반 깊은 곳에서 시작되는 구조적 변화로 인해 통증이나 불균형이 생길 수 있다. 특히 에너지 성향이 프라나 쪽으로 편향된 수련자에게는 그 위험이 더 크다. 엉덩이, 골반, 허리 등에 무리가 가거나, 상체와 견갑대에 충분한 유연성과 안정성이 없다면 목과 척추에도 부담이 생길 수 있다. 이 시퀀스는 결코 가볍게 접근할 수 있는 것이 아니다.

하지만 준비가 잘 되어 있고, 마이솔식의 점진적인 접근을 통해 수련을 이어가는 경우에는 이 구간이 아파나 에너지의 깊이 있는 이해와 숙련을 쌓는 데 큰 기여를 한다. 그리고 이는 세 번째 시리즈 전체를 안정적으로 구축해가는 든든한 초석이 되어줄 것이다.

## 3부: 팔로 균형 잡는 자세들 (우르드바 쿡쿠타사나부터 아슈타바크라사나까지)

- 우르드바 쿡쿠타사나 A (Urdhva Kukkutasana A)
- 우르드바 쿡쿠타사나 B (Urdhva Kukkutasana B)
- 우르드바 쿡쿠타사나 C (Urdhva Kukkutasana C)
- 갈라바사나 (Galavasana)
- 에카 파다 바카사나 A (Eka Pada Bakasana A)
- 에카 파다 바카사나 B (Eka Pada Bakasana B)
- 코운디냐사나 A (Koundinyasana A)
- 코운디냐사나 B (Koundinyasana B)
- 아슈타바크라사나 A (Astavakrasana A)
- 아슈타바크라사나 B (Astavakrasana B)

어드밴스드 A 시리즈의 두 번째 아파나적 구간은 많은 수련자들에게 가장 도전적인 부분으로 여겨진다. 이 구간에는 열 가지의 팔로 균형 잡는 자세들이 연속으로 등장하며, 오른쪽과 왼쪽 모두 수행해야 하는 자세들까지 포함하면 총 열일곱 번의 연속적인 팔 균형 자세를 수행해야 한다. 신체 구조적으로 아파나적 성향을 가진 사람들은 이 구간에 비교적 수월하게 접근할 수 있지만, 프라나적 성향을 지닌 이들에게는 세 번째 시리즈 전체에서 가장 어려운 구간이 될 가능성이 크다. 그러나 프라나적 성향의 수련자라 하더라도, 충분한 시간과 끈기를 가지고 이 구간을 수련한다면 그만큼 깊은 구조적 변화를 경험하게 될 것이다.

이 구간을 수행하기 위한 가장 기본적인 전제 조건은 충분한 근력이다. 인터미디어트 시리즈의 바카사나, 카란다바사나, 마유라사나, 나크라사나, 그리고 그에 연결되는 빈야사들을 완전히 숙달하고, 차투랑가 단다사나에서 깊은 안정감과 편안함을 확보해야만 이 구간에 진입할 수 있다. 이 열 가지 자세는 세 번째 시리즈에서 상당한 비중을 차지하기 때문에, 근력이 부족하다고 해서 이를 생략하거나 변형해서 수련하는 것은 불가능하다. 이 시점에 이르면 아쉬탕가 요가의 핵심 가치 중 하나인 '강화'라는 본질과 마주하게 되며, 이를 온전히 받아들여야 한다.

하지만 이 자세들을 익히는 데 필요한 것이 단지 근력만은 아니다. 두 번째로 중요한 요소는, 등과 골반을 둥글게 말아내는 아파나적 감각이다. 첫 여섯 개의 자세는 팔을 곧게 편 상태에서, 특유의 둥글게 말리는 등 모양을 유지한 채 수행되기 때문에, 이 '말아냄'이 수반되지 않으면 자세를 온전히 표현하기 어렵다. 이 감각은 인터미디어트 시리즈의 바카사나, 드위 파다 시르사사나, 카란다바사나 그리고 프라이머리 시리즈의 밧다 코나사나 B 등에서 길러진다. 반면, 후반부의 네 자세는 팔을 굽히고 척추를 비트는 형태로 수행되므로 이때는 말아냄의 중요성이 상대적으로 낮다.

그중 에카 파다 바카사나 A는 열 가지 팔 균형 자세 중 가장 난이도가 높다. 이 자세에서는 무릎뼈가 팔 위에 올라가고, 굽힌 다리의 발을 위로 끌어올리며, 두 팔은 곧게 펴야 한다. 이를 온전하게 수행하려면 아파나적 등 말아냄이 필수적이다. 많은 수련자들은 굽힌 다리의 정강이를 팔 위에 얹고 발을 아래로 떨어뜨리는 방식으로 쉽게 대체하려 하지만, 이렇게 하면 팔을 곧게 펴는 것이 불가능해진다. 이 자세는 나에게도 세 번째 시리즈에서 가장 어려웠던 동작 중 하나다(다른 하나는 다음 구간의 간다 베룬다사나였다). 10년 넘게 이 자세를 쉬운 방식으로만 연습해 오다, 2018년 네 번째 마이솔 방문에서 샤랏 선생님께 이 자세를 받으면서 비로소 정식 방법으로 수행해야 한다는 지도를 받았다. 그 전까지는 이 자세가 내게는 불가능한 것처럼 느껴졌기에, 그 요구가 오히려 감사하게 느껴졌다. 2년 반이 지난 지금, 이 자세의 수행 능력은 상당히 향상되었지만, 여전히 연습 중이다. 사실 이 말은 모든 자세에 해당되는 이야기이기도 하다.

세 번째로 중요한 요소는 지구력과 집중력이다. 이 구간을 성공적으로 수행하려면 이 두 자질이 반드시 함께 갖춰져야 한다. 지구력과 집중력은 서로 긴밀하게 연결되어 있으며, 하나만으로는 온전히 계발되기 어렵다. 아쉬탕가 요가에서 이 두 자질이 숙련되었다는 것은, 한 시리즈 혹은 특정 구간의 모든 빈야사와 아사나들을 몸과 호흡의 흐름을 끊지 않고, 멈춤 없이 끝까지 이어나갈 수 있다는 의미다. 즉, 빈야사 카운트를 정확히 따라가며 그 흐름을 유지하는 능력이 곧 지구력과 집중력의 표현이다.

빈야사 카운트를 따라 수련하는 능력은 아쉬탕가 요가 체계를 온전히 익히는 데 있어 가장 중요하면서도 가장 과소평가되는 요소 중 하나다. 이 부분을 중심으로 지도를 펼치는 교사들은 대체로 더 강하고 안정적인 수련자들을 길러낸다. 샤랏 선생님과 그분의 지도를 충실히 따르는 인가 교사들 역시 이 점을 지도의 핵심으로 삼는다. 반면, 워크숍 스타일의 교사에게 배우는 수련자들 가운데는 빈야사 카운트에 대한 이해가 부족한 경우를 자주 본다. 많은 워크숍 교사들이 빈야사 카운트의 중요성을 지도 방식에서 아예 배제해버리기 때문이다.

내가 있는 발리의 샬라에는 워크숍 수업을 통해 인터미디어트 시리즈나 심지어 세 번째 시리즈까지 배운 수련자들이 종종 찾아온다. 그런데 이들 중 일부는 자신이 연습하는 시리즈의 기본적인 카운트조차 제대로 배우지 못한 경우가 있었다. 당연히, 빈야사를 흐름에 따라 끊김 없이 수행하는 능력도 갖춰지지 않은 상태였다. 이런 수련자들은 대체로 집중력이 산만하고 수련이 흐트러져 있으며, 지구력이 부족하거나 만성적인 통증과 부상을 겪는 일이 잦다.

앞서 나는 빈야사 카운트의 구조에 대해 이야기했다. 날숨과 함께 수행되는 아파나적 빈야사와 들숨과 함께 수행되는 프라나적 빈야사가 교차하며, 프라나와 아파나를 번갈아 자극하는 방식이다. 수련자가 이 호흡과 움직임의 교차 흐름 속에서 지속적으로 집중하는 능력을 길러낼 때, 그 안에서 반다라는 내부의 작용이 서서히 자라나기 시작한다.

반다는 단순한 근육 수축처럼 '스위치'로 켜고 끌 수 있는 것이 아니다. 학생들로부터 "반다를 계속 유지해야 하나요?"라는 질문을 종종 받지만, 반다는 그렇게 붙잡아둘 수 있는 무언가가 아니다. 오히려 그것은 몸과 숨의 흐름에 깊이 몰입하고, 집중이 축적될 때 비로소 형성되는 상태다.

압력솥 안에 증기가 차오르려면, 열이 지속적으로 가해지고 뚜껑이 단단히 닫혀 있어야 한다. 열을 잠시라도 끄면 압력의 축적은 멈추고, 뚜껑을 열면 압력은 완전히 빠져나간다. 마찬가지로, 프라나와 아파나의 자극이 호흡과 움직임을 통해 지속적으로 이루어지지 않으면, 내부 압력을 형성하는 '열기'는 사라지고 반다도 일어나지 않는다. 집중이 흐트러지고, 몸 안의 체험적인 흐름에서 벗어나 산만해지면, 그것은 뚜껑을 여는 것과 같다. 그렇게 되면 그 안에서 일어날 수 있었던 내면의 변화는 무산된다. 아무것도 '익지' 않고, 내면 깊숙한 전환은 일어나지 않는다.

이와 관련해 샤랏 선생님께서 컨퍼런스에서 하신 말씀이 오래도록 마음에 남아 있다. "수련 중 부상의 가장 큰 원인은 집중력 부족이다." 그 전까지는 이 사실을 그렇게 명확하게 생각해본 적이 없었지만, 내 경험과 깊이 연결된 말이었다. 실제로, 나는 빈야사 카운트에 대한 훈련이 부족하거나, 수련 중 집중이 자주 흐트러지는 수련자들이 만성적인 통증이나 부상을 겪는 경우를 자주 보아왔다.

이들은 부상에 대응하는 방식에서도 수련의 구조를 벗어나기 쉽다. 예를 들어, 자세 사이에 불필요한 스트레칭을 과하게 삽입하거나, 특정 아사나나 빈야사를 건너뛰며, 수련 중 안절부절 못하게 움직이는 식이다. 그 결과, 애초에 부상의 원인이었던 잘못된 접근 방식이 오히려 그것을 '해결'하려는 수단이 되어버리는 악순환이 반복된다. 결국 더 깊은 불편과 긴장 속으로 빠지게 되는 것이다.

내가 지도하는 샬라에서 이런 수련생을 만나면, 나는 가장 기본적인 시퀀스로 돌아가도록 안내한다. 바로 서서 하는 자세들과 프라이머리 시리즈다. 이 시퀀스를 천천히, 조심스럽게 진행하면서 빈야사 카운트에 집중하는 법을 다시 훈련시킨다. 대부분의 경우, 일정 기간 동안 이 방식에 성실히 임하면 통증이나 부상이 점차 사라지고, 더 안정되고 탄탄한 상태로 수련을 이어갈 수 있게 된다.

우리가 빈야사 카운트에 깊이 집중하고, 몸과 호흡의 흐름에 몰입하게 되면, 본능적이고 직관적인 생명 지능이 중심이 되는 상태가 형성된다. 이 상태에서는 과도한 통증을 유발하는 실수나 부상이 훨씬 줄어든다.

이렇게 반다를 다져나가는 과정이 길어질수록, 우리는 더 깊은 내면의 경험과 마주하게 되고, 그 과정에서 삼스카라(과거의 경험이 남긴 심리적·에너지적 흔적들)가 드러난다. 이때 수련의 강도를 서서히, 점진적으로 쌓아가야 하는 이유가 있다. 각 수련 구간마다 충분한 적응의 시간을 갖고, 빈야사 카운트를 따라 흐르며 발생하는 내면의 감각을 '비반응적으로' 관찰하는 훈련이 필요하다.

수련의 각 구간에서 스스로에게 빈야사 카운트를 책임 있게 지키며, 중단 없이 그 흐름을 완주하려는 훈련을 반복하면, 우리는 점차 내면의 경험에 적응하고, 그 안에서 드러나는 삼스카라의 여러 층들을 통과해갈 수 있다. 반면, 이러한 적응 과정을 충분히 거치지 않은 채 인터미디어트 시리즈나 세 번째 시리즈의 강도 높은 구간에 너무 이르게 진입하면, 그 과정에서 마주하게 되는 삼스카라의 패턴은 지나치게 강렬하고 불안정하게 다가올 수 있다. 그 결과 정서적·에너지적 균형이 깨지고, 심한 경우 수련 자체를 포기하게 되는 경우도 있다.

그러나 삼스카라의 층을 점진적이고 지속 가능한 방식으로 통과하려는 노력을 계속한다면, 우리는 점점 더 정서적으로 안정되고 에너지적으로 회복력 있는 상태에 도달하게 된다. 감정적·에너지적 회복력과 평정심은, 장기적인 수련이 제대로 적용되고 있다는 가장 확실한 신호다.

나는 수련생에게 새로운 아사나를 지도할지 판단할 때, 그 사람이 현재 시퀀스의 빈야사 카운트를 중단 없이 따라가고 있는지, 감정적 혹은 에너지적으로 과도한 소모 없이 수련하고 있는지를 매우 중요하게 본다. 이는 자세 자체의 숙련도만큼이나 중요한 기준이다. 수련생이 모든 자세를 능숙하게 수행하더라도, 흐름 속에서 집중이 흐트러지거나 지나치게 피로해 보인다면, 나는 새로운 아사나를 가르치지 않는다. 대신, 집중력과 지구력이 충분히 향상될 때까지 기다린다. 이 기준은 나 자신의 수련 상태를 점검할 때도 늘 예외 없이 적용하고 있다.

세 번째 시리즈의 팔로 균형 잡는 구간은 체력과 집중력 면에서 하나의 분기점이라 할 수 있다. 대부분의 수련자들이 이 구간을 배우는 동안, 중간에 멈춰 쉬어본 경험이 있을 것이다. 그러나 내가 생각하기에, 이 구간을 '익혔다'고 말하려면 빈야사 카운트를 따라 흐름을 끊지 않고 수행할 수 있어야 한다.

물론, 흐름 속에서 몇 차례의 추가 호흡을 취하는 것은 가능하다. 이것은 수련 흐름에서 완전히 이탈해 쉬거나 산만해지는 것과는 다르다. 흐름을 유지한 채 이루어지는 추가 호흡은 내면의 자극 강도를 다소 낮춰주지만, 여전히 반다를 형성하는 과정은 이어진다.

내 수련 영상을 자세히 보면, 나 역시 중간중간 추가로 숨을 쉬는 경우가 있다는 것을 알 수 있다. 예를 들어, 머리서기에서 점프해 들어가 다리를 팔 위에 올린 후 최종 자세로 들어가기 전에, 들숨과 날숨을 한 번 더 취하는 식이다. 이상적으로는 이런 추가 호흡조차 점차 줄여나가는 것이 바람직하다. 프라이머리 시리즈에서는 대부분 추가 호흡 없이도 시퀀스를 수행할 수 있지만, 인터미디어트나 어드밴스드 시리즈에서는 어느 정도의 추가 호흡이 필요한 경우가 많다.

## 4부: 전환 자세들과 강력한 후굴 자세들 (푸르나 마첸드라사나에서 숩타 트리비크라마사나까지)

– 푸르나 마첸드라사나 (Purna Matsyendrasana)

– 비란챠사나 A (Viranchyasana A)

– 비란챠사나 B (Viranchyasana B)

– 비파리타 단다사나 A (Viparita Dandasana A)

– 비파리타 단다사나 B (Viparita Dandasana B)

– 비파리타 살라바사나 (Viparita Salabhasana)

– 간다 베룬다사나 (Gandha Berundasana)

– 하누마나사나 (Hanumanasana)

– 숩타 트리비크라마사나 (Supta Trivikramasana)

세 번째 시리즈의 세 번째 구간은, 시리즈 전반부에서 이루어진 아파나적 에너지 배양이 후반부의 프라나적 에너지로 전환되는 흐름을 특징으로 한다. 이 구간에는 시리즈 전체 에너지 흐름의 정점이라 할 수 있는, 강력한 후굴 자세들인 비파리타 살라바사나와 간다 베룬다사나가 포함되어 있다.

아파나에서 프라나로의 전환은 세 가지 앉은 자세(푸르나 마첸드라사나, 비란챠사나 A, 비란챠사나 B)를 통해 이루어진다. 이 자세들은 아파나적 성향을 일부 가지고 있지만, 동시에 프라나적 요소도 강하게 내포하고 있어 이후 이어지는 후굴 자세들을 준비하는 전환점 역할을 한다. 푸르나 마첸드라사나와 비란챠사나 B는 하체를 아파나적으로, 상체를 프라나적으로 확장하는 비틀기 자세이며, 비란챠사나 A는 머리 뒤로 다리를 거는 아파나 동작에 고무카사나 스타일의 팔 묶기를 더해 프라나 에너지를 키워낸다.

이 세 가지 전환 자세들은 세 번째 시리즈에서 가장 평온하게 느껴지는 구간이다. 앞서 등장한 강렬한 팔 균형 동작들과, 곧 이어질 강도 높은 후굴 자세들 사이에서, 잠시 숨을 돌릴 수 있는 여유가 담긴 지점이기 때문이다. 여러 움직임이 복합적으로 요구되긴 하지만, 기반이 잘 다져져 있다면 에너지적으로 큰 부담은 덜한 편이다. 그 덕분에 이 구간은 아파나와 프라나라는 두 격렬한 흐름 사이에 놓인 '고요한 지대'처럼 느껴진다.

프라나와 아파나 사이의 전환은 아쉬탕가 요가 수련의 핵심적인 특징이다. 앞서 언급했듯, 반다는 이 두 에너지의 극 사이에서 유동적이고 역동적인 균형을 통해 형성된다. 반다가 잘 배양되고 있다면, 그것은 서로 반대되는 에너지 흐름을 부드럽게 전환하는 능력으로 드러난다. 다시 말해, 아쉬탕가 요가 수련의 성숙함은 프라나적 흐름과 아파나적 경향을 자연스럽게 오갈 수 있는 능력에서 확인된다.

반다의 상태는 두 계곡 사이의 좁고 높은 산등성이 위를 걷는 것에 비유할 수 있다. 등성이 위에 서 있으면 양쪽 계곡의 지형을 모두 조망할 수 있고, 어느 쪽으로든 쉽게 발을 옮길 수 있다. 하지만 어느 한 계곡에 빠져 있다면, 반대편을 보기 어려울 뿐 아니라, 다시 등성이로 올라오려면 많은 노력이 필요하다.

나는 한 번 인도 히말라야를 트레킹하던 중, 그런 산등성이를 따라 걷는 특별한 경험을 한 적이 있다. 가이드도 동행자도 없이 혼자 걷던 길, 오전 중반쯤 되었고 출발한 지는 90분쯤 지난 시점이었다. 그때까지 다른 사람은 물론, 사람의 흔적조차 전혀 보이지 않았고, 내가 가는 길이 맞는지조차 확신할 수 없었다. 장엄하게 펼쳐진 산악 풍경과 자연의 압도적인 힘에 매료되면서도, 동시에 극한의 환경 속에서 길을 잃을지도 모른다는 조용한 불안이 마음속에 스며들었다.

산등성이에는 군데군데 끊어진 얇은 돌담이 있었고, 길은 그 돌담을 따라 양쪽을 번갈아 굽이쳤다. 어느 구간에서는 길이 돌담의 북서쪽에 놓이게 되어 남동쪽 풍경이 가려졌다. 이 구간을 지날 때, 나는 히말라야 본줄기에서 불어오는 차갑고 거센 바람에 정면으로 노출되었고, 눈과 얼음으로 덮인 길 위를 조심스레 딛는 동안 금방이라도 미끄러질까 두려움에 휩싸였다. 계곡 아래로 펼쳐진 뾰족한 산봉우리들은 위협적인 인상을 주었고, 그 불안감은 북서쪽에서 특히 더 심해졌다.

그러다 어느 순간, 돌담이 끝나고 길은 반대편, 남동쪽으로 넘어갔다. 갑작스러운 변화가 모든 분위기를 바꾸었다. 바람은 돌담에 막혀 사라졌고, 고요함 속에서 새소리가 들려왔다. 햇살은 따뜻하게 내리쬐었고, 계곡 아래 산기슭은 녹음으로 물들어 아침 햇살에 반짝이고 있었다. 나는 옷깃을 느슨히 풀었고, 마음 또한 바람이 멎은 것처럼 차분히 가라앉았다. 그 순간, '지금 내가 가고 있는 길이 맞다'는 확신이 찾아왔고, 그 길 위에서 나는 자연과 하나 된 느낌을 음미할 수 있었다.

하지만 곧 다시 돌담이 끝나고, 길은 북서쪽의 찬바람 속으로 이어졌다. 이 산등성이 위를 걸었던 기억은 나에게 '반다'라는 개념을 상징적으로 체험하게 해준 특별한 경험으로 남아 있다. 우리가 반다의 지점 위에서 움직일 수 있을 때, 양극단의 에너지 상태를 모두 인식하고, 그 사이를 유연하게 오갈 수 있게 된다. 아쉬탕가 요가 수련 역시 그러하다. 우리는 언제나 한쪽 발을 반다라는 능선 위에 두고, 프라나와 아파나라는 두 계곡 사이를 자유롭고 탄력 있게 오갈 수 있어야 한다.

시리즈와 구간을 점차 따라가다 보면, 프라나적 흐름과 아파나적 흐름 사이의 전환은 점점 더 강렬해지고, 그만큼 다루기 어려워진다. 우리가 한쪽 에너지(프라나이든 아파나이든)에 깊이 들어갈수록, 반대 방향으로 전환하는 일은 더욱 버겁게 느껴진다. 앞서 이야기한 산등성이의 비유를 떠올려보면, 계곡 아래로 깊이 내려갈수록 다시 등성이로 올라와 반대쪽으로 이동하는 데 더 큰 힘이 들게 된다.

아쉬탕가 요가 수련 중 프라나와 아파나 사이의 전환이 가장 먼저 뚜렷하게 느껴지는 지점 중 하나는 숩타 쿠르마사나(Supta Kurmasana) 이후다. 이 자세는 프라이머리 시리즈에서 아파나 에너지를 가장 깊이 표현하는 동작 중 하나다. 많은 수련인들은 이 자세에서 나와 곧이어 수행하는 업독(Urdhva Mukha Svanasana, Upward-Facing Dog) 자세(프라나적 성향이 강한 자세)를 할 때, 평소보다 몸이 더 뻣뻣하게 느껴지는 경험을 하곤 한다.

비슷한 방식으로, 프라이머리 시리즈 마지막 구간에 등장하는 후굴 동작들, 즉 우르드바 다누라사나(Urdhva Dhanurasana)와 드롭백·스탠드업(Drop Back and Stand Up) 시퀀스를 수행할 때도 이러한 전환의 어려움이 크게 느껴진다. 프라이머리 시리즈 전체가 몸과 신경계에 아파나적 패턴을 점점 더 강화시키는 흐름으로 구성되어 있기 때문에, 이 흐름에서 갑자기 반대되는 프라나적 에너지로 전환하는 것은 상당히 도전적으로 다가올 수 있다. 특히 드롭백이나 스탠드업(그리고 때로는 캐칭이라 불리는 손으로 다리 잡기까지 포함되는 시퀀스)은 더 깊은 프라나의 표현을 요구한다.

초보 수련자들 중에는 이 갑작스러운 전환을 부담스럽게 느끼는 이들이 많다. 프라이머리 시리즈를 마치기도 전에 우르드바 다누라사나에서 서서 일어났다 다시 내려오는 동작까지 수행해야 한다는 사실이 심리적 압박으로 작용하는 경우도 있다. 그래서 일부에서는 인터미디어트 시리즈의 초반, 비교적 부드러운 후굴 동작을 먼저 연습하면서 이 전환을 완화하는 편이 낫다고 제안하기도 한다.

하지만 나는 이 문제를 조금 다르게 바라본다. 아쉬탕가 요가 체계 자체가 본래 프라나와 아파나의 양극단을 유연하고 자연스럽게 오갈 수 있는 능력을 키워주는 구조로 설계되어 있기 때문이다. 수련을 통해 기초적인 신체적·에너지적 역량이 충분히 길러질수록, 우리는 양쪽 에너지 흐름 사이를 비교적 적은 전환 단계만으로도 무리 없이 넘나들 수 있게 된다. 이런 전환 능력은 시간이 흐를수록 점차 정교해지고, 인터미디어트나 어드밴스드 시리즈로 갈수록 더욱 강렬하고 복잡해진다. 그렇기에 이 능력은 프라이머리 시리즈 단계에서부터 차근차근 길러져야 한다.

후굴 시퀀스를 마친 후에는 파스치모타나사나(Paschimottanasana)를 통해 다시 아파나적 에너지 상태로 돌아온다. 많은 수련자들은 드롭백이나 손으로 다리 잡기 같은 강한 프라나적 동작을 마친 뒤, 파스치모타나사나에 완전히 들어가기까지 몇 번의 호흡이 더 필요했던 경험을 갖고 있다. 마치 앞서 언급한 것처럼, 숩타 쿠르마사나 이후 업독 자세가 다소 뻣뻣하게 느껴지는 것과 비슷한 원리다.

이처럼 프라나와 아파나의 양극단을 얼마나 수월하고 자연스럽게 오갈 수 있는지는, 우리 내면의 에너지 균형 상태와 반다의 형성 정도를 그대로 드러낸다. 예를 들어, 깊은 후굴 이후에도 큰 저항 없이 파스치모타나사나로 자연스럽게 이어질 수 있다면, 이는 몸과 신경계가 에너지적으로 안정되어 있다는 긍정적인 신호다. 반면, 이 전환 과정에서 뻣뻣함이 느껴지고, 이완 상태에 이르기까지 여러 번의 호흡이 필요한 경우(특히 이런 현상이 며칠 이상 지속된다면), 그것은 내면의 균형이 흐트러져 있거나, 깊은 구조적 변화가 진행 중이라는 신호일 수 있다.

이럴 때는 수련을 보다 조심스럽고 주의 깊게 이어가는 것이 좋다. 프라나와 아파나의 흐름 사이에서 균형이 회복되고, 전환 과정에서 다시 편안함이 느껴질 때까지, 내면의 흐름을 섬세하게 관찰하며 수련을 지속하는 것이 필요하다.

인터미디어트 시리즈에서는, 매우 강력한 프라나적 자세인 카포타사나(Kapotasana)에서, 역시 매우 강력한 아파나적 자세인 에카 파다 시르사사나(Eka Pada Sirsasana)와 드위 파다 시르사사나(Dwi Pada Sirsasana)로의 전환이라는 커다란 에너지 이동을 마주하게 된다. 이 구간은 인터미디어트 시리즈 전체 중에서도 특히 수행이 까다로운 구간이며, 학습과 통합이 절대로 서둘러서는 안 되는 영역이다. 수련자는 각 자세를 충분히 익히고, 몸과 신경계에 깊이 통합한 이후에야 다음 단계로 넘어가야 한다.

경험 있는 교사들은 수련자가 카포타사나에서 발뒤꿈치를 손으로 잡을 수 있게 된 후에도, 상당 기간 그 자세를 계속 유지하며 수련하도록 지도한다. 이는 그 강렬한 프라나 에너지의 경험이 신체와 신경계에 깊이 새겨지도록 돕기 위함이다. 이처럼 프라나적 패턴이 충분히 통합되어 있어야, 이후 이어지는 아파나적 자세로의 전환이 비교적 안정적으로 이루어질 수 있다.

만약 카포타사나가 제대로 통합되기도 전에 다음 구간으로 넘어가게 되면, 다리를 머리 뒤로 거는 아파나 수련이 시작되는 순간, 어렵게 길러낸 카포타사나의 안정성이 다시 무너질 가능성이 크다. 즉, 카포타사나와 에카 파다 시르사사나라는 양극단의 에너지 자세를 동시에 버겁게 수행하게 되면, 신체와 신경계는 과부하 상태에 빠지기 쉽고, 이는 종종 고통스럽고 갑작스러운 붕괴로 이어질 수 있다.

인간이라는 자율조직적 유기체 안에서 새로운 구조적·에너지적 패턴이 형성되는 과정은 결코 서둘러서는 안 된다. 아쉬탕가 요가 체계가 유도하는 이 재구성 과정의 깊이와 강도는 반드시 존중되어야 한다. 이 체계를 지나치게 빠르게 적용하거나, 각 단계에 대한 충분한 통합 없이 다음으로 나아가려는 시도는 미성숙함과 무지를 드러내는 행위이며, 그러한 경향은 종종 교사로부터 비롯되기도 한다. 실제로 수련생들에게 과도하게 빠른 진도를 권하는 교사의 태도에서 비롯된 문제들도 적지 않다.

이런 접근의 결과는, 감정적·에너지적 불균형, 만성 통증, 부상 등 다양한 형태의 '붕괴'로 나타날 수 있다. 나는 이것이 샤랏 선생님께서 외조부로부터 전통을 이어받은 이후, 자신의 학생들에게 아사나를 가르치는 속도를 점점 늦춰오신 이유라고 생각한다.

세 번째 시리즈의 세 번째 구간에서는, 프라나 에너지의 정점이라 할 수 있는 간다 베룬다사나(Gandha Berundasana)를 향한 후굴 시퀀스가 단 네 가지 자세로 빠르게 진행된다. 이 자세는 내가 세 번째 시리즈를 수련하는 데 있어 가장 오랜 시간이 걸렸던 자세이자, 지금도 심리적으로 가장 큰 두려움을 느끼는 자세 중 하나다. 수련일 대부분의 아침, 나는 "오늘은 이 자세는 못 하겠다"는 생각으로 수련을 시작하곤 한다. 하지만 반복되는 수련은 늘 이 의심이 근거 없다는 것을 알려주었다.

아직 도달하지 않은 자세에 대한 집착을 내려놓고, 그러한 생각이 올라올 때마다 '지금, 여기'에 다시 집중하는 것이 내 방식이다. 매 동작과 호흡에 집중하며, 깨어 있는 상태로 신체 감각을 느끼며 그 흐름 안에 머무를 때, 나는 자연스럽게 하나하나의 자세와 빈야사를 차분히 수행하게 된다. 그렇게 수행을 이어가다 보면, 마침내 간다 베룬다사나에 이르렀을 때, 그 자세에 비교적 자연스럽게 들어갈 수 있었음을 깨닫게 된다. 나는 이 자세를 배우는 과정과, 마이솔에서 샤랏 선생님과 함께 이 자세를 수련했던 경험을 오래도록 기억하며 글로 남겨두기도 했다.

마지막으로, 우리는 수련 중 프라나-아파나 전이 능력을 기른다는 것이 곧 일상에서도 우리의 에너지 상태를 유연하게 전환하는 훈련이라는 점을 기억해야 한다. 우리 몸은 누구나 프라나적 혹은 아파나적 패턴에 대한 생리적 편향을 가지고 있으며, 신경계 또한 특정한 상태로 기본 설정된 채로 세상과 상호작용하는 경향이 있다.

신경계의 모든 상태는 각기 장단점이 있으며, 어떤 상황에서는 적절하지만, 또 다른 상황에서는 부적절할 수 있다. 만약 우리가 몇 가지 특정한 신경 상태에만 고착되어 있고, 늘 똑같은 반응만을 반복한다면, 삶을 더 풍부하고 효과적으로 살아낼 수 있는 능력은 제한된다.

반면, 신경계가 가질 수 있는 다양한 상태들 사이를 자유롭고 유연하게 전환하는 능력을 키운다면, 우리는 삶의 여러 상황들에 훨씬 더 능동적으로, 회복탄력적으로 대응할 수 있게 된다. 아쉬탕가 요가 수련에서 다양한 프라나적·아파나적 자세와 움직임 사이를 자연스럽게 전환하고, 다양한 성격의 아사나 속에서도 편안함을 경험할 수 있도록 훈련하는 일은, 곧 우리의 신경계를 재구성하는 작업이다. 수련은 곧 더 효율적이고 탄력적인 신경계로의 '재설계' 작업이라고 할 수 있다.

## 5부: 서서 균형 잡는 자세들과 후굴 자세들 (디가사나부터 에카 파다 라자카포타아사나까지)

– 디가사나 (Digasana)

– 트리비크라마사나 (Trivikramasana)

– 나타라자사나 (Natarajasana)

– 라자카포타사나 (Rajakapotasana)

– 에카 파다 라자카포타사나 (Eka Pada Rajakapotasana)

세 번째 시리즈의 마지막 구간은 프라나적 성향을 지닌 다섯 가지 자세로 구성되며, 이 중 세 가지는 깊은 후굴 자세다. 이 구간은 사마스티티(Samasthiti)로 돌아온 뒤, 한 다리로 균형을 잡는 세 가지 서서 하는 자세로 이어진다. 앞선 구간에서 간다 베룬다사나 같은 강렬한 후굴 자세들을 수행한 직후, 이 균형 자세들은 신경계와 몸 전체에 다시 안정감과 접지감을 회복시켜주는 역할을 한다.

이 세 가지 서서 하는 자세들은 프라나적이지만, 동시에 지면과 맞닿은 다리의 견고한 접지와 집중력을 깊이 요구한다. 이로 인해, 아파나적 특성인 안정성과 정착감이 자연스럽게 길러지며, 이는 세 번째 시리즈 후반부에서 경험하는 강한 프라나 자극을 균형 있게 상쇄하는 데 필수적인 작용을 한다.

선 자세들을 마친 뒤에는 바닥으로 돌아와, 라자카포타아사나(Rajakapotasana)와 에카 파다 라자카포타아사나(Eka Pada Rajakapotasana)라는 두 개의 깊고 강렬한 후굴 자세를 수행하게 된다. 이 다섯 가지 자세 모두 쉽다고 말할 수는 없지만, 이전 구간의 정점이라 할 수 있는 비파리타 살라바사나(Viparita Shalabhasana)와 간다 베룬다사나(Gandha Berundasana)보다는 상대적으로 덜 까다롭다.

이 두 정점 자세를 통과하고 나면, 수련자는 시리즈가 마무리 단계로 접어들고 있다는 뚜렷한 감각을 느끼게 된다. 마지막 다섯 자세 역시 세밀한 집중력과 깊은 내면 의식이 요구되지만, 이미 간다 베룬다사나를 수행할 수 있는 수준의 수련자라면, 이 시점 이후로는 더 이상의 '큰 고비'는 없다고 볼 수 있다.

아쉬탕가 요가 체계의 모든 시리즈는 공통적으로, 가장 도전적인 자세들이 시리즈 중간부에 배치되어 있다는 구조를 지닌다. 반면, 각 시리즈의 마지막 구간은 상대적으로 난이도가 낮은 자세들로 구성되어 있으며, 에너지를 회복시키거나 지면과의 연결을 돕는 성향이 뚜렷하다. 일종의 '완급 조절' 구간이라 할 수 있다.

예를 들어, 프라이머리 시리즈에서 가장 고난이도의 구간은 마리챠사나 D에서 가르바 핀다사나까지 이어지는 흐름이다. 가르바 핀다사나 이후부터는 상대적으로 수월한 자세들이 이어지며, 등을 대고 눕는 자세들이 주를 이룬다. 이러한 눕는 자세들은 회복의 기능을 하며, 시리즈 중반부에서 집중적으로 소모되었던 에너지의 균형을 회복하는 데 도움을 준다.

인터미디어트 시리즈에서는 카포타사나, 드위 파다 시르사사나, 카란다바사나 이 세 자세가 시리즈의 정점에 해당한다. 카란다바사나 이후로는 흐름이 뚜렷하게 완화되며, 마지막 구간에서는 비틀기와 측면 움직임이 강조되는 자세들이 등장한다. 이는 시리즈 중반부의 강한 후굴에서 생긴 등의 긴장을 풀어주는 데 효과적이며, 이 역시 회복의 기능을 수행한다. 마지막 일곱 가지 시르사사나 변형 자세들 또한 회복을 위한 구성이다.

이처럼, 아쉬탕가 요가의 각 시리즈는 후반부로 갈수록 비교적 부드러운 흐름을 따라가며 점차 에너지를 안정시킨다. 그 덕분에 수련자는 마지막 후굴 자세들과 마무리 시퀀스를 보다 평온하고 정제된 내면 상태로 맞이할 수 있다.

세 번째 시리즈에는 총 일곱 개의 깊은 후굴 자세가 포함되어 있으며, 이들은 모두 시리즈 후반부에 배치되어 있다. 지금까지 세 번째 시리즈를 논의하면서 나는 프라나와 아파나, 이 두 상반된 에너지 패턴 간의 역동적인 균형에 집중해 왔다. 이 두 에너지는 서로 대립하면서도 협력하며, 그 긴장과 조화 속에서 반다가 형성된다. 이제 논의를 마무리하며, 하나의 자세 안에서 또는 같은 성질을 지닌 여러 자세들 사이에서도 서로 상반된 움직임의 경향성이 존재할 수 있다는 점을 짚고 넘어가고자 한다.

일반적으로는 특정 후굴 자세를 잘 수행하면 다른 후굴 자세들도 잘할 것이라 생각하기 쉽다. 하지만 이는 실제 수련에서는 꼭 들어맞지 않는다. 나 역시 세 번째 시리즈의 일곱 가지 후굴 자세들을 연습하며 이 사실을 몸으로 체감하게 되었다. 이 자세들은 모두 프라나적 성향을 지니고 있고, 깊은 척추신전을 동반하지만, 그 안에도 서로 충돌하는 움직임의 패턴이 존재한다.

예를 들어, 내가 세 번째 시리즈를 처음 연습하던 시기(10여 년 전), 비파리타 살라바사나가 잘 열리는 날이면 라자카포타사나는 평소보다 훨씬 더 어렵게 느껴졌고, 그 반대의 경우도 마찬가지였다. 이 경험은 직관에 반하는 것이었지만 명확하게 느껴졌다. 자세의 외형은 거의 비슷하고, 가장 큰 차이는 지면을 어떻게 딛고 있느냐일 뿐이므로, 기계적인 관점에서 보면 이 두 자세가 서로 충돌할 이유는 없다. 그럼에도 실제 수련에서는 분명한 반응의 차이가 나타났고, 이를 통해 나는 아사나 내에서 작용하는 미묘한 에너지 흐름과 상호작용의 복합성을 점차 이해하게 되었다.

앞서 말한 두 자세 간의 긴장감은 이제 거의 사라졌지만, 일곱 가지 후굴 자세들 사이에는 여전히 상충되는 경향성이 남아 있다. 2020년 9월, 수련 영상을 촬영했을 당시 나는 간다 베룬다사나에서 뒤꿈치를 바닥에 완전히 붙일 수 있었다. 이 상태는 촬영 몇 달 전부터 계속 유지되고 있었고, 나로서는 큰 성취였다. 하지만 같은 시기 비파리타 살라바사나와 브르치카사나(마지막 후굴 연습에서 하는 자세와 네 번째 시리즈에 나오는 자세 모두 포함)에서는 뒤꿈치를 모아 머리에 붙이는 데 어려움을 겪었다. 발가락은 닿았지만 뒤꿈치까지 안정적으로 붙이고 머리에 고정하는 데에는 실패했다.

형태상으로 간다 베룬다사나는 비파리타 살라바사나나 브르치카사나와 매우 유사한 자세다. 그럼에도 불구하고 나는 간다 베룬다사나가 훨씬 수월하게 느껴졌다. 그런데 그 후 몇 주 동안 상황이 바뀌기 시작했다. 뒤꿈치를 머리에 가까이 붙이고 유지하는 능력이 눈에 띄게 향상되었고, 11월이 되자 비파리타 살라바사나와 두 가지 브르치카사나 변형 모두에서 발 전체를 머리에 안정적으로 붙이고 오래 머무를 수 있게 되었다. 이는 나에게 새로운 깊이의 움직임을 열어준 경험이었다.

그러나 동시에 간다 베룬다사나에서는 뒤꿈치를 바닥에 붙이는 능력이 점차 약해졌고, 끝내는 거의 불가능해졌다. 여전히 발을 손으로 잡을 수 있었고, 발가락도 바닥에 닿았지만, 뒤꿈치를 끝까지 내리는 데에는 실패했다. 이 글을 쓰는 현재(2021년 2월)까지도, 이 구조적으로 매우 유사한 프라나 성향의 세 자세 사이에는 긴장과 편향이 여전히 존재한다.

나는 이것이 아쉬탕가 요가 수련이 성숙해간다는 것이 무엇인지 잘 보여주는 예라고 생각한다. 즉, 자세 간의 미묘한 상호작용에서 발생하는 긴장과 균형이야말로 살아 있는 유기체로서 몸이 지닌 본질적인 특성이라는 점을 몸으로 이해하게 되는 것이다. 더 중요한 깨달음은, 이러한 상충과 상쇄의 흐름을 우리가 마음대로 통제할 수 없다는 사실이다.

나는 이러한 체험적 통찰을 진지하게 이해하고 있는 수련자나 요가 교사를 아직 많이 만나보지 못했다. 오히려 대부분은 자세나 움직임을 전체로서 보지 않고, 작게 쪼개어 분석하려는 환원적인 생체역학적 사고방식을 고수하고 있다. 이런 접근은 종종 아쉬탕가 요가의 통합적 성격과 인간이라는 유기체의 복합성을 오히려 왜곡하는 결과를 낳기도 한다.

시스템 이론 생물학의 선구자인 움베르토 마투라나(Humberto Maturana)와 프란시스코 바렐라(Francisco Varela)는 복합적인 생명 시스템의 핵심 특성을 이렇게 표현한 바 있다. "생명 시스템은 결코 우리의 뜻대로 움직이지 않는다. 우리는 그저 그것을 약간 흔들어 볼 수 있을 뿐이다."

기계처럼 작동하는 복잡한 시스템과, 세포·인간·생태계와 같은 복합적 시스템은 본질적으로 다르다. 모든 생명 시스템은 복합 시스템이며, 자가조직적으로 작동하고, 비선형적인 흐름을 따르며, 본질적으로 기계 시스템보다 훨씬 더 예측하기 어렵다. 우리는 비행기나 공장 같은 복잡한 기계는 다룰 수 있다. 작동 원리를 충분히 이해하고 훈련받은 사람은 시스템의 일부를 조정하여 예상 가능한 결과를 만들어낼 수 있다. 그래서 비행기는 매일 수백만 명의 사람들을 안전하게 목적지로 실어나를 수 있는 것이다. 복잡한 시스템은 예측 가능하며, 이해하고 훈련하면 통제할 수 있다.

하지만 현대 생체역학이나 의학이 범하는 가장 큰 오류는, 복합적인 생명 시스템 역시 동일한 방식으로 통제할 수 있으리라 가정한다는 데 있다. 이와 같은 사고방식은 요가, 특히 아쉬탕가 요가 수련에서도 자주 드러난다. 예컨대 수련 중 어깨에 긴장이나 불편함이 느껴질 경우, 생체역학적 접근을 중시하는 교사는 주요 자세에 들어가기 전에 '어깨를 여는 동작'을 추가하라고 권할지도 모른다. 그러나 이러한 권장들이 실제로 유의미한 효과를 내는 경우는 드물다. 왜냐하면 이런 접근은 복합 생명시스템의 본질적인 특성인 비선형성과 예측불가능성을 간과하기 때문이다.

아쉬탕가 요가 수련 중 어깨에 통증이나 긴장이 생겼다면, 이는 인체 전체에 걸쳐 진행 중인 깊고 복합적인 구조 재조직의 자연스러운 결과일 수 있다. 신체의 다른 부위가 새로운 자세나 움직임 패턴에 적응하며 열리고 강화되는 과정에서, 그 반작용으로 어깨에 불편함이 나타나는 것이다. 이럴 때 어깨 스트레칭을 추가하면 일시적인 완화는 가능하겠지만, 현재 몸 안에서 진행 중인 더 깊은 재조직의 흐름을 방해하거나 무너뜨릴 수도 있다. 그 결과, 어깨의 통증은 잠잠해지더라도 며칠 뒤 등이나 고관절, 무릎 등에서 또 다른 방식으로 불균형이 나타날 수 있고, 그 여파는 다시 자세 전체의 흐름에 영향을 미치게 된다.

세심하지 못한 수련자나 교사는 이런 증상들에 다시 단편적이고 선형적인 해결책을 적용하며, 복합 시스템을 마치 기계처럼 조작하려는 무의미한 시도를 반복하게 된다. 나는 이것이 아쉬탕가 요가를 미성숙하게 적용하는 방식이라고 생각한다. 이는 아쉬탕가 요가가 인간이라는 생명 시스템에 어떤 영향을 주는

지를 깊이 이해하지 못한 데에서 비롯된 오류다.

복합적 시스템이 변화하고 진화하는 방식을 제대로 이해하려면, 수련(특히 새로운 아사나나 요소를 추가하는 일)이란 결국 우리 몸 안의 섬세한 균형을 '살짝 흔드는' 일이라는 점을 먼저 받아들여야 한다. 그리고 나서 필요한 태도는, 애써 그 균형을 '통제'하거나 원하는 결과를 만들려는 노력을 내려놓는 것이다. 자극 이후의 변화는 우리의 예상과 다르게 나타날 수도 있다. 하지만 그 자극이 우리 몸 안의 지능적인 시스템에 의해 흡수되고, 자연스러운 방식으로 통합되도록 충분히 기다려줄 수 있다면, 우리는 언젠가 새로운 균형과 안정의 상태에 도달하게 된다.

결국 중요한 것은, 그 과정이 각자의 리듬대로, 자연의 시간표에 따라 진행되도록 믿고 맡기는 것이다.

균형이나 안정, 혹은 항상성을 향해 움직이려는 경향은 복합 생명 시스템의 또 다른 중요한 특징이다. 새로운 정보나 자극이 시스템에 유입되면, 그 시스템은 이를 흡수하고 구조에 통합하는 과정을 거치며 잠시 균형을 잃는다. 수련 중 새로운 아사나를 추가하거나, 기존 자세를 더 깊이 들어갈 때 몸에서 느껴지는 뻣뻣함이나 통증, 불편함은 바로 이 균형 상실 상태에서 비롯된다.

이때 우리가 의식적으로 영향을 미칠 수 있는 영역은 '무엇을 추가할지', '어디까지 들어갈지'를 선택하는 정도다. 그 이후 변화가 우리 안에서 어떻게 일어날지는, 더 이상 우리가 통제할 수 없는 부분이다. 경험 있는 수련인은 이 과정을 조급해하지 않고, 결과가 자연스럽게 드러나도록 한 발 물러서서 지켜본다. 새로운 균형이 자리 잡기까지는 며칠, 몇 주, 혹은 몇 달이 걸릴 수도 있다. 균형이 어느 정도 안착했다면, 다시 새로운 자극을 넣고 또 한 번 기다려주는 것이다. 이 '흔들기 → 기다림 → 다시 흔들기'의 순환이 바로 아쉬탕가 요가가 우리를 성장시키는 방식이다.

경험 많은 요가 교사라면 이 과정을 깊이 이해하고, 수련자 안에서 통합과 균형 회복이 어떻게 일어나는지를 지켜보게 된다. 새로운 아사나를 추가하거나 익숙한 자세를 더 깊이 들어가도록 이끌었을 때, 학생의 몸과 신경계가 일시적으로 불안정해지는 것은 너무나 자연스러운 현상이다. 인내심 있는 교사는 이 불안정함이 지나가도록 시간을 주는 것이 필요하다는 걸 안다.

학생이 어깨나 허리의 불편감을 이야기할 때, 내가 가장 자주 건네는 말은 "지금 그런 느낌이 드는 건 괜찮아요"라는 말이다. 그리고 그 통합의 과정을 스스로 존중해보길 권한다. 불편한 감각을 곧장 없애려 하기보다는, 그것이 어떤 흐름으로 나아갈지를 지켜보는 것이 중요하다. 물론 때로는 수련의 강도를 줄이거나, 속도를 늦추는 식의 조정이 필요할 수 있다. 하지만 대부분의 경우, 그렇게만 해도 몸이 현재의 진화 과정을 스스로 흡수하고 조율할 수 있는 여지를 만들어준다.

나는 아쉬탕가 요가를 오랫동안 수련하려는 사람이라면, 이런 복합 생명 시스템의 작동 원리에 대한 이해가 꼭 필요하다고 믿는다. '흔들림 → 불편함 → 다시 균형 찾기'라는 과정을 몸으로 경험하고 나면, 우리 안에 깃든 자연의 지혜에 대해 저절로 존중이 생긴다. 인간이라는 유기체가 스스로 균형을 찾아가는 능력은, 자연이 가진 지능의 일부다.

몸이 스스로 회복하고 조율해나가는 능력, 그 자체가 자연 지능의 핵심이다. 그리고 이 과정을 내 몸 안에서 직접 경험해보면, 이런 자기 조율의 지능이 자연 곳곳에서 끊임없이 작동하고 있다는 사실이 더 선명하게 다가온다. 다리를 다친 개가 빠르게 자신의 상태에 적응하는 모습, 혹은 파괴된 생태계가 어느 순간부터 스스로 조화를 회복해가는 장면을 떠올려보라. 인간이 그것을 억지로 조작하려 들 때는 늘 예기치 못한 부작용이 따른다. 하지만 자연에 맡겨두면, 그 안에는 저절로 건강과 균형을 향해 움직이게 만드는 힘이 깃들어 있다.

자연에 내재한 이런 자기 조율 능력은 인간의 이성이나 분석보다 훨씬 더 섬세하고 지혜롭다. 물론, 인간의 이성 또한 인류 진화의 역사 속에서 위대한 발견과 발명을 가능하게 해왔다. 하지만 그 어떤 기술도 자연이 만들어낸 구조와 기능의 정밀함에는 미치지 못한다. 우리가 지난 수세기 동안 자연을 조작해보려 했던 많은 실험은, 그 한계를 오히려 더 선명하게 보여주는 일이 되어버렸다. 현대 사회가 여전히 이런 단순한 진실을 잘 이해하지 못하고 있다는 것이 안타깝다.

복합 시스템을 통제하려는 태도는 반복되는 실수를 낳는다. 최근 벌어진 계절성 호흡기 바이러스에 대한 과도한 통제 시도 역시, 같은 철학적 착각에서 비롯된 사례다. 이는 마치 아쉬탕가 요가 수련 중 섬세한 내부 조율을 인간의 의지로 마음껏 통제할 수 있다고 믿는 것과 같다.

나는 자연의 법칙과 지능이 본래 가지고 있는 리듬과 조화를 따라 살아가는 일이 일종의 '내려놓음'이라고 믿는다. 내가 따르는 방식은 바로 그런 순응의 태도다. 언제, 무엇을, 어떻게 흔들어볼지는 스스로 선택하지만, 한 번 흔들었으면 그 결과가 자연스럽게 흘러가도록 조용히 물러서는 것이다.

진정한 지혜는, 우리가 언제 의지를 발휘해야 하고, 언제 자연의 흐름에 자리를 내어주어야 하는지를 분별할 줄 아는 데 있다. 이것이야말로 내가 아쉬탕가 요가 수련 안에서, 그리고 삶 속에서 추구하는 균형이다. 아쉬탕가 요가는 이 자연의 법칙을 몸으로 이해하도록 도와주는, 내게 가장 지혜로운 스승이다.

## 6부: 마지막 후굴 시퀀스(Backbending Sequence)

– 우르드바 다누라사나 × 3 (Urdhva Danurasana)

– 드롭백과 스탠드업 × 3 (Drop back and stand up)

– 틱톡 × 3 (Tick-Tock or Tic-Toc)

– 브르치카사나 (Vrischkasana)

– 캐칭 (Catching)

– 파스치모타나사나 (Paschimottanasana)

아쉬탕가 요가의 아사나 체계에서는, 그날 수련한 핵심 시리즈(프라이머리, 인터미디어트, 어드밴스드 중 어떤 것이든)를 마친 뒤 반드시 '백벤딩 시퀀스 (Backbending Sequence)'라고 불리는 후굴 동작을 수행한다. 마치 핵심 시리즈 이전에 늘 수리야 나마스카라 A와 B, 그리고 스탠딩 시퀀스를 수행하듯,

백벤딩 시퀀스는 핵심 시리즈 이후에 자연스럽게 이어지는 구성이다. 이 후굴 시퀀스는 해당 시리즈에서 이루어진 깊은 내적 작업을 강렬하고 때로는 극적인 방식으로 마무리하는 역할을 하며, 이어지는 마무리 자세들로의 전환을 돕는다.

후굴 시퀀스의 구조는 프라이머리, 인터미디어트, 어드밴스드 시리즈를 막론하고 기본적으로 동일하다. 다만 수련자가 각 시리즈에서 일정 수준에 도달할 때마다, 이 시퀀스에도 점진적으로 새로운 요소들이 더해진다.

우르드바 다누라사나(Urdhva Dhanurasana)는 일반적으로 프라이머리 시리즈의 어느 시점부터 후굴 시퀀스에 추가된다. 정확히 어느 지점에서 이 자세를 시작할지는 수련자의 고유한 강점과 약점에 따라 달라지지만, 보통 마리챠사나(Marichyasana)에 도달할 즈음이면 우르드바 다누라사나를 함께 연습하기에 적절한 시점이라 할 수 있다.

그다음 단계는, 우르드바 다누라사나에서 일어서고(스탠드업) 다시 뒤로 넘어가는 동작(드롭백)을 추가하는 것이다. 이는 대개 프라이머리 시리즈의 후반부 또는 말미에서 시작되며, 후굴에 대한 타고난 유연성이 있는 경우라면 더 이른 시점부터 시도하기도 한다. 그러나 아직 준비가 되지 않은 수련자에게 이 동작을 억지로 시도하게 해서는 안 된다.

준비되지 않은 상태에서의 무리한 시도는 수련자와 지도자 모두에게 큰 부담이 되며, 실질적인 이득은 거의 없다. 오히려 과도한 통증, 염증, 심할 경우 부상으로 이어질 수 있으며, 수련자가 자신의 몸을 충분히 지지하지 못할 경우 지도자가 그 무게를 전적으로 감당해야 해 큰 육체적 부담이 생기기도 한다.

그러므로 바닥에서 우르드바 다누라사나를 안정적으로 연습하며, 이 동작을 충분히 감당할 수 있는 기술을 먼저 길러야 한다. 이 자세에서 팔을 완전히 편 채 손이 발 쪽으로 자연스럽게 이동할 수 있어야 하며, 손이 손과 발 사이 거리의 절반 이상에 다다를 수 있다면, 드롭백을 시도해볼 수 있을 만큼 유연성이 길러졌다고 볼 수 있다.

강도와 안정성 역시 반드시 갖춰야 할 요소다. 어떤 수련자는 유연성이 뛰어나 손을 쉽게 발 쪽으로 걸어갈 수 있지만, 몸이 흔들리거나 자세를 금세 무너뜨릴 만큼 안정성이 부족한 경우도 있다. 나는 종종 수련생의 장골능선에 손을 얹고 아래로 눌러보면서, 그에 맞서 수련자가 위로 얼마나 밀어내는 힘을 낼 수 있는지를 확인한다. 만약 일정 시간 동안 내 손의 압력에 저항하며 자세를 유지할 수 있다면, 팔과 다리 모두 충분한 힘을 갖췄다고 판단한다.

또 다른 안정성의 기준은, 프라이머리 시리즈 구령 수업의 마지막에 진행되는 우르드바 다누라사나 세 번을, 느린 빈야사 카운트에 맞춰 끝까지 유지할 수 있는지 여부다. 수련자가 이 자세를 세 번 연속, 각 다섯 카운트 동안 유지하지 못한다면, 드롭백과 스탠드업을 통해 얻을 수 있는 진정한 이익을 누릴 준비가 아직 되지 않은 것이다. 실제로 나는 인터미디어트 시리즈를 수련 중이면서도, 프라이머리 시리즈 구령 수업에서 후굴 카운트를 버티지 못하는 수련자들을 종종 보아왔다. 이는 분명 주의해야 할 신호다.

드롭백과 스탠드업을 스스로 해낼 수 있는 능력은 인터미디어트 시리즈 수련을 시작하기 위한 필수 조건으로 여겨진다. 프라이머리 시리즈 말미에 이 동작들을 먼저 배워두면, 후굴에 필요한 유연성과 근력, 통제력뿐만 아니라, 이 시퀀스에서 발생하는 프라나 에너지 자극에 신경계가 익숙해질 수 있다. 이러한 준비가 프라이머리 시리즈 안에서 충분히 이루어졌다면, 이후 인터미디어트 시리즈로의 전환은 훨씬 자연스럽고 안정적으로 이뤄질 수 있다.

'캐칭(Catching the Legs)'은 후굴 시퀀스의 마지막 요소로, 프라이머리 시리즈든 인터미디어트 시리즈든 어느 시점에든 추가될 수 있다. 물론 이 자세를 시작하려면, 드롭백과 스탠드업을 충분히 수월하게 수행할 수 있어야 하며, 우르드바 다누라사나에서 손이 발뒤꿈치에 닿을 만큼 걸어들어올 수 있어야 한다. 이 자세를 안정적으로 수행하기 위해선 다리의 접지가 단단해야 한다. 이를 확인하기 위해 나는 수련자에게 먼저 바닥에서 우르드바 다누라사나를 한 상태에서 손을 발뒤꿈치까지 걸어가 보라고 요청한 뒤, 손과 발이 바닥에 단단히 닿은 상태에서 장골을 눌러본다. 이때 다리가 반발하며 강하게 밀어내는 느낌이

들면, 캐칭을 시작해도 괜찮다는 확신이 든다.

이 '캐칭'은 절대로 서두르지 않아야 한다. 어떤 수련자에게는 이 자세를 시도할 시점이 끝내 오지 않을 수도 있다. 캐칭은 극도로 강도 높은 자세이며, 이를 안전하게 시도하려면 몇 달에서 몇 년에 걸쳐 필요한 기술을 차근차근 쌓아야 한다. 보통 인터미디어트 시리즈의 카포타사나가 충분히 안정되었을 때쯤이, 캐칭을 시작할 수 있는 적절한 시점이 된다.

이 동작 안에도 다양한 깊이의 단계가 있다. 숙련도에 따라 손의 위치를 점점 다리 위쪽으로 옮겨가며 연습하게 되며, 발목 아래부터 허벅지 아래까지 다양한 위치를 잡을 수 있다. 내가 마지막으로 마이솔에 갔을 때, 샤랏 선생님은 내 손을 무릎 위를 지나 허벅지 아래에 얹어주신 적이 있다. 이 경험은 내 마이솔 여행기에도 언급되어 있다. 내가 집에서 촬영한 수련 영상에서는 손이 무릎 바로 아래, 종아리 위쪽에 위치해 있다.

후굴 시퀀스의 마지막 두 요소인 '틱톡'과 '브르치카사나'는 인터미디어트 시리즈를 마친 이후, 혹은 어드밴스드 A 시리즈 일부를 수련한 후에야 추가된다.

이 두 동작은 보통 드롭백과 스탠드업을 한 이후, 캐칭을 시도하기 전에 수행된다. 강도와 협응력, 유연성이라는 훨씬 더 깊은 역량이 요구된다. 내게 있어 브르치카사나는 후굴 시퀀스 중 가장 도전적인 동작이었다. 2021년 1월이 되어서야 발 전체를 머리 위에 올려 뒤꿈치를 붙인 채 유지할 수 있게 되었고, 2020년 9월 영상 촬영 당시에는 발가락으로 머리를 터치할 수는 있었지만 발바닥 전체를 붙이진 못했다.

나는 위에서 설명한 순서대로, 매주 3~4일(월요일부터 목요일까지)은 어드밴스드 시리즈를 수련하며 전체 후굴 시퀀스를 수행한다. 일요일에는 인터미디어트 시리즈를 수련하는데, 이때는 우르드바 다누라사나, 드롭백, 발목 캐칭까지만 하고, 틱톡이나 브르치카사나, 허벅지 캐칭은 생략한다. 금요일에는 프라이머리 시리즈를 수련하며, 후굴은 바닥에서 우르드바 다누라사나 세 번, 이어서 차크라사나와 파스치모타나사나로 구성된다. 이는 전통적인 프라이머리 구령 수업과 동일한 구성이며, 금요일에는 추가적인 후굴 시퀀스 요소는 수행하지 않는다.

수련자라면 후굴 시퀀스 역시 빈야사 카운트에 따라 수행되어야 한다는 점을 반드시 이해해야 한다.

후굴 시퀀스도 핵심 시리즈와 마찬가지로, 호흡과 흐름 속에서 유기적으로 이어져야 한다. 우르드바 다누라사나를 준비하거나 각 동작 사이에서 몇 번의 추가 호흡이 필요한 건 자연스러운 일이며, 실제 내 영상 속에서도 그런 여백이 나타난다.

하지만 나는 수련을 지도하면서, 후굴 시퀀스에서 아예 빈야사 방식을 포기해버리는 수련자들을 자주 보아왔다. 예컨대 우르드바 다누라사나 전후에 바닥에 오랫동안 누워 있거나, 각 반복 사이에 별도의 스트레칭 동작을 추가하는 경우가 흔하다. 어떤 수련자는 우르드바 다누라사나 세 번만 수행하는 데도 20분 이상을 쓰고, 드롭백과 스탠드업 세 번을 수행하는 데에도 그만한 시간이 소요되곤 한다.

그러나 후굴 시퀀스 역시 핵심 시리즈 수련처럼, 몸과 호흡의 흐름에 집중하며 빈야사 리듬 속에서 자연스럽게 이어져야 한다. 전체 후굴 시퀀스를 마치는 데에 몇 분 이상 걸리지 않아야 한다. 실제 내 영상에서는 시작부터 마무리까지 총 6분이 소요되며, 그중 약 삼분의 일은 파스치모타나사나에 할애되고 있다.

아쉬탕가 요가,
지혜로운 몸,
그 변화의 원리

# 아쉬탕가 요가 수련을
# 수련을 지속하는 법

아쉬탕가 요가 체계의 아사나를 매일 수련한다는 것은 결코 쉬운 일이 아니다. 특히 선생님이나 샬라와 같은 지지기반이 없는 상황에서는 더더욱 그렇다. 매일 자신의 역량 안에서 최선을 다해 수련을 이어가려는 의지와 동기를 자기 내면 깊은 곳에서 찾아내는 것, 바로 이 꾸준한 실천의 장에서 진정한 성장과 변화와 깊은 전환이 일어난다. 역경 속에서도 강하고 일관된 개인 수련을 유지할 수 있는 힘이 길러질 때, 우리는 마침내 자신 안에 잠재된 가능성을 실현하게 된다.

나는 발리를 기반으로, 해마다 일정 기간 동안 나와 함께 수련하러 오는 이들을 가르친다. 몇 주에서 몇 달 동안 나를 찾는 수련생들 가운데, 해마다 반복적으로 오는 사람들은 대체로 세 가지 유형으로 나뉜다. 첫 번째 유형은, 내 샬라에 있든 없든, 다른 선생님과 수련하든 혼자 수련하든 상관없이, 일년 내내 꾸준히 자기 한계에 부딪히며 진지하게 수련을 이어가는 사람들이다. 이런 학생들이 다시 왔을 때는, 그 사이에 얼마나 깊은 진전이 있었는지 분명하게 느껴진다. 두 번째 유형은, 샬라에 있을 때는 진지하게 수련하지만, 다른 곳에 있을 때는 아주 기초적인 수준의 수련만 유지하는 경우다. 이런 학생들은 이전 방문에서 멈춘 지점에서 다시 시작하는 것처럼 보인다. 수련이 발전하지는 않았지만, 그만큼 퇴보하지도 않았다. 세 번째 유형은 샬라에 있을 때만 수련하고, 그 외 기간에는 수련을 중단하거나 아주 간헐적으로만 수련한다. 이 경우, 지난 수련의 흐름이 끊기기 때문에 다시 돌아왔을 때는 예전의 상태를 회복하기까지 몇 주, 혹은 몇 달이 걸리기도 한다.

　나는 세 가지 유형의 모든 수련자를 환영한다. 꾸준히 수련을 이어가는 사람이든, 그렇지 않든 그것이 중요하지는 않다. 다만 이 구분을 통해 말하고 싶은 건, 아쉬탕가 요가 안에서 깊고 지속적인 진전을 이루기 위해서는, 끊임없이 자신의 한계에 정직하게 마주하려는 노력이 반드시 필요하다는 점이다. 선생님과 함께하는 샬라 수련과 달리, 외부의 동기 부여 없이 혼자 수련할 때에도 그 한계를 대면하려는 내적인 힘이 필요하다. 이 과정은 자기 이해와 내면의 깊이를 키우는 데 있어 매우 중요한 통로다. 물론, 이 모든 것이 쉬운 일은 아니다. 사실, 아쉬탕가 요가 교사들조차도 깊이 있는 자기 수련을 유지하지 못하는 경우가 많다. 누구에게나 삶의 흐름 속에서 수련 강도를 조절해야 할 시기가 찾아온다. 하지만 한때 강하게 수련하다가 잠시 쉬는 것과, 애초에 수련에 대한 의지나 동기 자체가 약한 것은 분명히 다르다.

　나 역시 매일의 수련이 늘 쉽지만은 않다. 거의 매일, 나는 스스로와 씨름한다. 어떤 사람들은 막 잠자리에 들 시간, 이른 새벽에 나는 이미 일어나 매트를 펼친다. 그 어두운 새벽, 어떤 몸 상태든 수련을 시작한다는 것은 오직 '의지'의 힘으로만 가능하다. '오늘은 도저히 안 될 것 같다'는 생각과 맞서 수련을 시작할 때도 많다. 그래서 나는 늘 스스로에게 이렇게 말해둔다. 오늘은 프라이머리까지만 하자. 아니면 하던 시리즈를 중간에 멈춰도 괜찮아. 그런데 실제로는, 99% 이상의 날에 결국 그날 계획한 수련을 끝까지 완수하게 된다. 그리고 수련이 끝나고 나면 거의 예외 없이 기분이 놀랄 만큼 좋아진다. 바로 그 일관된 경험이 다음 날 아침 다시 매트로 향하게 만드는 원동력이 된다.

　결국 중요한 건, 그날그날의 순간에, 하나하나의 동작과 호흡에 몸을 실어 몰입하는 것이다. 매 아사나, 매 호흡 속에서 온전히 깨어 있고 몰입하는 법을 익히다 보면, 매일 아침 자연스럽게 자기 한계와 마주하는 깊은 작업이 이루어진다. 이것이야말로 몸과 의식의 지속적인 집중 훈련이다. 장기적으로 강도 높은 수련을 유지하는 일은 우리를 강하게 만든다. 우리는 각자의 내면에 있는 고유한 장애물들을 뚫고 나가는 법을 배우게 된다. 자기 강화(Self-Empowerment), 이것이야말로 아쉬탕가 요가 체계를 오랜 시간 실천함으로써 얻을 수 있는 가장 큰 선물 중 하나다. 외적인 권위나 힘에 의존해야만 유지되는 체계는 사람을 점점 더 무기력하고 수동적인 상태로 만든다. 반면, 자기 동기와 자기 신뢰를 길러주는 체계는 사람을 보다 활기차고 자유롭게 한다. 진정한 스승과 파괴적인 지도자와의 차이도 여기서 드러난다. 진정한 스승은 학생이 점점 더 독립적이고 자립적으로 설 수 있도록 이끌고, 파괴적인 지도자는 학생을 종속적인 상태에 머무르게 한다.

오늘날 이 세계에는, 사람들을 무력하게 만들고자 하는 강력한 흐름이 존재한다. 사람들에게 독립성과 자유를 포기하게 하고, 자신의 건강과 삶에 대한 책임을 외부의 권위에 넘기도록 유도하는 움직임도 점점 더 강해지고 있다.

이 글을 정치적인 논쟁으로 확장하려는 의도는 없지만, 나는 지금 이 시대에, 내 개인 수련이 지닌 '자기 강화적 본질'이 그 어느 때보다 중요하다고 믿으며 이 글을 마무리한다.

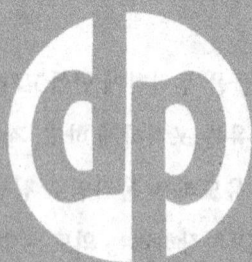

**Discovery Publisher**

디스커버리 퍼블리셔는 개인적 성찰, 영적 성장,
그리고 깨달음을 지원하기 위한 멀티미디어
출판사입니다. 우리는 각 작품을 통해 작가·영적
스승·사상가·치유자·비전 아티스트가 전하고자 하는
본질적 지혜를 온전히 보존하고자 노력합니다.

9 781788 946445